Studien zur symptomatischen Therapie von säurebedingten Zahnhartsubstanzverlusten (Erosionen)

von

Carolina Ganß

Tectum Verlag
Marburg 2005

Ganß, Carolina:
Studien zur symptomatischen Therapie von säurebedingten
Zahnhartsubstanzverlusten (Erosionen)
/ von Carolina Ganß
- Marburg : Tectum Verlag, 2005
(Zugl.: Univ. Habil. Gießen 2003)
ISBN 978-3-8288-8853-1

© Tectum Verlag

Tectum Verlag
Marburg 2005

Inhaltsverzeichnis

1 Einleitung

1.1 Definition, Ätiologie und Epidemiologie

Zahnhartsubstanzverluste, die aufgrund einer Säureeinwirkung nicht-bakterieller Genese entstehen, sind als Erosionen definiert [Zipkin und McClure, 1949]. Solche Säuren können entweder exogen beim Verzehr saurer Nahrungsmittel und Getränke, der Einnahme saurer Medikamente oder Vitaminzubereitungen sowie aus beruflicher Exposition oder aber endogen durch Magensäure auf die Zahnhartsubstanzen einwirken. Der kritische pH-Wert liegt etwa bei 4 bis 4,5 [Stephan, 1966; Larsen und Nyvad, 1999], wobei das Ausmaß einer erosiven Demineralisation individuell sehr unterschiedlich sein. So konnten nach einer einmaligen in vivo Applikation von Zitronensaft (pH 2,3) für 5 Minuten kaum wahrnehmbare Veränderungen bis hin zu massiven Ätzschäden beobachtet werden [Noack, 1989]. Abhängig von der individuellen Prädisposition werden säurebedingte Zahnhartsubstanzverluste jedoch erst bei häufiger chronischer Einwirkung über mindestens ein Jahr klinisch manifest.

Unabhängig von der Säureart kommt es bei einer Säureexposition unterhalb des kritischen pH-Wertes im Schmelz zunächst zu einem Mineralverlust im Bereich der Prismenzentren und -peripherien im Sinne eines klassischen Ätzmusters [Meurman und Frank, 1991a] verbunden mit einem deutlichen Verlust der Mikrohärte [Lussi et al., 1995; Maupome et al., 1998]. Dabei ist prismatischer Schmelz offenbar besser löslich als aprismatischer, der nach einer Säureeinwirkung eine uneinheitliche Struktur mit vollständig intakten neben unregelmäßig erodierten Arealen zeigt [Meurman und Frank, 1991a; Grando et al., 1996]. Bei einem erosiv bedingten Mineralverlust im Schmelz ist die Zone der größten Demineralisation peripher lokalisiert, auch wenn Strukturveränderungen bis zu einer Tiefe von bis zu 100 µm nachgewiesen werden können [Zentner und Duschner, 1996]. Damit unterschiedet sich die Ultrastruktur einer Schmelzerosion substanziell von einer initialen Schmelzkaries, bei der die Zone der größten Demineralisation unterhalb einer pseudo-intakten Deckschicht liegt [Thylstrup und Fejerskov, 1994].

Im Dentin kommt es nach einer kurzzeitigen Säureeinwirkung zuerst zu einem Mineralverlust im Grenzbereich zwischen peri- und intertubulärem Dentin und bei längerer Einwirkzeit zu einer Vergrößerung der Dentintubuli mit einer Demineralisation des peri- und schließlich auch des intertubulären Dentins [Noack, 1989; Meurman et al., 1991].

Aufgrund der unterschiedliche Struktur der Schmelz- und Dentinerosionen (auf diesen Aspekt wird später ausführlich eingegangen) finden sich unter jeweils gleichen Versuchsbedingungen auch quantitative Unterschiede. Ein erosiv bedingter Substanzverlust ist im Dentin in vitro eher geringer und in situ eher größer als im Schmelz [Ganss et al., 2000; Hunter et al., 2000a; Hunter et al., 2000b], während Wurzeldentin deutlich weniger als koronales Dentin und Schmelz demineralisiert [Ganss et al., 2000]. Milchzahnschmelz ist im Vergleich zum Schmelz bleibender Zähne weniger mineralisiert [Wilson und Beynon, 1989], weist einen geringeren Grad an kristalliner Ordnung auf [Skaleric et al., 1982], enthält mehr Wasser, einen höheren Anteil an Carbonat [Bonte et al., 1988; Sønju-Clasen und Ruyter, 1997] und hat eine größere Permeabilität [Lindén et al., 1986]. Da Milchzähne außerdem in epidemiologischen Studien sehr häufig Zeichen von erosiv bedingten Zahnhartsubstanzverlusten zeigen [O'Brien, 1994; Hinds und Gregory, 1995; Ganss et al., 2001], liegt die Vermutung einer größeren Säurelöslichkeit nahe. Vergleichende Studien haben hier jedoch unterschiedliche Resultate ergeben. Nach einer einmaligen kurzen Säureexposition in verschiedenen erosiven Getränken fand sich im Milchzahnschmelz kein größerer Mikrohärteverlust als im bleibenden Schmelz [Lussi et al., 2000]. Auch nach längerer Säureeinwirkung in einem zyklischen De- und Remineralisationsmodell mit einer Expositionszeit von 4 x 10 Minuten über 15 Tage ergab sich keine Unterschied zwischen Milchzähnen und bleibenden Zähnen ($54\pm11,7$ µm gegenüber $56,2\pm7,4$ µm) [Hunter et al., 2000a]. In situ dagegen zeigte sich mit einem ähnlichen Versuchsaufbau nach 15 Tagen und einer intraoralen Expositionszeit von ebenfalls 4 x 10 Minuten täglich ein größerer Substanzverlust im Milch-zahnschmelz ($7,9\pm7,3$ µm) gegenüber dem Schmelz bleibender Zähne ($4,7\pm6,4$ µm) [Hunter et al., 2000b]. Das Dentin von Milchzähnen scheint dagegen tendenziell einen etwas geringeren Substanzverlust als das permanenter Zähne zu erleiden [Hunter et al., 2000a; Hunter et al., 2000b].

Milchzahnerosionen sind jedoch in der Regel ohne klinische Relevanz, da die Funktion des Milchgebisses auch bei ausgeprägten Defekten meist nicht beeinträchtigt wird.

Es hat sich allerdings gezeigt, daß Kinder mit Erosionen im Milchgebiß ein bis zu dreimal höheres Risiko für Erosionen im bleibenden Gebiß haben [Ganss et al., 2001], so daß die Eltern rechtzeitig auf diese Zahnerkrankung hingewiesen werden sollten.

Klinisch äußern sich säurebedingte Zahnhartsubstanzverluste zunächst im Verlust der Perikymatien, wobei die Schmelzoberfläche glatt und matt aussehen kann.

Mit fortschreitendem Substanzverlust flachen sich konvexe Zahnstrukturen ab und es kommt zu manifesten Läsionen. Im Bereich der Okklusalflächen finden sich Dellen auf den Höckerspitzen, das Höcker-Fissurenrelief verarmt und wird schließlich ganz eingeebnet (Abb. 1), zahnärztliche Restaurationen können über die umgebende Zahnhartsubstanz herausragen. Im Bereich der Glattflächen bilden sich oberhalb der Schmelz-Zementgrenze flächenhafte Konkavitäten (Abb. 2), wobei der zervikale Rand meist intakt bleibt [Eccles, 1979; Linkosalo und Markkanen, 1985]. Je nach Schweregrad kann das Dentin bis zum völligen Verlust des Schmelzes exponiert sein.

In der Regel sind säurebedingte Substanzverluste im Gegensatz zu mechanisch bedingten Läsionen schmerzlos [Lussi et al., 1991] und werden daher sowohl von den Betroffenen als auch von Zahnärzten erst wahrgenommen, wenn es durch das durchscheinende Dentin zu Farbveränderungen kommt oder bereits erhebliche Substanzverluste mit ästhetischen Beeinträchtigungen zu beklagen sind.

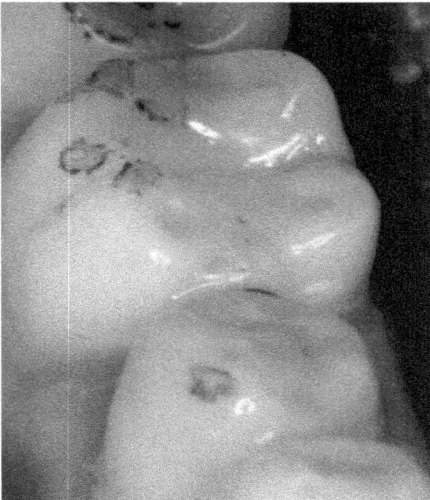

Abb. 1 Deutlicher erosiv bedingter Zahnhartsubstanzverlust (46 okklusal) bei einem 19jährigen Patienten, man beachte, daß die Kontaktpunkte außerhalb des erodierten Areals liegen

Über die Häufigkeit von erosiv bedingten Zahnhartsubstanzdefekten in der Normalbevölkerung sind nur wenige Studien veröffentlicht, deren Resultate darüber hinaus aufgrund der Vielzahl der verwendeten Indizes nicht direkt vergleichbar sind.

In Großbritannien scheint die Prävalenz von Erosionen bereits bei Kindern und Jugendlichen relativ hoch zu sein. So zeigten bereits 10% der 1,5 bis 4,5 Jahre alten Kinder bukkale und 19% palatinale Erosionen, bei 8% war sogar Dentin exponiert [O`Brien, 1994]. Von den 5 bis 6jährigen waren über 50% von säurebedingten Zahnhartsubstanzverlusten betroffen, wobei bei etwa 25% der untersuchten Kinder bereits Dentinläsionen vorlagen [Hinds und Gregory, 1995]. Auch im bleibenden Gebiß finden sich hohe Prävalenzzahlen, wobei bis zu 30% der 14jährigen bereits von Dentinerosion betroffen zu sein scheinen [Milosevic et al., 1994].

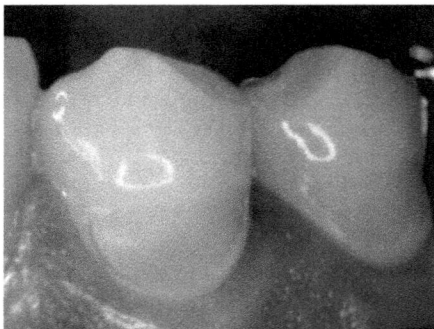

Abb. 2 Bukkale Erosionen an den Zähnen 34 und 35 mit intakter zervikaler Schmelzleiste, zusätzlich ausgeprägte Schliffacetten

Für Deutschland ist bislang nur eine Studie zur Prävalenz von Erosionen veröffentlicht, in der für das Milchgebiß ähnlich hohe Prävalenzzahlen nachgewiesen werden konnten. In dieser Studie an kieferorthopädischen Studienmodellen hat sich gezeigt, daß 70% der 10jährigen mindestens einen Zahn mit einer geringgradigen und 26% mit einer schwereren Läsion hatten. Bei bleibenden Zähnen dagegen war die Häufigkeit von Erosionen in derselben Altersgruppe deutlich geringer, nur 12% hatten mindestens einen Zahn mit einer geringgradigen und 0,2% mit einer ausgeprägten Läsion [Ganss et al., 2001]. Die sehr hohen Prävalenzzahlen aus Großbritannien konnten für Deutschland zumindest für das bleibende Gebiß damit nicht bestätigt werden.

In höheren Altersgruppen nimmt die Prävalenz von Erosionen zu. In einer Gruppe von 362 20jährigen Rekruten fanden sich bei einer klinischen Untersuchung bei 23% Läsionen im Schmelz und bei 4% Läsionen im Dentin, wobei nahezu ausschließlich die Okklusalflächen betroffen waren (eigene Untersuchung, unveröffentlicht).

Wiederum höhere Prävalenzzahlen sind bei einem vergleichbaren Untersuchungsdesign bei schweizerischen Rekruten festgestellt worden. Von 417 Personen im Alter zwischen 19 und 25 Jahren hatten 82% Schmelz- und 31% Dentinläsionen auf den Okklusalflächen. Darüber hinaus waren 14% von bukkalen Schmelz- und 0,5% von bukkalen Dentinläsionen betroffen [Jaeggi et al., 1999]. In höheren Altersgruppen sind dagegen in einer Studie derselben Arbeitsgruppe niedrigere Zahlen veröffentlicht, diese Studie liegt aber bereits länger zurück. Bei 391 zufällig ausgesuchten Personen aus den Kantonen Bern und Luzern hatten von den 26 bis 30jährigen 36% Schmelz- und 30% Dentinläsionen auf den Okklusalflächen und 12 bzw. 8% Schmelz- bzw. Dentinläsionen auf den Bukkalflächen. In der Gruppe der 46 bis 50jährigen lagen die entsprechenden Prävalenzzahlen bei 40 und 43% für Okklusal- und bei 10 bzw. 13% für Bukkalflächen [Lussi et al., 1991].

Zumindest in der Bundesrepublik stellen erosiv bedingte Zahnhartsubstanzverluste im Moment kein allgemeines zahnärztliches Problem dar. Bemerkenswert ist jedoch, daß es in den 90iger Jahren im Vergleich zum

Jahrzehnt zuvor sowohl im Milchgebiß als auch bei bleibenden Zähnen zu einer Verdoppelung der Prävalenzzahlen gekommen ist [Ganss et al., 2001]. In der klinischen Praxis finden sich besonders bei Jugendlichen immer wieder Fälle von schwerwiegenden Zahnhartsubstanzverlusten, die ohne angemessene Therapie umfangreiche prothetische Versorgungen notwendig machen. Darüber hinaus sind bestimmte Risikogruppen zu einem sehr hohen Prozentsatz betroffen, so daß säurebedingte Zahnhartsubstanzverluste als eigenständiges Krankheitsbild sehr wohl Beachtung finden müssen.

Wie bereits erwähnt können säurebedingte Zahnhartsubstanzverluste exogene oder endogene Ursachen haben.
Exogene Ursachen sind dampfförmige Säuren bei beruflicher Exposition, saure Lebensmittel sowie Vitaminzubereitungen und bestimmte Medika-mente. So hat beispiels-weise eine gesättigte Lösung von Acetylsalicyl-säure einen pH-Wert von 2,4 und eine 0,1%ige Lösung von 2,9. Nach einer Applikationszeit von nur 60 Sekunden konnten rasterelek-tronenmikroskopisch bereits bei der 0,1%igen Lösung erosive Veränderungen im Schmelz beobachtet werden. Eine 1%ige Lösung erzeugte diesen Effekt bereits nach 30 Sekunden.
Mit zunehmender Expositionszeit kam es zu einer Erhöhung der Oberflächenrauhigkeit mit einem fortschreitenden Substanzverlust. Im Dentin fand sich nach 30 bis 60 Sekunden eine partielle Eröffnung der Dentinkanälchen und nach 5 bis 15 Minuten schließlich eine ausgeprägte Demineralisierung mit Erweiterung der Dentinkanälchen und einem erosiven Abtrag der Oberfläche [Hannig und Albers, 1993]. Potentiell erosiv können auch Vitamin-Brausetabletten sein, die zwar einen pH-Wert zwischen 4 und 5 haben, im Langzeitversuch in vitro (Applikationszeit von 100 Stunden) jedoch eine deutliche Reduktion der Mikrohärte mit den typischen histologischen Veränderungen verursachten [Meurman und Murtomaa, 1986]. Als Beispiel für die potentiell zahnschädigenden Eigenschaften von Vitaminzubereitungen sei eine Patientin angeführt, die jahrelang Vitamin-Brausetabletten im Munde zergehen ließ und sich mit ausgeprägten Zahnhartsubstanzdefekten vorstellte (Abb. 3).

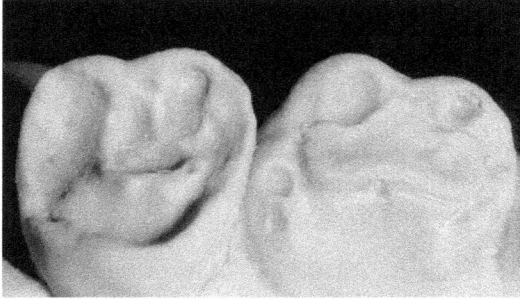

Abb. 3 Ausgeprägte Zahnhartsubstanzdefekte bei einer Patientin, die jahrelang Vitamin-Brausetabletten im Munde hatte zergehen lassen

Zu den sauren Lebensmitteln mit einem pH-Wert unter 4,5 zählen Limonaden, Fruchtsäfte, Sportgetränke und Weine, Obst und Essigprodukte. Bereits nach einer Einwirkzeit von 20 Minuten kommt es zu einer Reduktion der Mikrohärte um 10 bis 30% [Lussi et al., 1993]. Daß der Konsum saurer Getränke zu klinisch manifesten Läsionen führen kann, konnte in verschiedenen Tierversuchen gezeigt werden. Während destilliertes Wasser (pH 5,4) bei Ratten keine Läsionen hervorrief, führte die Fütterung von Traubensaft, Orangensaft, Cola und Zitronensprudel (ad libitum) in abnehmender Reihenfolge über zwei Wochen zu einem deutlichen Substanzverlust mit zum Teil exponiertem Dentin [Reussner et al., 1975]. In einem anderen Versuch an Ratten fanden sich nach dem Konsum eines kohlensäurehaltigen und eines stillen Orangensafts (pH 2,6 und 3,0) sowie eines Apfelsafts (pH 3,4) über sechs Wochen nur noch 6, 27 und 47% der Schmelzoberflächen intakt, während auf 22, 35 und 24% der Zahnflächen sogar Dentin exponiert war [Mistry und Grenby, 1993].

In einem weiteren Experiment an Ratten war es nach dem Verzehr eines sauren Sportgetränks (pH 2,3) über sechs Wochen sogar zu einem vollständiger Verlust des Schmelzes gekommen [Sorvari et al., 1996]. Ebenso konnte an Ratten das erosive Potential von frischem Obst wie Äpfeln (pH 4,3), Orangen (pH 3,4), Zitronen (pH 2,5), Trauben (pH 3,4) aber auch von getrockneten Produkten wie Aprikosen (pH 3,5) nachgewiesen werden [Stephan, 1966].

Auch Versuche an menschlichem Schmelz haben das erosive Potential verschiedener Getränke gezeigt. So konnte nach einer intraoralen Tragezeit von 6 Tagen bei extraoral erzeugten Erosionen mit einem Diät-Colagetränk für 4 x 15 Minuten täglich ein Substanzverlust von etwa 13 µm nachgewiesen werden [Rugg-Gunn et al., 1998]. Bei intraoraler Applikation eines sauren Getränks scheint es zwar zu einem deutlich geringeren Substanzverlust zu kommen als bei extraoraler Anwendung, allerdings zeigte sich dennoch nach dem kontrolliertem Konsum von Orangen- und Apfel-/Johannisbeersäften (pH zwischen 3,0 und 3,7; Verzehr von täglich 4 x 250 ml innerhalb von 10 Minuten über 15 Versuchstage) immerhin ein Substanzverlust von 1,7 [Hughes et al., 1999a] bzw. 8,3 µm [West et al., 1998a; West et al., 1999], was einem Substanzverlust zwischen 40 und 200 µm pro Jahr entsprechen würde. Unter diesen Versuchsbedingungen sind außerdem deutliche individuelle Unterschiede beobachtet worden. So kam es bei einem von fünfzehn Teilnehmern nach dem Genuß von einem Liter Orangensaft pro Tag bereits nach zehn Tagen zu einem Substanzverlust von 20 µm (entsprechend über 700 µm pro Jahr) [Hughes et al., 1999a]. Bei Schmelzdicken zwischen 0,6 und 1,6 mm (Glattflächen) wäre somit beim Verzehr entsprechender Mengen saurer Getränke innerhalb von wenigen Jahren mit einer erheblichen Exposition von Dentin zu rechnen.

Das erosive Potential von Lebensmitteln ist außer mit dem pH-Wert aber auch mit der Menge an tritrierbarer Säure, komplexbildenden Eigenschaften sowie mit dem Gehalt an Kalzium und Phosphat assoziiert [Meurman et al., 1990; Lussi et al., 1993; Lussi et al., 1995; Hughes et al., 1999a]. So werden sauren Milchprodukten allein aufgrund ihres pH-Wertes erosive Eigenschaften zugewiesen [Hickel, 1993; Hellwig et al., 1999]. Es konnte aber gezeigt werden, daß Joghurt mit einem pH-Wert von 3,8 und einem hohen Anteil titrierbarer Säure, jedoch einem Anteil von 21,4 mmol Phosphat und 2,5 mmol Kalzium pro Liter, nicht zu einer meßbaren Veränderung der Mikrohärte führt [Lussi et al., 1993]. Ebenso war selbst nach 4 Stunden Einwirkzeit bei Erdbeerjoghurt (pH 3,8) und Buttermilch (pH 4,4) trotz eines hohen Gehalts an titrierbarer Säure kein Substanzverlust zu beobachten, während ein Orangensaft (pH 3,6) oder ein Colagetränk (pH 2,6) Läsionen mit einer mittleren Tiefe von 8±6 bzw. 26±10 µm erzeugten [Rytömaa et al., 1988].
Ebenso wird Mineralwässern wegen ihres Kohlensäuregehalts eine erosive Wirkung zugeschrieben. Allerdings liegt der pH-Wert bei den meisten Produkten deutlich über 4 und erhöht sich zudem schnell, wenn CO_2 entweicht [Larsen und Nyvad, 1999]. Dementsprechend konnte selbst nach einer Einwirkzeit von 4 Stunden profilometrisch kein Substanzverlust nachgewiesen werden [Eisenburger et al., 2000]. Erst nach einer Expositionszeit von 1 Woche zeigten sich bei manchen Produkten Läsionen, die jedoch um ein vielfaches geringer waren als der Substanzverlust nach Applikation verschiedener Limonaden [Larsen und Nyvad, 1999].

Entsprechend dem erosiven Potential saurer Lebensmittel können Personengruppen mit besonderen Ernährungsformen als Risikogruppen für Erosionen betrachtet werden. In einer Studie mit 26 Laktovegetariern, die sich seit durchschnittlich 6 Jahren vegetarisch ernährt hatten, fanden sich bei 27% geringgradige (nur im Schmelz), bei 19% mittelschwere (freiliegendes Dentin bei bis zu 1/3 der untersuchten Zahnfläche) und bei 31% schwere Läsionen (freiliegendes Dentin bei mehr als 1/3 der untersuchten Zahnfläche). Die

Personen der Kontrollgruppe hatten dagegen keinerlei solche Defekte [Linkosalo und Markkanen, 1985]. Auch Rohköstler sind häufig betroffen, da sie oftmals eine recht saure Ernährung haben. In einer Studie mit 130 Rohköstlern ergab die Auswertung der Ernährungsprotokolle einen Obstanteil von 62% (25 bis 96%), eine Verzehrsmenge von 8,9 kg (1,5 bis 23,7 kg) Obst pro Woche und eine Häufigkeit von 4,8 (0,5 bis 16,1) sauren Mahlzeiten am Tag. Nach einer durchschnittlichen Rohkostdauer von 39 Monaten waren 37% der untersuchten Teilnehmer von moderaten und 60% von schweren Defekten betroffen, im Vergleich zu 55 und 32% der Kontrollgruppe. Innerhalb der Rohkostgruppe zeigte sich allerdings keine Beziehung von Schweregrad und Ausdehnung der Läsionen zu den Ernährungsparametern, so daß einerseits vermutet werden kann, daß eine solche Ernährungsform auch bei geringerem Obstanteil bereits ein maximales Risiko für Erosionen darstellt und daß andererseits individuelle prädisponierende Faktoren eine erhebliche Rolle spielen können [Ganss et al., 1999].

Eine berufliche Exposition mit Säuren besteht beispielsweise bei Arbeitern, die mit der Herstellung von Batterien beschäftigt sind. Bei Luftmessungen in den entsprechenden Räumen wurde eine Säurekonzentration von 0,4 bis 4,1 mg/m³ festgestellt. Bei 31% der Arbeiter wurden Zeichen von Erosionen festgestellt, wobei die Frontzähne am häufigsten betroffen waren [Petersen und Gormsen, 1991]. Da aber keine Kontrollgruppe untersucht wurde, sind diese Resultate im Moment schwierig zu bewerten. Bei finnischen Batteriearbeitern (76 exponierte Studienteilnehmer, 81 Personen in der Kontrollgruppe, Konzentration anorganischer Säuren 0,06 bis 2 mg/m³) fanden sich in der Gesamtgruppe bei 12,7% (20 von 157 Personen) Erosionen, wobei eine signifikante Assoziation zu der Exposition mit Säuredämpfen bestand [Tuominen und Tuominen, 1991]. Eine Studie bei Arbeitern in der tansanischen Düngemittelindustrie zeigte, daß 63,2% der Arbeiter, die mit Schwefelsäure (1 bis 5 mg/m³) belastet waren, mindestens einen Zahn mit einem säurebedingten Zahnhartsubstanzverlust hatten, verglichen mit 37,7% in der Kontrollgruppe [Tuominen et al., 1991].
Eine anderer Berufsgruppe, die von Erosionen betroffen sein kann, sind Weinverkoster. Rot- und Weißweine haben pH-Werte zwischen 3,0 und 3,7 und enthalten etwa so viel Kalzium und Phosphat wie Limonaden. Dementsprechend konnte im in vitro Versuch nach einer Einwirkzeit von 20 Minuten eine Erweichung von Schmelzoberflächen erzeugt werden, die jedoch etwas geringer als bei Fruchtsäften und Limonaden war [Lussi et al., 1993]. In einer schwedischen Studie wurden 19 Weinverkoster untersucht, die über einen mittleren Zeitraum von 7 Jahren (2 bis 37 Jahre) 2 bis 5 mal pro Woche für etwa 1 Stunde Weine probiert hatten. Dabei wurde der Wein für einige Minuten im Munde bewegt. Zwei der 19 Personen hatten schwere Läsionen mit großen

Arealen freiliegenden Dentins, 5 hatten mittelschwere und 7 geringgradige Läsionen. Nur 5 der 19 untersuchten Personen zeigten keine Anzeichen von säurebedingten Zahnhartsubstanzverlusten. Die Dauer dieser Berufstätigkeit war der am stärksten mit dem Schweregrad der Defekte assoziierte Faktor [Wiktorsson et al., 1997].

Einzige endogene Ursache für Erosionen ist die Einwirkung von Magensäure entweder bei chronischem Erbrechen im Rahmen von Eßstörungen oder bei Magen-Darmerkrankungen mit Reflux. Magensäure hat einen pH-Wert von 1 bis 1,5 [Scheutzel, 1996] und liegt damit weit unterhalb des kritischen pH-Wertes von 4 bis 4,5. Dementsprechend sind Personen mit Eßstörungen, die mit Erbrechen verbunden sind, sehr häufig und auch besonders schwer von Erosionen betroffen. In einer schwedischen Studie konnte gezeigt werden,

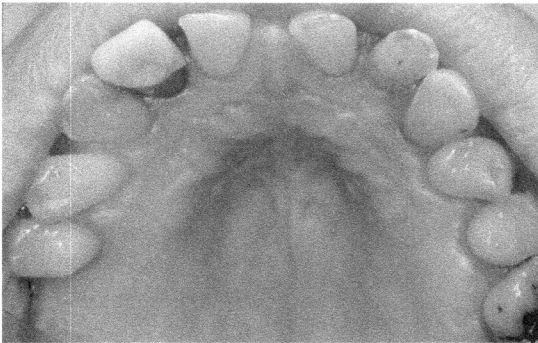

Abb. 4 Massive Erosionen im Oberkiefer mit vollständigem Verlust des Schmelzes bei einem 50jährigen Patienten mit Alkoholkrankheit. Die Verblendkrone am Zahn 12 markiert das ehemalige Niveau des Zahnbogens und läßt eine zeitliche Einordnung des Krankheitsgeschehens zu

daß von 81 Personen mit Eßstörungen 77 unter Erosionen im Schmelz und 45 unter Substanzverlusten im Dentin litten [Öhrn et al., 1999]. Bei 35 Personen, die nach einem Jahr nochmals untersucht werden konnten, war es darüber hinaus sogar makroskopisch zu einem Fortschreiten der Erosionen gekommen [Öhrn und Angmar-Månsson, 2000]. Etwas geringere Prävalenzzahlen zeigte eine Studie von Rytömaa et al. [1998], die in einer Gruppe von 35 Personen mit Bulimia nervosa bei 22 (63%) Zeichen von Erosionen fanden. Ähnliche Zahlen fanden sich auch in einer südafrikanischen Studie mit 11 bulimischen Patienten. Dabei waren bei 40% der untersuchten Personen die Oberkieferfrontzähne von Läsionen betroffen, die bis ins Dentin reichten [Jones und Cleaton-Jones, 1989]. Solche Defekte treten nicht nur lokalisiert auf, sondern betreffen in der Regel gleichzeitig mehrere Zähne. So haben Personen mit selbst induziertem Erbrechen bei etwa 18% der untersuchten Zahnflächen einen alters-entsprechend nicht akzeptablen Substanzverlust, während es bei restriktiven Formen der Eßstörung etwa 7% und bei Personen ohne Eßstörungen nur etwa 4% sind

[Robb et al., 1995]. Ganz allgemein scheinen 20% der Personen mit restriktiven und mehr als 90% bulimischen Formen von Eßstörungen unter säurebedingten Zahnhartsubstanzverlusten zu leiden [Scheutzel, 1996].

Refluxerkrankungen sind dagegen weniger deutlich mit Erosionen assoziiert. So zeigte sich, daß von 109 Patienten mit gastrointestinalen Symptomen nur 7 auch Zeichen von Erosionen aufwiesen [Järvinen et al., 1988]. Ähnliche Prävalenzzahlen fanden sich auch in einer Studie von Meurman et al. [1994], in der bei 28 von 117 Personen mit Refluxerkrankungen erosive Zahnhartsubstanzveränderungen diagnostiziert werden konnten. Diese Patienten waren älter und hatten eine längere Krankengeschichte mit ausgeprägteren Symptomen als Patienten ohne Erosionen.

Alkoholkranke Personen (Abb.4) sind ebenfalls aufgrund von Refluxerkrankungen häufig von umfangreichen Zahnhartsubstanzdefekten betroffen [Robb und Smith, 1990].

1.2 Therapie

Im Gegensatz zur Karies, die ab einem bestimmten Stadium in der Regel immer einer invasiven Therapie bedarf, kommen säurebedingte Zahnhartsubstanzdefekte zum Stillstand, wenn hinreichende kausale Maßnahmen ergriffen werden. Wenn es nicht bereits zu ästhetischen oder funktionellen Beeinträchtigungen gekommen ist, ist keine restaurative Behandlung notwendig, so daß den Patienten eine umfangreiche prothetische Versorgung erspart werden kann.

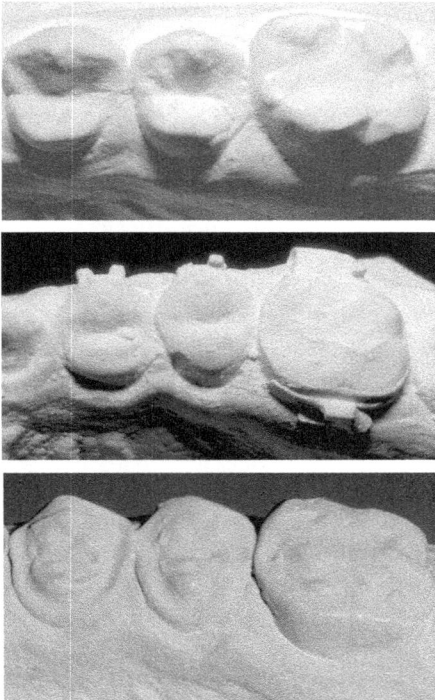

Abb. 5 Entwicklung eines erosiv/abrasiv bedingten Zahnhartsubstanzverlusts über einen Zeitraum von 6 Jahren. Die Abbildungen zeigen den Patienten im Alter von 11 (oben), 15 (Mitte) und 17 (unten) Jahren

Die Therapie von säurebedingten Zahn-hartsubstanzverlusten beginnt mit der Diagnostik. Dazu gehört zunächst einmal ein klinischer Blick, der bei der Betrachtung der Zähne nicht nur die Kariesdiagnostik und die Beurteilung von zahnärztlichen Restaurationen einschließt, sondern auch das klinische Erscheinungsbild der verschiedenen nicht karies-bedingten Zahnsubstanzdefekten wahrnimmt. Diese an sich selbstverständliche Feststellung sei deshalb gemacht, weil sich in der Praxis nicht selten Patienten mit ausgedehnten säurebedingten Zahn-schäden vorstellen, die regelmäßig in zahnärztlicher Betreuung waren ohne jemals auf ihren Zahnzustand aufmerksam gemacht worden zu sein. Dies mag an einem Fallbeispiel deutlich werden (Abb. 5). Der Patient kam im Alter von 18 Jahren nach Überweisung durch den behandelnden Kieferorthopäden erstmals in unsere Sprechstunde. Bei der klinischen Untersuchung fanden sich an allen Zähnen ausgeprägte

Zahnhartsubstanzverluste, die im Bereich der Prämolaren zu einer Verkürzung der klinischen Krone auf ein Drittel und im Frontzahnbereich nahezu zum Verlust des gesamten Schmelzes geführt hatten. Bei der Analyse der kieferorthopädischen Situationsmodelle zeigte sich ein Substanzverlust, der sich über 6 Jahre hinweg manifestierte ohne von den behandelnden Kollegen bemerkt worden zu sein. Auf diesen Patienten wird in Kapitel 10 nochmals eingegangen.

Nicht kariesbedingte Zahnhartsubstanzverluste können neben chemischen auch mechanische Ursachen haben und werden dann je nach Ätiologie als Attrition (Substanzverlust durch den Kontakt antagonistischer Zähne), Abrasion (Substanzverlust durch die Einwirkung sog. fremder Objekte, besonders Zahnbürsten), Abfraktion (keilförmige Defekte) oder Demastikation (Substanzverlust beim Zerkleinern der Nahrung) definiert, wobei klinisch in der Regel Kombinationsformen aus den verschiedenen physikalischen und chemischen Noxen vorkommen. Diese multifaktorielle Ätiologie erschwert die Diagnostik, zumal oftmals allein aus der Form der Defekte auf die Ätiologie geschlossen werden muß.
Die diagnostischen Kriterien für säurebedingte Zahnhartsubstanzdefekte sind im Rahmen von epidemiologischen Studien festgelegt worden [Eccles, 1979; Linkosalo und Markkanen, 1985; Lussi et al., 1991]. Dabei sind für die Okklusalflächen Kriterien wie Einebnung des Höcker-Fissuren-Reliefs, Ausbildung von Dellen auf den Höckerspitzen und über das Niveau der umgebenden Zahnhartsubstanz hinausragende Füllungen definiert. Für die Glattflächen sind flächenhafte Konkavitäten, die koronal der Schmelz-Zementgrenze lokalisiert sind und deren Ausdehnung in die Tiefe geringer als die Ausdehnung in die Fläche ist, beschrieben [Lussi et al., 1991]. Diese Kriterien entstammen aus Fallberichten [Eccles, 1979] oder aus Beobachtungen von kleinen Personengruppen mit bekannter Säureexposition [Linkosalo und Markkanen, 1985], sind jedoch nicht im eigentlichen Sinne validiert. So konnte gezeigt werden, daß auch Personen mit vornehmlich mechanisch bedingtem Zahnhartsubstanzverlust auf den Okklusalflächen die für säurebedingte Zahnhartsubstanzverluste beschriebenen Defekte aufweisen können. Glattflächendefekte im oben beschriebenen Sinne scheinen dagegen pathognomonisch für säurebedingte Zahnhartsubstanzverluste zu sein [Ganss et al., 2002]. Wenn auch allein aus dem klinischen Bild die Ätiologie eines Defekts nicht ohne weiteres festgestellt werden kann, sollte eher von einer mechanischen Ursache ausgegangen werden, wenn die Defekte auf die Okklusalflächen beschränkt sind. Wenn dagegen auch die Glattflächen betroffen sind, sollte eher eine saure Noxe ursächlich sein.

Wenn der Verdacht auf einen säurebedingten Zahnhartsubstanzverlust besteht, kann die Diagnose beispielsweise anamnestisch erhärtet werden, so daß eine kausale Therapie gefunden werden kann.

1.2.1 Kausale Therapieformen

Um eine kausale Therapie von säurebedingten Zahnhartsubstanzdefekten zu ermöglichen, muß zunächst einmal die auslösenden Noxe gefunden werden. Dazu gehört ein anamnestisches Gespräch, das Fragen nach exogener und endogener Säureexposition aber auch nach prädisponierenden Faktoren wie Speichelfluß (auch Medikamente, die eine Verringerung der Speichelsekretion verursachen können) oder nach Kofaktoren wie Mundhygienegewohnheiten einschließen soll. Zusätzlich kann ein Ernährungsprotokoll in vielen Fällen weitere Hinweise in Bezug auf Menge, Art und Häufigkeit von Säureeinwirkungen aus der Nahrung geben, so daß oftmals eine oder mehrere Säurequellen identifiziert werden können, auch wenn die Anamnese nicht aufschlußreich war. Ein solches Protokoll sollte offen sein und mindestens fünf aufeinanderfolgende Tage einschließlich eines Wochenendes umfassen. Dabei sollten alle Verzehrsereignisse mit der Verzehrsart und der Uhrzeit eingetragen werden, unabhängig davon, ob dem entsprechenden Produkt erosive Eigenschaften zugeschrieben werden [Lussi, 1996].

Im Falle einer exogenen Säureeinwirkung besteht die kausale Therapie in der Veränderung der Verzehrsgewohnheiten, was nicht unbedingte großer Anstrengungen bedarf.
So kann beispielsweise auf wenig erosive Getränke zurückgegriffen werden. Sowohl in vitro als auch in situ Studien haben gezeigt, daß allein der Zusatz von Kalzium das erosive Potential von Getränken erheblich reduzieren kann [Hughes et al., 1999a; Hughes et al., 1999b]. So konnte nachgewiesen werden, daß ein Orangensaft mit einem Kalziumgehalt von etwa 43 mmol/l selbst nach einer Expositionszeit von einer Woche keine Demineralisation erzeugte, während das gleiche Produkt ohne Kalzium einen Substanzverlust von über 1 mm verursachte [Larsen und Nyvad, 1999].
Die Substitution mit Fluorid scheint dagegen nur eine begrenzte Wirkung zu entfalten. In diesem Zusammenhang hat eine Studie von Attin et al. [1997a] ergeben, daß der Zusatz von 1,3 ppm Fluorid zu einem Erfrischungsgetränk (Sprite Light, pH 2,9) den Verlust an Mikro-härte nicht zu reduzieren vermochte. Auch in einem De- und Remineralisationszyklus über 24 Tage (6 x 5 Minuten täglich Erosion mit einem Orangensaft pH 3,8, ansonsten Lagerung in künstlichem Speichel) konnte durch den Zusatz von 0,5 ppm

Fluorid keine signifikante Reduktion des Substanzverlusts erzielt werden [Amaechi et al., 1998a]. Dagegen scheint die Kombination saurer Lebensmittel mit Milchprodukten oder der Genuß von Milch nach einer Säureattacke wirkungsvoll zu sein. So konnte in einem in situ cross over Versuch mit 14 Teilnehmern gezeigt werden, daß die Mikrohärte nach dem Verzehr von 400 ml eines Colagetränks über einen Zeitraum von 1 Stunde die Mikrohärte von menschlichen Schmelzproben um fast 20% senken kann, die entsprechende Menge Milch in der Stunde danach die Mikrohärte jedoch signifikant bis nahezu zum Ausgangswert wieder zu erhöhen vermochte [Gedalia et al., 1991a].

Auch relativ einfache Änderungen der Verzehrsgewohnheiten können hilfreich sein. Dabei wird empfohlen, saure Lebensmittel nicht in kleinen Portionen über den Tag verteilt oder saure Getränke nicht über lange Zeit in kleinen Schlucken zu sich zu nehmen [Lussi, 1996]. Videofluoroskopische Untersuchungen haben darüber hinaus ergeben, daß die Kontaktzeit einer Flüssigkeit zu den Front- und Seitenzähnen bei Trinken mit einem Strohhalm gegenüber dem Trinken aus einem Glas deutlich verringert werden kann. Dabei werden die günstigsten Ergebnisse bei der Verwendung eines engen Strohhalms erzielt, der möglichst weit hinter die Frontzähne positioniert wird [Edwards et al., 1998]. Daß zudem spezielle Trinkgewohnheiten problematisch sein können, sei an einer Patientin demonstriert, die an den Zähnen 11 und 21 ausgeprägte Defekte aufwies, während alle anderen Zähne vollkommen unversehrt waren. Nach längerer Befragung stellte sich heraus, daß sie jahrelang ein Colagetränk zu sich genommen hatte und dabei den Flüssigkeitsstrom immer genau zwischen die beiden Frontzähne gelenkt hatte (Abb. 6)

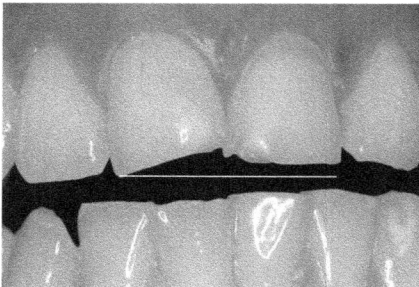

Abb. 6 Ausgeprägter Substanzverlust der Labialflächen 11 und 21 bei jahrelangem Verzehr eines Colagetränks bei besonderer Trinkgewohnheit. Man beachte das ursprüngliche Niveau der Schneidekanten (Linie) und die weitgehend unversehrten Nachbarzähne

In vielen Fällen ist aber entweder die saure Noxe nicht zu identifizieren oder aber, wie beispielsweise im Falle von Eßstörungen, nicht zu meiden, so daß symptomatische Maßnahmen notwendig sind.

1.2.2 Symptomatische Therapieformen

Als symptomatischer Therapieansatz wird einerseits die Vermeidung mechanisch bedingter Substanzverluste auf erosiv erweichten Oberflächen und andererseits die Reduktion säurebedingter Zahnhartsubstanzverluste durch die Verwendung lokaler Fluoridierungsmittel diskutiert.

Zunächst konnte gezeigt werden, daß die Mikrohärte von Schmelz nach der Einwirkung von Säure zumindest in vitro um bis zu 50% reduziert sein kann [Maupome et al., 1998; Lussi et al., 2000]. Dementsprechend kann die Bürstabrasion erodierter Oberflächen direkt nach einem Säureangriff deutlich erhöht sein [Davis und Winter, 1980; Attin et al., 2000]. Maßnahmen, die wieder zu einem Anstieg der Mikrohärte führen wie Remineralisation durch Speichel oder künstliche Remineralisationslösungen sowie die Applikation von Fluorid können dagegen Bürstabrasionen möglicherweise entgegenwirken [Davis und Winter, 1980; Attin et al., 1998; Attin et al., 1999; Attin et al., 2000]. Auf die zitierten Studien wird in den folgenden Kapiteln ausführlich eingegangen.

Ob die lokale Applikation von Fluoridpräparaten auch im Rahmen der symptomatischen Therapie von säurebedingten Zahnhartsubstanzverlusten effektiv ist, ist bislang unklar. So ist nur eine Studie publiziert, die diesen Effekt zu quantifizieren versucht hat. Dabei konnte gezeigt werden, daß eine Zahnpastenfluoridierung den erosiv bedingten Zahnhartsubstanzverlust um etwa 20% reduzieren kann [Davis und Winter, 1977].

Imfeld [1996a] hat folgende Empfehlungen zur symptomatischen Therapie formuliert:

- Verwendung einer weichen Zahnbürste mit einer wenig abrasiven Zahnpaste, die Fluorid und Bikarbonat enthält,
- nicht direkt nach einer Säureeinwirkung putzen,
- vertikale Putztechnik,
- Spülen mit einer niedrig konzentrierten fluoridhaltigen Mundspüllösung (0,025 bis 0,05% F⁻) 2 x täglich oder öfter,
- Verwendung einer hoch konzentrierten neutralen Fluoridgels (mehr als 1% F⁻) 2 x wöchentlich.

Diese Empfehlungen werden allgemein übernommen, sind aber zum Teil nicht einmal durch in vitro Versuche gestützt.

Insgesamt sind die verschiedenen Aspekte der symptomatischen Therapie nur unzureichend untersucht. Ebenso fehlen in situ Studien, klinische Studien sind bislang gar nicht veröffentlicht. Somit besteht ein erheblicher Forschungsbedarf auf diesem Gebiet, zu dem die vorliegende Studie einen Beitrag leisten will.

2 Zielsetzung

In der vorliegenden Studie werden Fragen zur symptomatischen Therapie von säurebedingten Zahnhartsubstanzverlusten systematisch untersucht. Dabei werden in vitro Experimente durch in situ Versuche mit vergleichbarem Versuchsaufbau ergänzt, einerseits um die Resultate der Laborversuche auch unter Mundbedingungen zu verifizieren, aber auch, um aus ihrem Vergleich Rückschlüsse auf Wirkungsmechanismen ziehen zu können. Die Versuchsprotokolle für die in situ Studien sind der Ethik-Kommission des Fachbereichs Humanmedizin vorgelegt (Antrag 81/96) und mit Datum vom 30.10.1997 befürwortet worden. Da klinisch auch bei initialen Defekten zum Beispiel in der Zervikalregion bereits Dentin betroffen sein kann, wird in allen Versuchsreihen grundsätzlich neben Schmelz auch Dentin untersucht.

Die Arbeit beginnt mit dem Vergleich der Methoden, die zur Bestimmung des Mineralstatus der Zahnhartsubstanzen verwendet werden. Zur Bestimmung des Gesamtmineralgehalts, beispielsweise zur Beurteilung der Effektivität von Fluoridierungsmaßnahmen, erscheint die Mikroradiographie und zur Messung eines räumlichen Substanzverlusts, zum Beispiel im Rahmen von Bürstabrasionen, die Profilometrie am besten geeignet. Im ersten Versuch wurde geprüft, ob mit diesen beiden Methoden vergleichbare Meßergebnisse erzielt werden können. Außerdem wurden die beiden Methoden mit einem dritten unabhängigen Verfahren validiert.

Ziel der folgenden ersten Versuchsreihe war es zu untersuchen, ob ein erosiv bedingter Mineralverlust durch Fluoridierungsmaßnahmen verringert werden kann. Dazu wurde der Mineralstatus nach unterschiedlich dosierten Fluoridapplikationen nach mehrtägigen De- und Remineralisationzyklen mikroradiographisch quantifiziert. Da der Wirkungsmechanismus solcher Fluoridanwendungen wahrscheinlich in der Präzipitation von CaF_2-ähnlichen Deckschichten liegt, wurde in einem Anschlußversuch die Stabilität dieser Präzipitate unter erosiven Bedingungen untersucht.

Die zweite Versuchsreihe beschäftigte sich mit den verschiedenen Faktoren, die bei Mundhygienemaßnahmen einen mechanischen Substanzverlust auf erodierten Zahnhartsubstanzen verursachen können. Es wurde untersucht, ob dieser zusätzliche Substanzverlust durch die Verringerung des Putzdrucks und der Abrasivität der verwendeten Zahnpaste, durch eine Remineralisationszeit zwischen Erosion und Bürstabrasion und durch Fluoridapplikationen verringert werden kann. Die Versuche wurden ebenfalls in einem De- und Remineralisationszyklus mit zusätzlichen intermittierenden Phasen von Bürstabrasionen durchgeführt, der Mineralverlust wurde profilometrisch bestimmt.

Die Resultate dieser in vitro und in situ Versuche werden schließlich zu einem experimentell gestützten Konzept zur symptomatischen Therapie von säurebedingten Zahnhartsubstanzverlusten zusammengefaßt, das Grundlage für weiterführende klinisch experimentelle Studien sein kann.
Abschließend werden erste Fallberichte dargestellt.

3 Methoden zur Bestimmung erosiv bedingter Substanzverluste

Bislang ist eine Vielzahl von Methoden zur Bestimmung des Mineralgehalts von Zahnhartsubstanzen allgemein, aber auch zur Beurteilung von erosiv bedingtem Substanzverlust entwickelt worden [Grenby, 1996]. Je nach Fragestellung sind den verschiedenen Methoden bestimmte Vorteile eigen, so daß kein Verfahren generell zu empfehlen oder abzulehnen ist. Allerdings können bestimmte Anforderungen an eine Untersuchungsmethode formuliert werden.

Um den Pathomechanismus von Erosionen zu verstehen und die Effektivität von Therapiemaßnahmen zu beurteilen, sollte ein Monitoring von De- und Remineralisationsprozessen mit nicht destruktiven Meßmethoden möglich sein. Darüber hinaus sollten Ergebnisse aus in vitro Versuchen mit Resultaten aus in situ Versuchen verglichen werden können und zwar nicht nur, um beispielsweise die Wirksamkeit einer Therapie auch in der in situ Situation zu überprüfen, sondern auch, um aus dem Vergleich von in vitro und in situ Resultaten bei ähnlichem Versuchsdesign Rückschlüsse über Patho- oder Wirkmechanismen zu ziehen.

Somit sollte eine optimale Methode in vitro ebenso wie in situ anwendbar sowie nicht-destruktiv sein und außerdem sowohl die Messung von Mineralverlust als auch von Mineralgewinn erlauben. Da die Bearbeitung von Zahnoberflächen zu einer erhöhten Säurelöslichkeit führen kann [Meurman und Frank, 1991a; Ganss et al., 2000], sollte es auch möglich sein, natürliche Zahnoberflächen zu untersuchen.

Zur Beurteilung von erosiv bedingten Zahnhartsubstanzverlusten wurden bislang hauptsächlich Mikrohärtemessungen verwendet [Gedalia et al., 1991b; Lussi et al., 1993; Attin et al., 1997b; Büyükyilmaz et al., 1997; Lussi et al., 1997; Maupome et al., 1999]. Veränderungen der Mikrohärte reflektieren die aufgrund eines Mineralverlusts oder -gewinns resultierenden physikalischen Veränderungen der Zahnoberfläche. Dabei nimmt die Mikrohärte mit zunehmender Demineralisationszeit bis zu einem Minimum ab, während der Mineralverlust weiter zunehmen kann [Stösser und Nekrashevych, 1998]. Mikrohärtemessungen sind somit nur für initiale Demineralisationsvorgänge geeignet und können den Gesamtmineralverlust nicht quantifizieren. Darüber hinaus müssen die Proben planparallel sein, so daß es nicht möglich ist, natürliche Oberflächen zu untersuchen. Die Methode ist jedoch im Prinzip nicht destruktiv und erlaubt Messungen in vitro und in situ.

Die Bestimmung von Kalzium und Phosphat in demineralisierenden Lösungen gilt als „Goldstandard" für in vitro Versuche [ten Bosch und Angmar-Månsson, 1991], da sie ein direktes Maß für den Mineralverlust darstellt. Kalzium wird in der Regel mit der Atomabsorptionsspektroskopie [Willis, 1961] und Phosphat kolorimetrisch über die Bildung von farbigen Komplexen mit Molybdat [Chen et al., 1956] bestimmt. Diese Methoden sind jedoch auf geschlossene Systeme mit definierten Lösungen beschränkt und daher nur für in vitro Versuche geeignet. Darüber hinaus kann nur ein Mineralverlust gemessen werden. In bezug auf Erosionen sind chemische Methoden bislang beispielsweise zum Vergleich des erosiven Potentials von sauren Lebensmitteln oder Vitaminzubereitungen [Meurman und Murtomaa, 1986; Meurman et al., 1990] verwendet worden.

Einige Arbeitsgruppen haben optische Methoden wie die digitale Analyse von Videobildern [Mistry und Grenby, 1993] oder die Rasterelektronenmikroskopie [Meurman und Frank, 1991b; Grando et al., 1996; Hannig und Balz, 1999] verwendet. Letztere ist eine geeignete Methode für die quantitative und qualitative Beurteilung von makro- und mikromorphologischen Veränderungen der Zahnhartsubstanzen und zwar sowohl in in vitro und in situ als auch in in vivo Versuchen. Allerdings können die Proben, abgesehen von der Replikatechnik, nicht nach verschiedenen Versuchsdurchläufen untersucht werden und die quantitative Beurteilung von Veränderungen im Mineralgehalt ist schwierig. Die digitale Bildanalyse erlaubt die makromorphologische Beobachtung von klinisch manifesten erosiv bedingten Läsionen entweder am Menschen oder aber in Tierexperimenten.

Neben Mikrohärtemessungen ist die Profilometrie eine der am häufigsten verwendeten Methoden [Attin et al., 1998; Rugg-Gunn et al., 1998; West et al., 1998a; Hughes et al., 1999b; Eisenburger et al., 2000; Ganss et al., 2000]. Zur Bestimmung von erosiv bedingtem Substanzverlust ist dieses Verfahren sogar als „Goldstandard" bezeichnet worden [Hall et al., 1997]. Profilschriebe repräsentieren die Vertikalbewegung eines mechanischen oder optischen Tasters beim Vorschub über natürliche oder polierte Zahnoberflächen. Der Substanzverlust wird dabei als räumliche Differenz zwischen einer Referenz- und einer Versuchsebene beschrieben. Profilometrische Messungen erlauben sequentielle Untersuchungen und sind für in vitro und in situ Versuche geeignet. Da beliebig dicke Proben verwendet werden können, ist diese Methode besonders für Bürstversuche geeignet. Ein Nachteil ist jedoch, daß ein „subsurface" Mineralverlust ebenso wie ein Mineralgewinn nicht erfaßt werden kann.

Die Mikroradiographie ist eine der am besten eingeführten Methoden in der experimentellen Kariologie [Arends und ten Bosch, 1992], wurde aber im Rahmen von Versuchen zum erosiv bedingten Mineralverlust bislang wenig verwendet. Das Prinzip besteht in der Messung der Absorption von Röntgenstrahlung durch die Zahnhartsubstanz. Bei der transversalen Mikroradiographie wird der Mineralgehalt eines senkrecht zur Zahnoberfläche gewonnenen Dünnschnitts als Funktion der Tiefe dargestellt. Da jedoch nur der Mineralgehalt einer vorliegenden Probe, nicht jedoch ein totaler zentripetaler Mineralverlust gemessen werden kann, ist diese Methode zur Bestimmung eines erosiv bedingten Zahnhartsubstanzverlusts nicht geeignet.

Aus diesem Grunde sind zwei Modifikationen der transversalen Mikroradiographie eingeführt worden [Hall et al., 1997; Amaechi et al., 1998b]. Bei der ersten Variante wird mit Hilfe einer speziellen Software bei Verwendung von Standardmikroradiogrammen zuerst in einem nicht erodierten Probenareal das Niveau der ursprünglichen Probenoberfläche bestimmt und in einem zweiten Schritt auf das erodierte Probenareal übertragen. Aus der Differenz ergibt sich der Betrag des totalen Mineralverlusts, zusätzlich wird die partielle Demineralisation der verblieben Probenoberfläche gemessen, so daß sich der Gesamtmineralverlust bestimmen läßt. Die Methode läßt sich in vitro [Amaechi et al., 1998a] und in situ [Amaechi et al., 1999] anwenden, allerdings ist sie destruktiv und es können keine natürlichen Probenoberflächen verwendet werden.
Bei einer weiteren Modifikation werden die transversalen Dünnschnitte (100 bis 150 µm) bis auf ein zentrales Versuchsfeld abgedeckt. Das Scannen der Probe erfolgt rechtwinklig zum Versuchsfeld vom nicht erodierte Probenareal zur erodierten Fläche und zum gegenüberliegenden nicht erodierten Areal. Der Mineralverlust kann von dem resultierenden Mineralprofil durch verschiedene Parameter ausgedrückt werden. Diese Methode ist nicht destruktiv und in vitro und in situ anwendbar [Hall et al., 1999]. Ein besonderer Vorteil liegt darin, daß auch sehr geringe Mineralverluste gemessen werden können, so daß auch Versuche mit einem intraoralen Erosionsprotokoll möglich sind. Allerdings können keine natürlichen Oberflächen untersucht werden und die Handhabung solcher Dünnschnitte bei konsekutiven Messungen erscheint besonders bei in situ Versuchen schwierig.
Diese Modifikation entspricht im Prinzip der longitudinalen Mikroradiographie [de Josselin de Jong et al., 1988], bei der etwa 300 bis 400 µm dicke Proben parallel zur Zahnoberfläche gewonnen werden. Auf konsekutiven Mikroradiogrammen wird ein definiertes Areal reproduzierbar gescant und der Gesamtmineralgehalt der Probe als Differenz zu einem Ausgangsmineralgehalt (sowohl Mineralverlust als auch Mineralgewinn) bestimmt. Die longitudinale

Mikroradiographie kann außerdem für in vitro und in situ Studien und sowohl für planparallele als auch für natürliche Oberflächen verwendet werden, so daß diese Methode neben der Profilometrie die meisten der oben formulierten Anforderungen erfüllt.

Die Vielzahl der Methoden bringt aber auch die Schwierigkeit mit sich, daß Ergebnisse aus verschiedenen Arbeitsgruppen schlecht verglichen oder andernorts validiert werden können, so daß Methodenvergleiche notwendig erscheinen [ten Bosch und Angmar-Månsson, 1991]. Für die Versuchsreihen zur Wirksamkeit lokaler Fluoridapplikationen erschien die longitudinale Mikroradiographie und für die Versuche zur Bürstabrasion erodierter Oberflächen die Profilometrie geeignet. Da beide Methoden auf grundsätzlich anderen Prinzipien basieren, sollte zunächst untersucht werden, ob mit beiden Verfahren vergleichbare Resultate erzielt werden können. Als dritte unabhängige Methode wurde die Kalziumanalyse als Vergleich herangezogen.

3.1 Materialien und Methoden

3.1.1 Herstellung der Proben

Für den Versuch wurden 25 frisch extrahierte, vormals voll impaktierte menschliche dritte Molaren verwendet, die unter einem Stereomikroskop (Nikon SMZ-2T, Japan) auf Unversehrtheit überprüft wurden. Die Zähne wurden bis zu Beginn der Versuch in gesättigter Thymollösung (Thymol, Fluka Chemie AG, Buchs, Schweiz) aufbewahrt. Zunächst wurden Weichgewebsreste mechanisch entfernt und die Wurzeln abgetrennt. Von den verbliebenen Zahnkronen wurden je 4 longitudinale Schmelzproben von etwa 1 mm Dicke präpariert. Die äußere natürliche Oberfläche wurde plangeschliffen, so daß ein Versuchsfeld mit einer Größe von etwa 3 x 3 mm resultierte. Dieses Versuchsfeld wurde mit Schleifpapier der Körnung P1200 (Leco, St. Joseph, USA, nominale Korngröße 14 µm) und P4000 (Leco, St. Joseph, USA, nominale Korngröße 5 µm) poliert. Von der pulpalen Seite her wurden die Proben auf die für die longitudinale Mikroradiographie (LMR) notwendige Dicke von 400 µm reduziert. Alle Trenn- und Schleifprozeduren wurden unter ausreichender Wasserkühlung durchgeführt (Exact Trennschleifsystem und Exact Mikroschleifsystem, Exact Apparateau, Norderstedt, Deutschland). Die Proben wurden mit einem lichthärtenden Kunststoff (Techno-vit 7230 VLC, Kulzer-Exact, Wehrheim, Deutschland) in Probenhalter für die LMR eingeklebt.

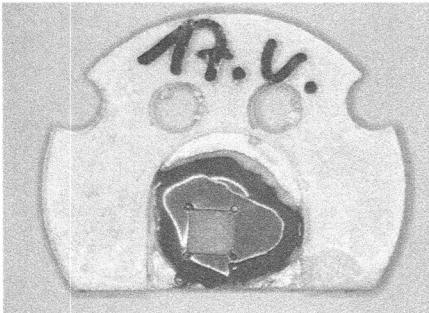

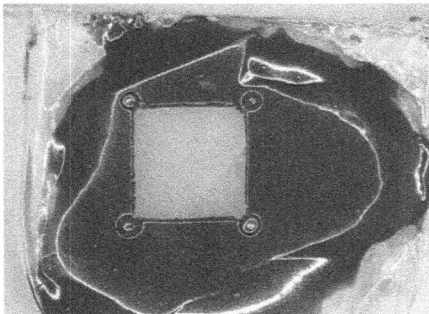

Abb. 7 Fertige Probe mit Bohrlöchern und mit Nagellack bedeckt vor Versuchsbeginn, oben im Probenhalter, unten im Detail

Das plangeschliffene Probenareal wurde mit einem 2 x 2 mm großen Klebeband abgedeckt und die vier Ecken mit einem spitz zulaufenden Feinkorndiamanten (ISO 806 314 111514, Komet, Lemgo, Deutschland) im Schnellaufwinkelstück (24 LN Intra Matik Lux 2, KaVo, Biberach, Deutschland) unter Wasserkühlung mit kleinen Bohrlöchern markiert. Das Klebeband wurde so positioniert, daß an mindestens zwei Seiten eine ausreichend große Referenzfläche für die profilometrische Auswertung vorhanden war. Anschließend wurde die gesamte Probe mit Nagellack überzogen. Nach dem Trocken wurde das Klebeband entfernt und die resultierende Versuchsfläche unter dem Stereomikroskop sorgfältig in Hinblick auf Verunreinigungen kontrolliert (Abb. 7). Zwischen den Arbeitsschritten wurden die Proben bei 100% Luftfeuchtigkeit aufbewahrt. In den folgenden Versuchen wurden die Proben prinzipiell immer in dieser Weise hergestellt, so daß in den einzelnen Abschnitten nur auf Besonderheiten eingegangen wird.

3.1.2   Erosive Demineralisation

Jede Probe wurde einzeln in Plastikröhrchen (Sarstedt, Nümbrecht, D) für 90 Minuten in 10 ml frisch angesetzter 0,05 molarer Zitronensäure (Citronensäuremonohydrat, Merck, Darmstadt, Deutschland) mit einem pH-Wert von 2,3 erodiert. Die Gefäße wurden anschließend verschlossen und bis zur Kalziumanalyse bei Raumtemperatur aufbewahrt.

3.1.3 Bestimmung des Mineralverlusts

3.1.3.1 Longitudinale Mikroradiographie (LMR)

Die LMR wurde als Standardverfahren [de Josselin de Jong et al., 1988] ohne Modifikationen durchgeführt. Die Proben wurden vor (baseline) und nach der erosiven Demineralisation zusammen mit einer Aluminium-Eichtreppe (100 Stufen mit Intervallen von 0,025 kg $\times$ m^{-2}) auf einen hochauflösenden Spezialfilm (High Speed Holographic Film SO-253, Kodak, Stuttgart, Deutschland) projiziert (Cu-Kα-Strahlung bei 20 KV, 50 mA für 2,5 Minuten). Die Filmentwicklung erfolgte nach Herstellerangaben unter standardisierten Bedingungen. Dabei wurden die Filme zunächst bei 20°C für 6 Minuten entwickelt (Entwickler Kodak D-19, Kodak AG, Stuttgard, Deutschland), dann für 2 Minuten unter fließendem Wasser gespült, für 5 Minuten fixiert (Express Fixiersalz, Tetenal Photowerk GmbH & Co Norderstedt, Deutschland), wiederum für 2 Minuten gespült, für 5 Minuten in Ethanol geschwenkt und nach Abspülen unter fließendem Wasser für 20 Minuten kurz mit einem Netzmittel (Agepon, Agfa-Gevart AG, Leverkusen, Deutschland) behandelt. Abschließend wurden die Filme für 40 Minuten im Trockenschrank getrocknet. Die resultierenden Mikroradiogramme (Abb. 8) wurden mit einem computergesteuerten Mikrodensitometer (Leitz MPV compact Orthlux II, Leitz, Wetzlar, Deutschland), das mit einem Rechner mit der entsprechenden Software verbunden ist, ausgewertet. Diese Software führt den Benutzer über verschiedene Schritte bis zur vollständigen Auswertung des Mikroradiogramms. Zunächst wird das Mikroradiogramm auf dem computergesteuerten x-y-Tisch des Densitometers befestigt und mit Hilfe von zwei Referenzpunkten (in diesem Falle die Bohrlöcher) orientiert. Das auszuwertende Feld (in diesem Versuch 1 x 1 mm) wird bei der Bestimmung des Ausgangsmineralgehalts definiert und bei wiederholten Mikroradiogrammen automatisch wieder angefahren. Nach dem

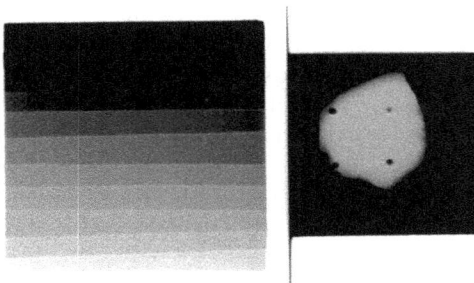

Abb. 8 Typisches Mikroradiogramm nach Erosion, links die Aluminium-Eichtreppe, rechts die Probe mit den Bohrlöchern zur Identifikation des Versuchsfeldes. Zwischen den Bohrungen ist das aufgrund des Mineralverlusts etwas dunklere Versuchsfeld zu erkennen

Scannen der Probe wird die Aluminium-Eichtreppe automatisch angefahren, um die optische Filmtransmission zu kalibrieren. Dabei wird die optische Filmtransmission jeder Stufe der Eichtreppe gemessen. Die entsprechenden Daten der optischen Filmtransmission im Bereich der Probe werden dann in die korrespondierenden Daten für die Masse von Aluminium umgewandelt. Der Mineralgehalt der Probe wird mit der Formel nach Ericsson [1965] bestimmt:

$$m(x,y) = \frac{A_{n,\text{slice}}(x,y)}{(\mu/\rho)_m} = \frac{(\mu/\rho)_{Al} \times m_{Al,\text{slice}}(x,y)}{(\mu/\rho)_m}$$

$m(x,y)$ = absoluter Mineralgehalt am Scanpunkt x,y auf der Probe
$A_{n,\text{slice}}(x,y)$ = Röntgenabsorption der Probe auf der x,y- Position
$(\mu/\rho)_m$ = Massenschwächungskoeffizient von Hydroxylapatit
$(\mu/\rho)_{Al}$ = Massenschwächungskoeffizient von Aluminium
$m_{Al,\text{slice}}(x,y)$ = Masse von Aluminium bestimmt aus der optischen Filmtransmission am Scanpunkt x,y der Probe

Dabei wird angenommen, daß der Mineralanteil in Zahnhartsubstanzen nur aus Hydroxylapatit nach der stöchiometrischen Formel $Ca_{10}(PO_4)_6(OH)_2$ besteht und daß die Röntgenstrahlung monochromatisch ($\lambda = 0,154$ nm) ist. Der Massenschwächungskoeffizient von Hydroxylapatit beträgt $(\mu/\rho)_m = 8,32$ kg x m^{-2} und von Aluminium $(\mu/\rho)_{Al} = 4,86$ kg x m^{-2} [de Josselin de Jong et al., 1988].

Der Mineralverlust oder -gewinn wird vom System entweder in kg x m^{-2} oder in μm angegeben. Da die mikroradiographischen mit den profilometrischen Messungen verglichen werden sollten, wurde als Einheit μm gewählt. Bei mikroradiographischen Messungen wird der organische Anteil von Zahnhartgeweben nicht mit berücksichtigt, so daß der vom System gegebene Wert entsprechend umgerechnet werden muß, um den wirklichen räumlichen Substanzverlust zu erhalten:

$$\text{tatsächliche Stufe} = \frac{\text{Substanzverlust wie mikroradiographisch bestimmt}}{\text{Mineralgehalt von Schmelz}}$$

Dabei wurde für den durchschnittlichen Mineralgehalt von Schmelz 87 vol% [Nikiforuk, 1985] angenommen. Der Mineralverlust wurde als Differenz zum Ausgangswert errechnet.

Zur Bestimmung der Reproduzierbarkeit wurde eine Probe mehrfach auf einem Film belichtet und ein Mikroradiogramm mehrfach ausgewertet.

Die Auswertung wiederholter Mikroradiogramme derselben Probe (n=10) ergab eine Standardabweichung von ±1,7 µm und die wiederholte Auswertung desselben Mikroradiogramms (n=10) von ±1,8 µm.

3.1.3.2 Profilometrie (PM)

Die profilometrischen Messungen wurden mit einem Perthometer S8P (Mahr, Göttingen, Deutschland) mit einem mechanischen Taster (FRW-750, Perthen Mahr, Göttingen, Deutschland) durchgeführt. Der Radius des Tasters beträgt 10 µm, die vertikale Auflösung des Systems ist mit 0,015 µm angegeben. Vor jeder Meßsitzung wurde das System nach Herstellerangaben geeicht.

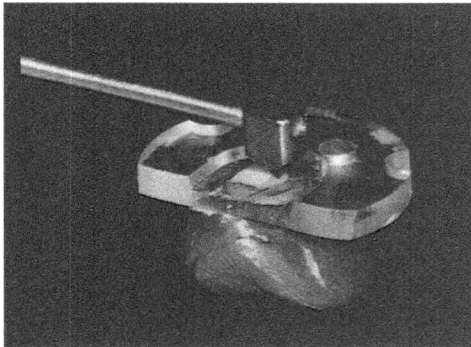

Die Proben wurden mitsamt dem Probenhalter mit Knetmasse auf dem xy-Tisch des Profilometers positioniert (Abb. 9) und nach manueller Einstellung der Probe mit Mikrometerschrauben jeweils 4 Profilschriebe gefahren.

Um eine definierte Position für die einzelnen Profile zu erreichen, wurde der Taster zunächst in ein Bohrloch positioniert, dann 0,7 mm auf die Referenzebene und

Abb. 9 Probe vor der profilometrischen Abtastung. Der Taster ruht auf der Referenzebene, die sich deutlich von dem kreidig weißen Versuchsfeld abhebt

schließlich 0,75 mm entlang der Grenzlinie Versuchsfläche/Referenzebene bewegt. Danach wurden 2 Profilschriebe im Abstand von 0,25 mm aufgezeichnet. Da die Fläche um die Versuchsebene oftmals nicht an allen vier Seiten ausreichend groß für die profilometrische Auswertung war, wurden nur die beiden am besten geeigneten Seiten des Versuchsfeldes beurteilt. Bei der Abtastung wurde das D-Profil aufgezeichnet, das die Geometrie der abgetasteten Oberfläche entsprechend den Vertikal- und Horizontalbewegungen des Tasters widerspiegelt. Die Meßstrecke betrug 0,75 mm, der Vertikalbereich wurde automatisch eingestellt. Die Profilschriebe wurden mit einer speziellen Software (Perthometer Concept 4.0, Perthen Mahr, Göttingen, Deutschland) ausgewertet.

Zunächst wurde auf der Referenzebene eine Ausgleichsgerade konstruiert, nach der das Profil in einem xy-Koordinatensystem ausgerichtet werden konnte. Auf der erodierten Fläche wurde eine zweite Ausgleichsgerade konstruiert und auf beiden Geraden der mittlere Punkt bestimmt. Der Substanzverlust wurde als vertikaler Abstand der beiden Punkte in μm definiert und für jede Probe als Mittelwert aus den vier Profilschrieben in μm ausgedrückt (Abb. 10).

Zur Bestimmung der Reproduzierbarkeit wurden mehrmals Profilschriebe auf derselben Probe gefahren und ein Profilschrieb mehrfach ausgewertet. Die Standardabweichung lag bei wiederholten Profilschrieben (n=10) derselben Probe bei ±1,3 μm und bei der wiederholten Analyse desselben Profilschriebs (n=10) bei ±0,5 μm.

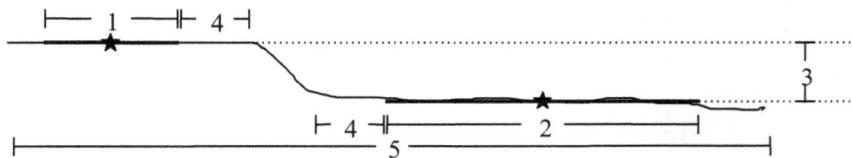

Abb. 10 Auswertung eines Profilschriebs: 1- Konstruktion der ersten Regressionsgrade (Länge 0,3 mm) auf der Referenzebene zur Ausrichtung des Profilschriebs im Koordinatensystem, 2- Konstruktion einer zweiten Regressionsgrade (Länge 1 mm) im Bereich der erodierten Versuchsfläche, Abstand zur Grenze Versuchs-/Referenzebene (3) jeweils 0,1 mm, Bestimmung der mittleren Punkte der Regressionsgraden (Sterne) und des vertikalen Abstands (4) der mittleren Punkte als Maß für den Substanzverlust; 5- Gesamtlänge des Profilschriebs 1,75mm

3.1.3.3 Kalziumanalyse (KA)

Die Menge an gelöstem Kalzium (mmol/l) wurde atomabsorptionsspektrometrisch (Instrumentation Laboratory AA/AE Spectrophotometer IL 157) bestimmt. Die Messungen wurden in der Zahnklinik der Universität Bern, Abteilung für Zahnerhaltungskunde, Präventive Zahnheilkunde und Kinderzahnheilkunde durchgeführt. An dieser Stelle möchte ich herzlich Herrn Prof. A. Lussi und Frau B. Maegert für Ihre Unterstützung danken.

Aus der gemessenen Kalziumkonzentration wurde zunächst der Mineralverlust in µg bestimmt:

$$\text{Mineralverlust (µg)} = \frac{\text{Ca- Konz. x Probenmenge x Atomgewicht von Ca}}{\text{Anteil von Ca im Schmelz}}$$

bei Ca-Konzentration in mmol/l wie gemessen, Probenmenge = 10 ml; Molgewicht von Ca = 40.08 g und Anteil von Ca im Schmelz = 0.361 wt/% [Weatherell und Robinson, 1973].

Aus diesen Werten wurde der Substanzverlust in µm berechnet:

$$\text{Substanzverlust (µm)} = \frac{\text{Mineralverlust (µg)}}{\text{Dichte x Versuchsfeld}}$$

bei einer Dichte von Schmelz von 2.95 g/cm^3 [Nikiforuk, 1985]. Die Größe des Versuchsfeldes (mm^2) wurde für jede Probe mit einem Meßmikroskop bestimmt (Leica M 420, Leitz, Wetzlar, Deutschland mit Meßeinrichtung Mitutoyo, Tokyo, Japan).

3.1.4   Statistik

Alle statistischen Prozeduren wurden mit SPSS 10.0 für Windows durchgeführt. Zunächst wurde hinreichende Normalverteilung festgestellt (Kolmogorov-Smirnov-Test). Zum Vergleich der drei verschiedenen Meßmethoden wurde der t-Test für gepaarte Stichproben und für die Korrelation der Korrelationskoeffizient nach Pearson verwendet. Das Signifikanzniveau wurde bei 0,05 festgesetzt.

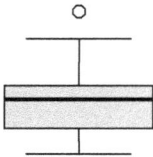

Abb. 11 Boxplot mit Median, 1. und 3. Quartil, Minima, Maxima sowie Ausreißer und Extremwert

Die graphische Darstellung der Meßwerte erfolgt in diesem wie auch in den folgenden Kapiteln mit Boxplots (Abb. 11). Dabei werden die Kästen (Boxen) vom ersten und dritten Quartil (25. bzw. 75. Perzentil) begrenzt, wobei die innere Linie den Median darstellt. Die obere und untere äußere Linie markieren den kleinsten und größten Wert, sofern sie keine Ausreißer oder Extremwerte sind. Werte, die um mehr als eineinhalb Boxlängen außerhalb liegen (Ausreißer) sind mit einem Kreis, Werte, die um mehr als drei Kastenlängen außerhalb liegen (Extremwerte) sind mit einem Stern gekennzeichnet.

Es gelten außerdem im gesamten Dokument folgende Abkürzungen und Definitionen:

x	arithmetischer Mittelwert	r	Korrelationskoeffizient
sd	Standardabweichung		bis 0,2 sehr geringe Korrelation
n	Anzahl		bis 0,5 geringe Korrelation
p	Signifikanzniveau		bis 0,7 mittlere Korrelation
n.s.	nicht signifikant		bis 0,9 hohe Korrelation
*	$p \leq 0,05$; signifikant		über 0,9 sehr hohe Korrelation
**	$p \leq 0,01$; sehr signifikant		
***	$p \leq 0,001$; höchst signifikant		

3.2 Ergebnisse

Bei allen Proben konnte bereits makroskopisch eine deutliche Stufe vom Versuchsfeld zur Referenzebene beobachtet werden. Während die Oberfläche der Referenzebene entsprechend der Vorbehandlung hochglänzend war, erschien die Versuchsfläche nach der erosiven Demineralisierung kreidig matt.

Von den 100 Proben konnten bei 21 ein oder zwei Meßverfahren nicht durchgeführt werden, da sich der Nagellack während des Erodierens teilweise gelöst hatte, das Referenzfeld zu klein war oder die Proben während der umfangreichen Manipulationen aus den Probenhaltern verlorengegangen waren. Bei 79 Proben konnten alle drei Meßverfahren durchgeführt werden, nur diese gingen auch in die Auswertung ein.

Mit der longitudinalen Mikroradiographie (LMR) wurde ein mittlerer Substanzverlust von 23,8±4,8 µm, mit der Kalziumanalyse (KA) von 22,9±4,4 µm und mit der Profilometrie (PM) von 20,5±4,1 µm gemessen (Abb. 12). Die mittlere Differenz (±sd) betrug für PM und KA −2,5±4,3 µm, für PM und LMR −3,3±2,4 µm und für KA und LMR −0,9±4,8 µm.

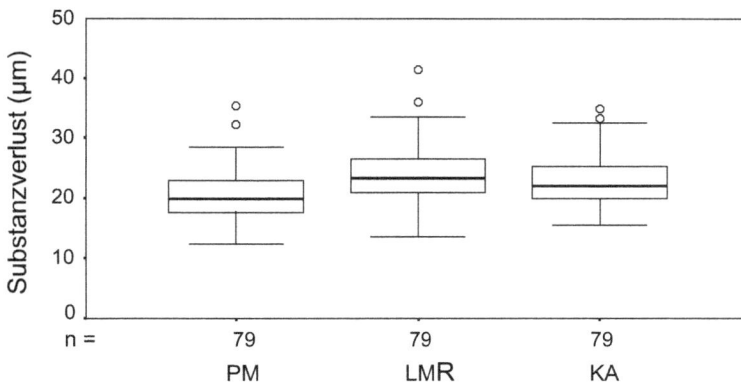

Abb. 12 Substanzverlust (µm) gemessen mit der Profilometrie (PM), der longitudinalen Mikroradiographie (LMR) und der Kalziumanalyse (KA)

Profilometrische Messungen ergaben signifikant niedrigere Resultate als Messungen mit der longitudinalen Mikroradiographie und der Kalziumanalyse (p jeweils ≤0,001), während sich die Meßwerte von longitudinaler Mikroradiographie und Kalziumanalyse nicht signifikant unterschieden. Der Korrelationskoeffizient betrug 0,86 (p≤0,001) für LMR und PM, 0,45 (p≤0,001) für LMR und KA und 0,48 (p≤0,001) für PM und KA.

3.3 Diskussion

Die Ergebnisse zeigen, daß mit allen drei Meßverfahren vergleichbare Werte für einen erosiv bedingten Substanzverlust erzielt werden können. Die Werte, die mit der Kalziumanalyse (KA) und der longitudinalen Mikroradiographie (LMR) bestimmt wurden, zeigten mit einer mittleren Differenz von 0,9±4,3 µm eine sehr gute Übereinstimmung, während die profilometrischen Messungen mit einer mittleren Differenz von 2,5±4,3 µm (KA) bzw. 3,3±2,4 µm (LMR) signifikant um etwa 10 bis 15% niedriger waren.

Die Einwirkung von Säuren unterhalb eines kritischen pH-Wertes resultiert in einer zentripetalen Demineralisierung mit einem totalen Substanzverlust und einer partiellen Demineralisation der verblieben Zahnoberfläche. Ultrastrukturell zeigt sich zunächst ein Mineralverlust im Bereich der Prismenzentren und -peripherien und schließlich auch in den interprismatischen Bezirken entsprechend einem charakteristischen Ätzmuster [Meurman und Frank, 1991a]. Dabei können Strukturveränderungen bis zu einer Tiefe von 100 µm nachgewiesen werden [Zentner und Duschner, 1996]. Dementsprechend kann ein erosiver Substanzverlust durch die Applikation von Ultraschall aufgrund der damit verbundenen physikalischen Entfernung partiell demineralisierter Schmelzbereiche um einige Mikrometer vergrößert werden [Eisenburger et al., 2000]. Dieser Bereich partieller Demineralisierung wird aber profilometrisch nicht erfaßt, was die etwas niedrigeren Werte im Vergleich zu LMR und Kalziumanalyse erklären kann.

Allerdings muß bedacht werden, daß die in µm ausgedrückten Werte für den Mineralverlust sowohl bei der LMR als auch bei der Kalziumanalyse nicht wie bei der Profilometrie den wirklichen räumlichen Substanzverlust widerspiegeln. Vielmehr handelt es sich um Berechnungen, die auf theoretischen Annahmen über die Zusammensetzung des Schmelzes basieren, so daß der beobachtete signifikante Unterschied zwischen den mikroradiographischen/kalzium-analytischen und profilometrischen Messungen mit Vorsicht interpretiert werden muß. In der vorliegenden Untersuchung wurde für Schmelz ein Mineralgehalt von 87 Vol% angenommen [Nikiforuk, 1985]. In einer neueren Publikation von Elliott [1997] wurde jedoch aufgrund von Neuberechnungen ein Wert von 96 Vol% vorgeschlagen, was bei der LMR zu einem berechneten Mineralverlust von nur 21,6±4,3 µm geführt hätte. Ähnliches gilt für die Kalziumanalyse, da hier verschiedene Werte für die Dichte von Schmelz angenommen werden können. Weiterhin ist der Mineralgehalt in Zahnhartgeweben nicht homogen. Die Dichte nimmt von der Oberfläche zur Pulpa hin ab und der Kalziumanteil verringert sich von koronal nach apikal, wobei innerhalb des Schmelzes in Bezug auf die Kalziumkonzentration Unterschiede von 30 bis 40% vorkommen können [Robinson et al., 1971]. Generell variiert der Mineralgehalt zwischen 77 und 90 Vol% mit der geringsten Mineralisation in der Zervikalregion [Theuns et al., 1983]. Zudem wurden vormals impaktierte Zähne verwendet, die möglicherweise einen geringeren Mineralgehalt aufweisen, als Zähne, die über längere Zeit in der Mundhöhle exponiert waren. Im allgemeinen wird angenommen, dass es nach dem Zahndurchbruch zu Veränderungen im Mineralgehalt und damit zu Veränderungen im Bezug auf die Säurelöslichkeit kommt [Nikiforuk, 1985; Gülzow, 1995; Hellwig et al., 1999]. Allerdings scheinen sogenannte Reifungsprozesse nur bis zu einer Tiefe von 20 bis 30 µm stattzufinden [Driessens et al., 1985], so daß zumindest bei der Verwendung von bearbeiteten Proben doch eher die oben beschriebenen Variationen im Mineralgehalt im Vordergrund stehen dürften.

Die Profilometrie ist ein Verfahren, mit dem vertikale Veränderungen in der Oberflächengeometrie im Bereich von deutlich unter einem Mikrometer erfaßt werden können [Zhang et al., 2000]. Im Tastschnittverfahren wird die Oberfläche von einem Meßtaster abgetastet, der mit einem Vorschubgerät mit konstanter Geschwindigkeit über die Oberfläche geführt wird. Die vertikale Auflösung des hier verwendeten Systems liegt bei 0,015 µm. Das Oberflächenprofil, das der Taster durch seine Vertikal- und Horizontalbewegungen erzeugt, liegt allen weiteren Auswertungen zugrunde. Bei der quantitativen Bestimmung eines Mineralverlusts ist es nun erforderlich, ein Versuchsareal in Relation zu einem unveränderten Referenzareal zu beurteilen. Die Genauigkeit und Sensitivität profilometrischer Messungen wird somit wesentlich mehr der Probenqualität und von Ungenauigkeiten bei der Konstruktion von Referenzpunkten, oder bei sequentiellen Messungen von Fehlern bei deren Re-Identifikation, als durch die vertikale Auflösung des Systems bestimmt. Dies wird besonders bei der Verwendung natürlicher Zahnoberflächen deutlich, da die Standardabweichung bei wiederholten Messungen hier wesentlich höher ist als bei polierten Oberflächen [Ganss et al., 2000]. Darüber hinaus müssen bei der Auswertung der Profilschriebe bestimmte

Konstruktionsmerkmale per Hand am Bildschirm definiert werden, was ebenfalls zu Meßungenauigkeiten führen kann.

In der vorliegenden Untersuchung lag die Standardabweichung bei der Auswertung von wiederholten Profilschrieben derselben Probe bei $\pm 1,3$ µm und bei der wiederholten Analyse desselben Profilschriebs bei $\pm 0,5$ µm. Insgesamt erscheint also die sichere Unterscheidung eines Substanzverlusts von etwa 3 µm möglich. Damit liegen die in der vorliegenden Untersuchung gemessenen Werte von etwas über 20 µm weit über der Meßgrenze des Systems. Darüber hinaus ist die Profilometrie eine sehr robuste Meßtechnik, die wenig fehleranfällig ist. Allein die optische Kontrolle des Tasters und des entsprechenden Profilschriebs während des Abtastvorgangs ermöglicht die direkte Vermeidung von Meßfehlern beispielsweise aufgrund von Verunreinigungen oder Unregelmäßigkeiten auf der Probenoberfläche oder Erschütterungen des Tastsystems.

Zur Analyse von Profilschrieben hat sich bislang kein Standardverfahren durchgesetzt. So wurde der Substanzverlust als vertikale Differenz zweier vorher definierter Punkte [Rugg-Gunn et al., 1998; West et al., 1998a] oder als maximale Tiefe des Profils in Relation zur Referenzebene [Rytömaa et al., 1988] definiert, was besonders bei kurzen Erosionszeiten zu einer Über- oder Unterschätzung des Substanzverlusts führen kann. Andere Autoren haben Parameter wie die mittlere Tiefe eines Versuchsareals in Relation zur Referenzebene [Attin et al., 1998] oder als Fläche über einer Kurve [Hall et al., 1997] verwendet, die sicherlich eine validere Beurteilung von Substanzverlusten erlaubt. Die Verwendung unterschiedlicher Probendesigns und Auswertmethoden macht allerdings einen Vergleich von Studien schwierig, so daß die Erarbeitung von Standards für profilometrische Messungen von Substanzverlusten notwendig erscheint.

Im Gegensatz zur Profilometrie ist die Mikroradiographie ein aufwendigeres Verfahren, bei dem der Mineralgehalt einer Probe densitometrisch über den Vergleich der Röntgenabsorption der Probe mit der Röntgenabsorption der Aluminium-Eichtreppe bestimmt wird.

Dabei wird angenommen, daß das Mineral nur aus Hydroxylapatit $(Ca_{10}(PO_4)_6OH_2)$ besteht und die einzige Komponente der Probe ist, die Röntgenstrahlung absorbiert. Außerdem wird davon ausgegangen, daß die Röntgenstrahlung monochromatisch ist. Diese Annahmen führen zu einem systematischen Fehler, der sich aus der Inhomogenität und Polychromasie der Röntgenstrahlung und aus Abweichungen in der Zusammensetzung der Zahnhartsubstanz von der stöchiometrischen Formel zusammensetzt. Dieser systematische Fehler wird mit etwa 6,5% angegeben [de Josselin de Jong, 1986].

Zufällige Fehler entstehen durch Filminhomogenitäten aufgrund der Körnung, Fehler beim Scannen der Eichtreppe und durch das Rauschen des Ausgangssignals des Densitometers. Diese Fehler liegen jedoch in einer Größenordnung, die vernachlässigbar ist. Filminhomogenitäten durch fehlerhafte Filmentwicklung, die zu Streifen oder Flecken auf dem Mikroradiogramm führen, können die Genauigkeit der Methode dagegen deutlich beeinträchtigen und sind daher die Hauptursache von Mißerfolgen. Insgesamt erfordert die longitudinale Mikroradiographie ein außerordentlich sorgfältiges Vorgehen, wobei einige Punkte besonders beachtet werden müssen. So sollten die verwendeten Proben möglichst homogen sein, da große Unterschiede in Hinblick auf Probendicke oder Mineralgehalt nicht mehr von der Aluminium-Eichtreppe abgebildet werden können. Die Probendicke darf insgesamt 450 µm nicht überschreiten und, bei natürlichen Oberflächen, nicht mehr als 200 µm in der Dicke variieren. Die Belichtungszeit sollte so gewählt sein, daß die Werte für die optische Filmtransmission zwischen 5 und 50% liegen, da andere Werte zu Fehlern bei der Zuordnung der Eichkurve zu den entsprechenden Punkten auf der Eichtreppe führen kann. Bei einer Probendicke von 400 µm sollte die Belichtungszeit zwischen 1 und 4 Minuten (20 kV, 50 mA) liegen. Da die Filme sehr feuchtigkeitsempfindlich sind, sollten die Proben außerdem vor dem Belichten sehr gut mit Preßluft getrocknet oder durch eine Polyethylenfolie vom Film getrennt werden.

Bei sorgfältiger Beachtung dieser Aspekte lag die Standardabweichung bei der wiederholten Auswertung verschiedener Mikroradiogramme derselben Probe bei ±1,7 µm und bei der wiederholten Auswertung desselben Mikroradiogramms bei ±1,8 µm. Diese Werte sind etwas günstiger als die von de Josselin de Jong [1986] mit ±3 µm. Mit der LMR können also theoretisch Änderungen im Mineralgehalt etwa ab 6 µm gemessen werden. Da jedoch eine Reihe von Arbeitsschritten erforderlich ist und die Methode insgesamt etwas fehleranfällig ist, sollte eher von 10 µm ausgegangen werden. Um diesem Problem zu entgehen, wurden im vorliegenden ebenso wie in allen folgenden Experimenten ausreichend lange Erosionszeiten gewählt.

Die mikroradiographischen und profilometrischen Meßwerte zeigten mit einem Korrelationskoeffizienten von 0,86 eine hohe Korrelation. Damit konnten die Resultate einer früheren Untersuchung [Klimek et al., 1996] bestätigt werden. Noch bessere Resultate (Korrelationskoeffizienten zwischen 0,94 und 0,96) fanden sich bei einem Vergleich von Profilometrie und transversaler Mikroradiographie [Hall et al., 1997], was allerdings weniger auf die Meßmethoden als auf die Auswertverfahren zurückzuführen sein dürfte. Dabei wurde bei beiden Methoden ein Mineralprofil von der Referenzebene über das erodierte Areal zur gegenüberliegenden Referenzebene entweder mikrodensitometrisch oder durch Abtastung erstellt, das von derselben Software mit denselben Parametern (z.B. maximale Läsionstiefe, Fläche über der Kurve) beurteilt wurde. Die etwas schlechtere Korrelation der beiden Verfahren in der vorliegenden Untersuchung kann sicherlich mit den unterschiedlichen Auswertebedingungen (lineare Abtastung mit Beurteilung des Substanzverlusts an vier Punkten gegenüber mikrodenstitometrischer Beurteilung eines 1 x 1 mm großen Versuchs-areals, verschiedene Software und Kalkulationsverfahren) erklärt werden.

Sowohl LMR als auch die Profilometrie zeigten allerdings mit Korrelationskoeffizienten von 0,45 bzw. 0,48 zwar eine signifikante aber nur geringe Korrelation mit der Kalziumanalyse. Für profilometrische Messungen können wiederum Variationen im Mineralgehalt eine Erklärung sein, da der Mineralverlust der gesamten Versuchsfläche mit nur vier profilometrischen Messungen verglichen wurde.

Die geringe Korrelation von mikroradiographischen Messungen und den Resultaten der Kalziumanalyse sind dagegen schwieriger zu erklären, da bei beiden Verfahren ein vergleichbares Probenareal in Bezug auf den Gesamtmineralgehalt untersucht worden ist. De Josselin de Jong et al. [1988] konnten bei konsekutiven Ätzschritten mit 0,2 molarer $HClO_4$ (9 x 20 Sekunden) an vier Schmelzproben eine sehr gute lineare Korrelation von LMR und Kalziumanalyse zeigen. Allerdings geht aus der Untersuchung nicht hervor, wie gut die Korrelation von Messungen nach einem einzelnen Ätzschritt waren. Die weitere Analyse der Ergebnisse zeigte jedoch eine Abweichung der Regressionsgraden der Versuche von einer theoretischen Linie in der Größenordnung von etwa 30%, die nicht allein mit methodischen oder systematischen Fehlern erklärt werden konnte. Die Autoren nahmen an, daß es am Rande der Versuchsfläche auch zu einem Mineralverlust unterhalb des Nagellackes gekommen sein könnte, der das Versuchsareal in der Größenordnung dieses Fehlers vergrößert haben könnte. Darüber hinaus müssen in der vorliegenden Untersuchung auch Meßfehler bei der Bestimmung der Größe des Versuchsareals in Betracht gezogen werden, da das verwendete Tape geringe Unregelmäßigkeiten aufwies oder der Nagellack am Rande des Versuchsfeldes etwas unregelmäßig war (Abb. 7).

Abschließend kann festgestellt werden, daß Kalziumanalyse, longitudinale Mikroradiographie und Profilometrie vergleichbare Resultate lieferten. Je nach Fragestellung können die beiden letzteren als alternative Methoden verwendet und die Resultate direkt miteinander verglichen werden. Da die LMR die Beurteilung des Gesamtmineralgehalts erlaubt und damit auch einen Mineralgewinn erfassen kann, ist sie für De- und Remineralisationsversuche geeignet. Allerdings scheint die Methode nicht für Versuche mit intraoralem Erosionsprotokoll geeignet, da der experimentell erzeugte Mineralverlust zum Schutze der Probanden natürlich beschränkt bleiben muß. Für solche Versuche scheint eher die Modifikation der transversalen Mikroradiographie wie sie von Hall et al. [1997] beschrieben wurde, geeignet. Die Profilometrie dagegen ist eine robuste Methode zur Erfassung von räumlichen Substanzverlusten. Da hier dicke Proben verwendet werden können, ist diese Methode für kombinierte Abrasions-/Erosionsversuche die Methode der Wahl.

In den folgenden Versuchen sind zur Bestimmung des Mineral- bzw. Substanzverlusts ausschließlich diese beiden Methoden verwendet worden, wobei die Herstellung der Proben und die Durchführung der Messungen im Prinzip dem oben beschriebenen Vorgehen entsprach. In den entsprechenden Kapiteln wird daher nur kurz auf die Methodik eingegangen und auf dieses Kapitel verwiesen. Besonderheiten sind dagegen ausführlich erläutert.

4 Einfluß von Fluoridapplikationen auf den erosiv bedingten Zahnhartsubstanzverlust in Schmelz und Dentin – Versuche in vitro

4.1 Einleitung

Empfehlungen zur symptomatischen Therapie von erosiv bedingtem Zahnhartsubstanzverlust sind vielfach aus der Kariologie abgeleitet, jedoch bislang nur durch wenige experimentelle Studien überprüft. So empfiehlt Imfeld [1996a] in einem Übersichtsartikel unter anderem neben dem Gebrauch einer fluoridhaltigen Zahnpaste die Verwendung einer fluoridhaltigen Mundspüllösung (0,025 bis 0,05% F^-, 2 x täglich oder öfter) und eines hochkonzentrierten Fluoridgels (> 1% F^-, 2 x pro Woche), ohne daß diese Dosierung auch nur durch in vitro Studien gestützt wären.

Daß die Verwendung fluoridhaltiger Präparate einen erosiv bedingten Verlust der Mikrohärte verringern kann, ist sicherlich unbestritten.
So konnte gezeigt werden, daß allein die Applikation fluoridhaltiger Zahnpasten vor einer erosiven Demineralisation (Einwirkung eines Erfrischungsgetränks für 5 Minuten, pH 2,4) den Abfall der Mikrohärte um 3 bis 6% reduzieren konnte. Bei Anwendung der Zahnpasten nach der Einwirkung des Erfrischungsgetränks konnte die Mikrohärte der Schmelzoberfläche wieder um 7 bis 12% gesteigert werden [Munoz et al., 1999].
Ein besserer Effekt könnte von der Applikation höher konzentrierter Präparate erwartet werden. In einem in vitro Versuch mit menschlichen Schmelzproben fand sich nach der Applikation von Duraphat (2,26% F^-) und einer Natriumfluoridlösung (1,2% F^-) zunächst eine geringfügige Erhöhung der Mikrohärte im Vergleich zum Ausgangswert. Die mit Fluorid vorbehandelten Proben zeigten dann über mehrere Erosionsschritte mit einem Colagetränk (1, 4, 10 und 15 Minuten) zwar einen signifikant geringeren Abfall der Mikrohärte als die nicht fluoridierten Kontrollproben, die ursprünglichen Härtewerte konnten jedoch auch durch die hochkonzentrierten Fluoridpräparate nicht erhalten werden [Sorvari et al., 1994]. Insgesamt lag der protektive Effekt der Fluoridapplikation bei etwa 50%. Allerdings waren die Fluoridierungszeiten mit 24 bzw. 48 Stunden sehr lang und somit zumindest für das Fluoridgel in der klinischen Situation nicht praktizierbar.
Ermutigende Resultate wurden dagegen mit einem Titan-Tetrafluorid-Präparat erzielt. Während der Verlust an Mikrohärte bei unbehandeltem Schmelz bei

Ausgangswerten von etwa 300 VHN (Mikrohärte nach Vickers) nach der Einwirkung einer 0,1 molaren HCl-Lösung etwa 43 VHN betrug, konnte die Applikation einer 4%igen Titan-Tetrafluoridlösung für 1 Minute den Verlust an Mikrohärte auf etwa 15 VHN reduzieren [Büyükyilmaz et al., 1997].

Mikrohärtemessungen sind jedoch nur zur Beurteilung initialer Erosionsprozesse, bei denen es ausschließlich zu einer partiellen Demineralisierung der Oberfläche, nicht jedoch bereits zu einem totalen räumlichen Mineralverlust gekommen ist, geeignet. Da solche Messungen physikalische Veränderungen von Oberflächen wiedergeben, sind sie darüber hinaus nur ein indirektes Maß für den Substanzverlust. Für die Bestimmung der Effektivität von Fluoridierungsmaßnahmen scheinen quantitative Meßverfahren besser geeignet. Allerdings ist bislang nur eine Studie veröffentlicht, in der die Wirksamkeit einer Fluoridanwendung profilometrisch quantifiziert werden konnte. Dabei hat sich gezeigt, daß der Substanzverlust nach einer einmaligen Erosion mit 1%iger Zitronensäure für 10 Minuten um etwa 20% reduziert werden konnte, wenn die Proben vorher für eine Minute einer fluoridhaltigen Zahnpaste ausgesetzt waren [Davis und Winter, 1977].

Die bislang publizierten Studien haben gezeigt, daß die lokale Fluoridapplikation einen gewissen protektiven Effekt gegenüber Schmelzerosionen haben kann, allerdings ist im Moment völlig ungeklärt, wie effektiv Fluoridierungsmaßnahmen sind und welche Dosierung verwendet werden sollte. Für Dentin sind darüber hinaus bislang keine Daten bekannt. Da jedoch gerade das Dentin bei erosiven Substanzverlusten, beispielsweise im Zervikalbereich, sehr früh und bei fortgeschrittenen Defekten auch in großer Ausdehnung betroffen sein kann, sollte Dentin unbedingt in die Untersuchungen mit einbezogen werden.

In der folgenden Versuchsreihe sollte nun in einem zyklischen De- und Remineralisationsmodell untersucht werden, ob die Applikation von Fluorid in unterschiedlicher Konzentration den säurebedingten Zahnhartsubstanzverlust in Schmelz und Dentin gegenüber der alleinigen Aufbewahrung in einer Remineralisationslösung signifikant reduzieren kann. Dabei sollte eine hochdosierte Fluoridierung mit einer einfachen Zahnpastenfluoridierung verglichen werden. Da sowohl ein Mineralverlust als auch -gewinn gemessen werden sollte, wurde der Mineralgehalt mit der longitudinalen Mikroradiographie bestimmt.

4.2 Materialien und Methoden

4.2.1 Herstellung der Proben

Der Versuch wurde in zwei Abschnitten einmal mit Schmelz- und einmal mit Dentinproben in identischer Weise durchgeführt.

Für die Versuche wurden je 25 vormals impaktierte menschliche dritte Molaren verwendet, von denen jeweils 3 longitudinale, planparallele Schnitte mit einer Dicke von 400 µm für die Schmelz- und 700 µm für die Dentinproben gewonnen wurden. Die Herstellung der Schmelzproben entsprach dem im Kapitel 3.1.1 beschriebenen Vorgehen. Bei der Präparation der Dentinproben wurde zunächst der Schmelz von allen vier Glattflächen entfernt, so daß ein Würfel koronalen Dentins resultierte. Dieser wurde sorgfältig unter dem Auflichtmikroskop (Nikon SMZ-2T, Japan) in Hinblick auf etwaige Schmelzreste kontrolliert. Anschließend wurden drei Schnitte von etwa 1 mm Dicke abgetrennt, die dann von der pulpalen Seite her auf 700 µm reduziert wurden. Das Vorgehen entsprach dabei wiederum dem bei der Herstellung der Schmelzschnitte.

Die fertigen Proben wurden mit einem Methacrylatkleber (Technovit 7230 VLC, Kulzer-Exakt, Wehrheim, Deutschland) in die Halter für die Mikroradiographie eingeklebt, wobei sorgfältig darauf geachtet wurde, daß die Versuchsfläche nicht kontaminiert wurde. Da zumindest für Schmelz für die Proben eines Zahnes eine gute Korrelation in Bezug auf die Säurelöslichkeit zu bestehen scheint [Ganss et al., 2000], wurde je eine der drei Schmelz- bzw. Dentinproben eines Zahnes auf die drei Versuchsgruppen verteilt.

Für eine Nebenversuchsreihe wurde aus den verbliebenen vierten Glattflächen der Zähne nochmals je eine Probe gewonnen.

4.2.2 De- und Remineralisationszyklus

Die Versuche wurden über einen Zeitraum von 5 aufeinanderfolgenden Tagen durchgeführt, dabei wurden drei Versuchsgruppen gebildet, die sich in Hinblick auf die Fluoridapplikation, nicht jedoch in bezug auf das Erosionsprotokoll unterschieden. In einer Gruppe wurde lediglich eine Zahnpastenfluoridierung durchgeführt, während in einer weiteren nach den Empfehlungen von Imfeld [Imfeld, 1996a] intensiv fluoridiert wurde. Die Proben der dritten Gruppe dienten als Kontrolle und blieben unfluoridiert.

Die drei Versuchsgruppen waren folgendermaßen definiert:

Zahnpastenfluoridierung:

> erosive Demineralisation für 6 x 10 Minuten pro Tag, Applikation einer fluoridhaltigen Zahnpaste (NaF; 0,15% F⁻) für 3 x 5 Minuten täglich

Intensivfluoridierung:

> erosive Demineralisation für 6 x 10 Minuten pro Tag, Applikation einer fluoridhaltigen Zahnpaste (NaF; 0,15% F⁻) für 3 x 5 Minuten täglich, alternierend Anwendung einer fluoridhaltigen Mundspüllösung (Olaflur/SnF$_2$; 0,025% F⁻) für 3 x 5 Minuten täglich und am Tag 1 und 3 Applikationeines Fluoridgels (Olaflur/NaF; 1,25% F⁻) anstelle der Zahnpaste

Kontrollgruppe:

> erosive Demineralisation für 6 x 10 Minuten pro Tag, keine Fluoridierung

Neben dem Hauptversuch wurde eine zusätzliche Versuchsreihe durchgeführt, um den Effekt der Remineralisationslösung zu überprüfen. Dazu wurden 25 Schmelzproben ebenfalls über fünf Tage erodiert, jedoch nicht in der Remineralisationslösung, sondern in physiologischer Kochsalzlösung aufbewahrt.

Um zu gewährleisten, daß alle Proben gleichzeitig und gleich lange fluoridiert bzw. erodiert wurden, wurden gelochte Plastiktabletts konstruiert, die genau in viereckige große Plastikbehälter paßten und groß genug waren, um alle 25 Proben einer Versuchsgruppe aufzunehmen. Die Proben in den Mikroradiographiehaltern wurden so auf den Tabletts plaziert, daß alle Probenoberflächen frei exponiert waren, und konnten nun in einfacher Weise in die Behälter mit den verschiedenen Lösungen (jeweils 250 ml pro Gefäß) umgesetzt werden.

Die erosive Demineralisierung wurde mit 0,05 molarer Zitronensäure (Citronensäuremonohydrat, Merck, Darmstadt, Deutschland) mit einem pH-Wert von 2,3 durchgeführt. Der pH-Wert wurde 3 x täglich mit einem pH-Meter (pH-Meter 761 Calimatic, Knick, Berlin, Deutschland) kontrolliert.

Nach der Demineralisation wurden die Proben der Gruppe 1 und 2 fluoridiert. Dazu wurde die Zahnpaste und das Fluoridgel im Verhältnis 1:3 (nach Gewicht) mit Leitungswasser verdünnt, die Mundspüllösung wurde unverdünnt angewendet.

Zwischen den Demineralisations- bzw. Fluoridierungsperioden wurden die Proben in einer Remineralisationslösung aufbewahrt. Diese wurde angesetzt, indem 0,4 g H_3PO_4 in 40 ml Aqua dest., 1,5 g KCl in 100 ml Aqua dest. und 1 g Natriumbikarbonat in 100 ml Aqua dest. gelöst wurden. Diese Lösungen wurden zusammengegeben und bis zu 600 ml mit Aqua dest. aufgefüllt. Dann wurden 0,2 g $CaCl_2$ in 100 ml Aqua dest. gelöst und unter Rühren hinzugefügt. Der Ansatz wurde mit Aqua dest. zu einem Volumen von 1 l aufgefüllt [Gerrard und Winter, 1986]. Alle Chemikalien wurden von der Firma Merck, Darmstadt, Deutschland, bezogen.

Erosion, Fluoridierung und Aufbewahrung in der Remineralisationslösung erfolgten im Schüttelbad, alle Lösungen wurden täglich erneuert. Vor jeder Umsetzung in eine andere Lösung wurden die Proben auf den Tabletts unter fließendem Wasser für eine Minute abgespült, nach der Zahnpasten- bzw. Gelfluoridierung wurde zusätzlich sorgfältig darauf geachtet, daß makroskopisch keine Reste auf den Proben zurückblieben.

4.2.3 Bestimmung des Mineralgehalts

Die Bestimmung des Mineralgehalts erfolgte mit der longitudinalen Mikroradiographie (siehe Kapitel 3.1.3.1). Dazu wurden alle Proben vor Versuchsbeginn und an jedem Abend der Versuchstage 1 bis 5 auf einen hochauflösenden Spezialfilm (High Speed Holographic Film SO-253, Kodak, Stuttgart, Deutschland) projiziert (Cu-Kα-Strahlung bei 20 KV, 50mA für 2,5 Minuten). Die Filmentwicklung erfolgte nach Herstellerangaben unter standardisierten Bedingungen. Die Bestimmung des Mineralgehalts erfolgte mit einem computergesteuerten Mikrodensitometer (Leitz MPV compact Orthlux II, Leitz, Wetzlar, Deutschland) und einer entsprechenden Software. Die Veränderung des Mineralgehalts wurde aus den konsekutiven Mikroradiogrammen automatisch als Differenz zum Ausgangswert in µm ausgegeben.
Diese Werte wurden anschließend entsprechend dem durchschnittlichen Mineralgehalt von Schmelz von 87 Vol% und Dentin von 47 Vol% [Nikiforuk, 1985] umgerechnet.

4.2.4   Statistik

Die statistische Auswertung erfolgte mit dem Statistical Package of Social Sciences (SPSS 10.0) für Windows 98. Für die Daten wurde zunächst mit dem Kolmogorov-Smirnov-Test hinreichende Normalverteilung festgestellt. Der Vergleich zwischen den Gruppen wurde mit der einfachen Varianzanalyse (ANOVA) mit dem Anschlußtest nach Tukey durchgeführt, dabei wurde das Signifikanzniveau auf 0,05 festgesetzt.
Im folgenden gelten die in Kapitel 3.1.4 beschriebenen Abkürzungen.

4.2.5   Übersicht über den Versuchsablauf

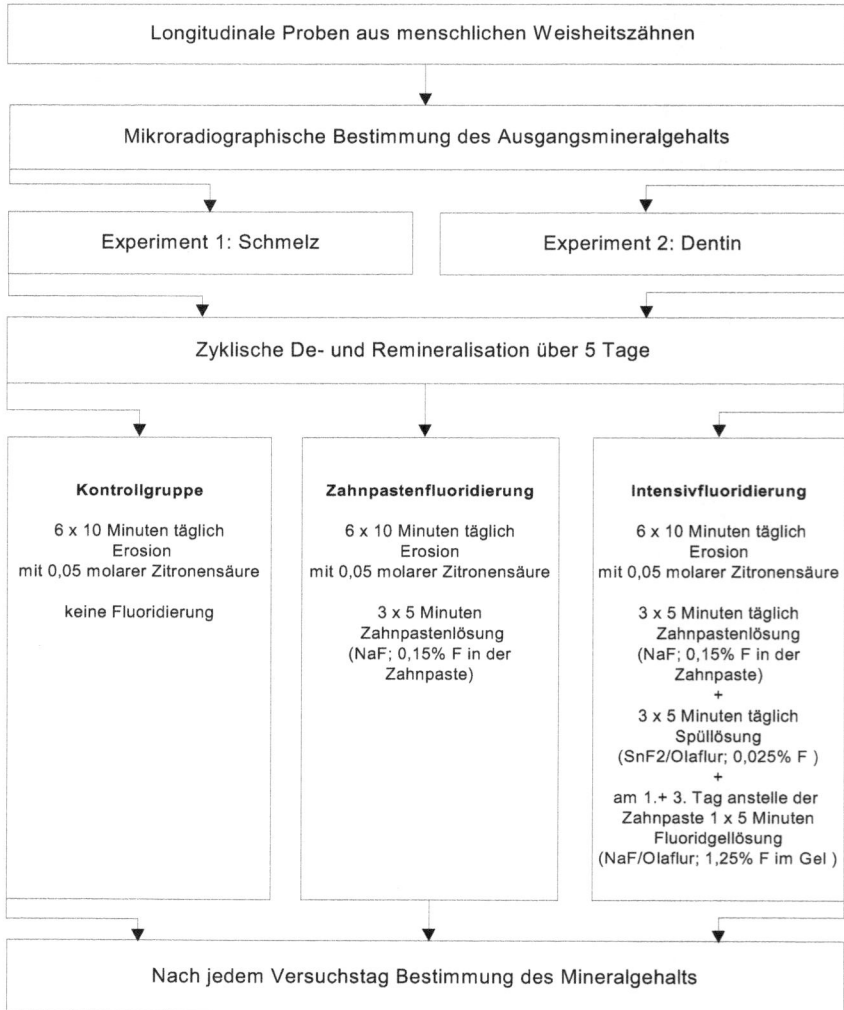

```
┌─────────────────────────────────────────────────────────────────┐
│        Longitudinale Proben aus menschlichen Weisheitszähnen      │
└─────────────────────────────────────────────────────────────────┘
                                  │
                                  ▼
┌─────────────────────────────────────────────────────────────────┐
│     Mikroradiographische Bestimmung des Ausgangsmineralgehalts    │
└─────────────────────────────────────────────────────────────────┘
              │                                    │
              ▼                                    ▼
┌──────────────────────────┐      ┌──────────────────────────┐
│   Experiment 1: Schmelz   │      │   Experiment 2: Dentin    │
└──────────────────────────┘      └──────────────────────────┘
              │                                    │
              ▼                                    ▼
┌─────────────────────────────────────────────────────────────────┐
│        Zyklische De- und Remineralisation über 5 Tage             │
└─────────────────────────────────────────────────────────────────┘
```

Kontrollgruppe	Zahnpastenfluoridierung	Intensivfluoridierung
6 x 10 Minuten täglich Erosion mit 0,05 molarer Zitronensäure	6 x 10 Minuten täglich Erosion mit 0,05 molarer Zitronensäure	6 x 10 Minuten täglich Erosion mit 0,05 molarer Zitronensäure
keine Fluoridierung	3 x 5 Minuten Zahnpastenlösung (NaF; 0,15% F in der Zahnpaste)	3 x 5 Minuten täglich Zahnpastenlösung (NaF; 0,15% F in der Zahnpaste) + 3 x 5 Minuten täglich Spüllösung (SnF2/Olaflur; 0,025% F) + am 1.+ 3. Tag anstelle der Zahnpaste 1 x 5 Minuten Fluoridgellösung (NaF/Olaflur; 1,25% F im Gel)

```
┌─────────────────────────────────────────────────────────────────┐
│     Nach jedem Versuchstag Bestimmung des Mineralgehalts          │
└─────────────────────────────────────────────────────────────────┘
```

4.3 Ergebnisse

Bis auf eine Schmelzprobe, die sich aus dem Halter gelöst hatte, konnten alle Schmelz- und Dentinproben über alle Versuchstage hinweg ausgewertet werden. Makroskopisch fand sich vor allem bei den Schmelzproben eine zunehmend matte Oberfläche, entsprechend zeigt sich auch auf den Mikroradiogrammen eine zunehmende Schwärzung im Bereich der Proben.
Eine Übersicht über die Resultate finden sich in der folgenden Tab. 1:

Tab. 1 Mineralverlust in µm (x±sd) für Schmelz und Dentin ohne Fluoridierung, nach Zahnpastenfluoridierung und nach Intensivfluoridierung (in jeder Gruppe n=25). $^{a}p{\leq}0,05$, $^{b}p{\leq}0,01$, $^{c}p{\leq}0,001$

	Tag 1	Tag 2		Tag 3		Tag 4		Tag 5	
Schmelz									
Kontrolle	13,6±6,3	35,5±8,7		65,6±8,8		108,9±10,0		147,5±18,7	
ZP-Fluorid.	11,3±7,8	27,0±8,5	a, b	54,2±10,7	b, c	89,3±16,9	c	128,1±15,0	c, c
Intens.Fluorid.	12,3±6,4	28,4±7,3		55,2±7,5		91,5±9,7		116,1±12,4	a
Dentin									
Kontrolle	23,3±11,3	43,9±13,8		55,2±11,5		73,6±19,6		97,6±11,7	c
ZP-Fluorid.	24,6±14,0	43,9±15,0	a, a	51,3±15,9	c, a	64,3±15,0	c	82,1±15,8	c, c
Intens.Fluorid.	24,2±9,6	34,3±8,8		41,1±10,3		40,4±8,6		43,3±13,0	

Schmelz

Nach dem ersten Tag fanden sich keine signifikante Unterschiede zwischen den Gruppen. Am Tag 2, 3 und 4 dagegen zeigten die beiden Fluoridgruppen im Vergleich zur Kontrollgruppe zwar signifikant niedrigere Werte für den Mineralverlust, jedoch keine Unterschiede untereinander. Erst am letzten Versuchstag war die Intensivfluoridierung gegenüber der alleinigen Zahnpastenfluoridierung überlegen (Tab. 1). Insgesamt fand sich jedoch in allen Gruppen ein von Tag zu Tag linear zunehmender signifikanter Anstieg des Mineralverlusts (p immer ≤0,001), nach dem letzten Versuchstag betrug der protektive Effekt der Intensivfluoridierung etwa 20% und der Zahnpastenfluoridierung etwa 10% (Abb. 13). Die Proben, die zwischen den

Säureangriffen nur in physiologischer Kochsalzlösung bewahrt worden waren, zeigten nach den fünf Versuchstagen mit 204,8±18,7 μm einen signifikant höheren Mineralverlust als die Proben, die in der Remineralisationslösung (147,5±18,7 μm) gelagert waren (p≤0,001).

Dentin

Wie bei den Schmelzproben fand sich am ersten Versuchstag auch für die Dentinproben kein Unterschied zwischen den Gruppen. Am 2., 3. und 4. Tag war der Mineralverlust zwar nach der Intensivfluoridierung, nicht jedoch nach der Zahnpastenfluoridierung signifikant geringer als in der Kontrollgruppe. Erst am 5. Versuchstag zeigte sich auch in der Zahnpastengruppe ein signifikanter Effekt, der jedoch insgesamt nur knapp 20% betrug (Tab. 1). Ähnlich wie bei den Schmelzproben fand sich in der Kontroll- und in der Zahnpastengruppe ein kontinuierlicher, dabei jedoch etwas flacher ansteigenden Mineralverlust (p zwischen 0,05 und 0,001 außer Tag 2/3 in der Zahnpastengruppe). Die Intensivfluoridierung war dagegen sehr effektiv, da der Mineralverlust ab dem zweiten Versuchstag vollständig zum Stillstand gekommen war (Abb. 13).

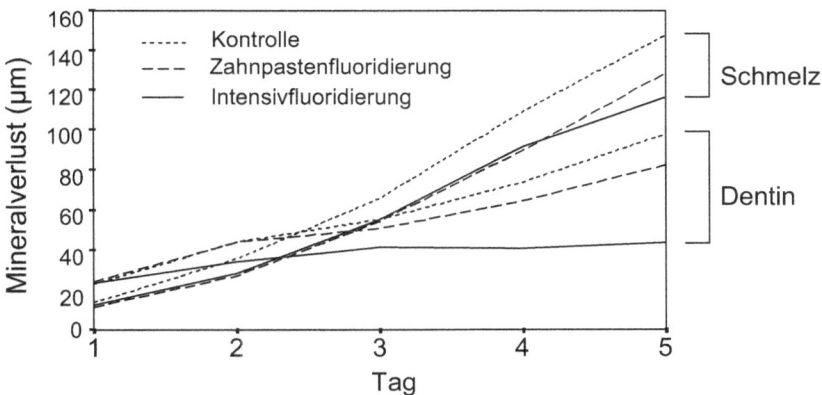

Abb. 13 Mittlerer Mineralverlust (μm) für Schmelz und Dentin für jeden Versuchstag. Man beachte, daß der Substanzverlust im Dentin nach dem 2. Versuchstag in der Intensivfluoridierungsgruppe zum Stillstand gekommen ist

4.4 Diskussion

Die Ergebnisse haben gezeigt, daß die Applikation einer fluoridhaltigen Zahnpaste in Verbindung mit einer fluoridhaltigen Mundspüllösung und einem Fluoridgel den erosiv bedingten Mineralverlust im Schmelz um etwa 20% verringern und im Dentin sogar weitgehend verhindern kann. Die alleinige Zahnpastenfluoridierung verminderte den Substanzverlust um 10% im Schmelz und um 20% im Dentin. Allerdings zeigten sich diese Effekte erst im Verlaufe der fünf Versuchstage, womit deutlich wird, daß Versuchsanordnungen mit einer nur einmaligen Fluoridapplikation oder nur wenigen De- und Remineralisationzyklen möglicherweise nicht hinreichend aussagekräftig sind.

Der Effekt der Zahnpastenfluoridierung im Schmelz entspricht in etwa den Resultaten von Davis und Winter [1977], die den Effekt einer Zahnpastenfluoridierung mit etwa 20% quantifizierten, wenn der Schmelz nach der Einwirkung einer wäßrigen Zahnpastenlösung (NaF, Verdünnung 1:3) für 1 Minute für 10 Minuten einer erosiven Demineralisation mit Orangensaft oder einer KOH-Lösung mit einem pH-Wert von 4,65 ausgesetzt war. Mikrohärtemessungen haben ergeben, daß verschiedene Fluoridzahnpasten nach 20 De- und Remineralisationzyklen (5 Minuten Fluoridzahnpaste / 5 Minuten erosives Getränks bei pH 2,4 oder umgekehrt) einen Effekt zwischen 3 und 12%haben können [Munoz et al., 1999].
Die vorliegende Versuchsreihe zeigt aber auch, daß eine deutliche Reduktion des Verlusts an Mikrohärte nach einer Intensivfluoridierung nicht unbedingt auch einem vergleichbaren Resultat in Hinblick auf den Mineralverlust entspricht. So fand sich nach der Einwirkung zweier hochkonzentrierter Fluoridpräparate (Duraphat und experimentelle NaF-Lösung, 1,2% Fluorid) nach Erosion mit einem Colagetränk für 15 Minuten zwar eine Reduktion der säurebedingten Verringerung der Mikrohärte um etwa 50% [Sorvari et al., 1994], in der vorliegenden Untersuchung konnte aber auch die Intensivfluoridierung den Mineralverlust nur um etwa 20% verringern.

Nach der Applikation von Gelen, Zahnpasten oder Mundspüllösungen wird Fluorid als CaF_2-ähnlicher Niederschlag, der unter neutralen Bedingungen für Wochen und Monate auf der Zahnoberfläche persistieren kann, retiniert. Bei einem pH-Wertabfall in der Plaque dient Kalziumfluorid als Reservoir für Fluoridionen, die innerhalb des entsprechenden pH-Wertbereichs die Repräzipitation von Mineral, zum Beispiel in Form von Fluorapatit oder Fluorhydroxyapatit, in einer kariösen Initialläsion ermöglichen [Rølla et al., 1993; ten Cate, 1997].

Wenig ist dagegen über den Wirkungsmechanismus von Fluorid unter saureren pH-Werten, wie sie bei einer erosiven Demineralisation auftreten, bekannt. Im Gegensatz zur Initialkaries, bei der die Zone des größten Mineralverlusts unter einer relativ intakten Oberflächenschicht liegt, verläuft der Mineralverlust bei einer Erosion zentripetal, so daß nur eine teilweise entmineralisierte Oberfläche verbleibt [Zentner und Duschner, 1996; Eisenburger et al., 2000]. Eine Remineralisation im Sinne einer restitutio ad integrum ist bei Erosionen im Gegensatz zur Initialkaries somit nicht möglich. Darüber hinaus sind alle Fluoridverbindungen bei pH-Werten unterhalb des für Erosionen kritischen pH-Wertes in der Regel gut löslich [Larsen und Bruun, 1994].

Für Schmelz kann daher nur davon ausgegangen werden, daß die CaF_2-ähnliche Deckschicht einen Mineralgewinn darstellt, der bei der nächsten Säureattacke gelöst werden muß, bevor der darunterliegende Schmelz erreicht wird. Im vorliegenden Versuch ist es pro Erosionsintervall zu einem Mineralverlust von etwa 4,9 µm in der Kontrollgruppe, 4,3 µm in Zahnpastengruppe und von 3,9 µm in der Intensivfluoridierungsgruppe gekommen. Die Differenz von 0,3 bzw. 1 µm in den Fluoridierungsgruppen entspricht dabei ziemlich genau der Dicke einer CaF_2-ähnliche Deckschicht, die je nach Fluoridpräparat Werte zwischen 0,2 und 2 µm annehmen kann [Nelson et al., 1983a; Nelson et al., 1983b].

Im Gegensatz zu Schmelzerosionen sind Dentinerosionen mehr als ein Oberflächenphänomen. Ultrastrukturelle Untersuchungen haben gezeigt, daß es nach einer kurzen Säureapplikation zunächst zu einer Demineralisation an der Grenzfläche zwischen inter- und peritubulärem Dentin, und mit zunehmender Säureexposition zu einer Erweiterung der Tubuli mit rauhem und porösem peritubulären Dentin kommt. Schließlich kann das peritubuläre Dentin ganz demineralisiert sein [Meurman et al., 1991]. Ähnliche Resultate ergaben zeitbezogene Studien mit der Atomic-Force-Mikroskopie zusammen mit tomographischen Untersuchungen. Unter der konstanten Einwirkung einer erosiven Lösung bei pH 4 in einer Fließkammer fand in der ersten Minute mit vergleichbarer Geschwindigkeit zunächst eine Demineralisation des inter- und peritubulären Dentins statt, danach demineralisierte das peritubuläre Dentin kontinuierlich weiter, während sich der Demineralisationsprozeß im intertubulären Dentin zunächst verlangsamte und schließlich zum Stillstand kam. Letztlich kam es zur Ausbildung einer vollständig demineralisierten organischen Schicht, gefolgt von teilweise demineralisiertem und gesundem, vollständig mineralisierten Dentin [Kinney et al., 1995].
Diese vollständig demineralisierte organische Schicht kann bis zu einem Drittel der Läsionstiefe ausmachen und damit möglicherweise Diffusionsprozesse deutlich beeinflussen. So konnte gezeigt werden, daß der Mineralverlust in

Wurzeldentin, das eine solche organische Deckschicht aufwies, schneller voranschritt, wenn vorher mit Kollagenase behandelt worden war. Zudem nahm die Demineralisationsrate mit zunehmender Dicke der organischen Schicht ab [Kleter et al., 1994]. Auch in der vorliegenden Studie kam es in der Kontrollgruppe zu einer Verringerung der Demineralisationsrate, während im Schmelz ein nahezu linearer Substanzverlust zu beobachten war. Eine ähnliche Kinetik mit einer initial relativ schnellen Demineralisation und zeitabhängiger Verlangsamung des Mineralverlusts konnte darüber hinaus auch bei Wurzelkaries beobachtet werden, wobei ebenfalls die Ausbildung einer organischen Deckschicht eine Rolle spielen könnte [Øgaard et al., 1988]. Ein möglicher Erklärungsansatz wäre dabei, daß gelöste Kalzium- und Phosphationen an polare Strukturen adsorbiert werden [Klont und ten Cate, 1991] und somit nicht in die umgebende flüssige Phase übergehen.

Daß die Intensivfluoridierung den Mineralverlust im Dentin schließlich sogar vollständig verhindern konnte, ist ein unerwartetes Resultat.
Es ist bekannt, daß Dentin aufgrund seiner porösen Struktur und seines Wassergehalts beträchtliche Mengen an Fluorid aufnehmen kann, wobei CaF_2-ähnliches Material hauptsächlich inter- und peritubulär, aber auch intratubulär zu finden ist [Laufer et al., 1981]. Dabei sind höhere Fluoridkonzentrationen bis in tiefere Dentinschichten nachweisbar [Hellwig, 1992], so daß auch nach der Demineralisation oberflächlicher Dentinschichten immer noch ein Fluoridreservoir zur Verfügung steht.
Da unter erosiven Bedingungen jedoch sehr saure pH-Werte vorkommen, ist es fraglich, ob eine gute Fluoridanreicherung als einziger Erklärungsansatz ausreicht. Möglicherweise könnte die organische Deckschicht nicht nur als Diffusionsbarriere dienen, sondern auch puffernde Eigenschaften aufweisen. Dafür spricht, daß diese Deckschicht zwar die Demineralisations-, nicht jedoch die Remineralisationsraten verringern kann, was in einem Versuch an Rinderzähnen gezeigt werden konnte. Dabei wurden zunächst erosive Läsionen erzeugt und bei einem Teil der Proben die organische Deckschicht mit Kollagenase entfernt. In der folgenden Remineralisationsphase in einer übersättigten Kalzium-Phosphatlösung fand sich in Hinblick auf die Repräzipitation von Kalzium und Phosphat kein Unterschied zwischen den beiden Gruppen [Klont und ten Cate, 1991].
Wenn die organische Schicht als Diffusionsbarriere mit puffernden Eigenschaften interpretiert wird, könnte das Ergebnis in der Intensivfluoridierungsgruppe gut erklärt werden: wenn die Demineralisation beginnt, kommt es, ähnlich wie im Schmelz, auch in Gegenwart hoher Fluoridkonzentrationen zu einem relativ schnellen Mineralverlust (Tag 1). Mit zunehmender Demineralisation entwickelt sich eine organische Deckschicht und

der Mineralverlust verlangsamt sich (Tag 2), bei einer voll ausgeprägten demineralisierten organischen Deckschicht mit puffernden Eigenschaften wird der pH-Wert im darunterliegenden Dentin so weit angehoben, daß die hohen Fluoridkonzentrationen ausreichend sind um einen Netto-Mineralverlust zu verhindern (Tag 3, 4 und 5). Allerdings bleiben bei diesen Spekulationen mechanische Einwirkungen, wie sie in der Mundhöhle immer vorkommen, unberücksichtigt. So muß offen bleiben, ob die organische Deckschicht unter Mundbedingungen nicht schnell verloren geht und damit, ob die Intensivfluoridierung in situ ähnlich effektiv ist.

Sowohl für Schmelz als auch für Dentin kann gefolgert werden, daß Fluoridpräparate verwendet werden sollten, die eine möglichst stabile und dicke CaF$_2$-ähnliche Deckschicht ausbilden. Die Präzipitation solcher Deckschichten hängt von Faktoren wie Löslichkeit des Zahns, Expositionszeit, Fluoridkonzentration und pH-Wert des Fluoridpräparates ab [Saxegaard und Rølla, 1988; Øgaard, 2001]. Dabei scheint besonders die Verfügbarkeit von Kalziumionen eine wichtige Rolle zu spielen. So können nach der Verwendung von sauren Fluoridpräparaten, der Vorbehandlung des Schmelzes mit Säuren oder einer Kalziumchlorid-Lösung in der Regel bei gleicher Fluoridkonzentration größere Mengen an KOH-löslichem Fluorid beobachtet werden [Saxegaard und Rølla, 1988].

Auch Petzold [2001] konnte zeigen, daß es nach der Applikation einer 0,1%igen NaF- oder Aminfluoridlösung bei pH 4,5 bereits nach wenigen Sekunden zum Niederschlag der ersten Globuli und nach 60 Sekunden zu einer dichten Ansammlung von Präzipitaten kommt. Nach 2 Minuten ist dann eine kontinuierliche CaF$_2$-ähnliche Deckschicht nachweisbar. Bei der Aminfluoridlösung mit neutralem pH-Wert sind dagegen auch nach zwei Minuten und bei der NaF-Lösung sogar erst nach 60 Minuten einzelne Globuli zu erkennen. Letzteres ist allerdings nur schwer in die vorliegenden Ergebnisse einzuordnen, da trotz Verwendung einer NaF-Zahnpaste mit neutralem pH-Wert für 5 Minuten pro Zyklus trotzdem ein protektiver Effekt zu beobachten war.

Zur Dicke einer CaF$_2$-ähnlichen Deckschicht finden sich in Abhängigkeit vom verwendeten Präparat und der Einwirkzeit unterschiedlich Angaben. Saxegaard und Rölla [1988] haben gezeigt, daß die geschätzte Dicke der CaF$_2$-ähnlichen Deckschicht nach Einwirkung einer neutralen NaF-Lösung (0,48 mol/l) nach 5 Minuten 0,02 und nach 1 Stunde 0,07 µm betrug. Bei geringeren Fluoridkonzentrationen von 0,24, 0,12 und 0,06 mol/l waren die geschätzten Dicken nach 1 Stunde Einwirkzeit dagegen mit 0,04 bis 0,02 µm deutlich geringer. Ein wesentlich deutlicherer Effekt war dagegen bei Verwendung saurer Lösungen zu finden. So betrug die geschätzte Dicke der CaF$_2$-ähnlichen Deckschicht nach einer Applikationszeit von nur 5 Minuten und einer

Konzentration von 0,48 mol/l bei pH 7, pH 5,5, pH 4,5 und pH 3,5 entsprechend 0,02, 0,07, 0,14 und 0,20 µm. Geschätzte Dicken in ähnlicher Größenordnung fanden sich in einer Studie mit einem neutralen Fluoridlack auf Kolophoniumbasis (Duraphat, 5% NaF), einem sauren Fluoridgel (Medinos, 1,2% F⁻ als NaF, pH 4) und einem sauren Fluoridgel auf Polyurethanbasis (Fluor Protector, 2% Difluorosilan entspr. 0,7% F⁻, pH-Wert nicht angegeben). Die Einwirkzeiten waren 24 Stunden für Duraphat und Fluor Protector und 5 Minuten für das APF-Gel. Fluor Protector hatte mit 0,34 µm die dickste CaF_2-ähnliche Deckschicht erzeugt, gefolgt von dem APF-Gel mit 0,16 µm und Duraphat mit 0,13 µm [Dijkman et al., 1982]. In beiden Studien handelt es sich jedoch um geschätzte Dicken nach der Formel:

$$\text{Dicke } CaF_2 \text{ (cm)} = \frac{\text{Gewicht } CaF_2 \text{ (g) wie bestimmt}}{\text{Dichte von } CaF_2 \text{ x Probenoberfläche (cm}^2\text{)}}$$

mit einer Dichte für CaF_2 von 3,18.

Dabei wird eine homogene Schicht aus reinem CaF_2 angenommen. Ultrastrukturell finden sich jedoch Partikel verschiedener Größe und Form, die unterschiedlich dicht gepackt und verteilt sein können. Darüber hinaus kann bei diesen Präzipitaten sicherlich nicht von reinem CaF_2 ausgegangen werden, so daß die wirkliche räumliche Ausdehnung CaF_2-ähnlicher Deckschichten eher als größer anzunehmen ist.

Eine rasterelektronenmikroskopische Studie hat dementsprechend unter ähnlichen Versuchsbedingungen zum Teil wesentlich höhere Werte ergeben. Dabei fanden sich nach Applikation von Fluor Protector für 16 Stunden eine 0,5 bis 2,0 µm dicke CaF_2-ähnliche Deckschicht, was im Vergleich zum berechneten Wert etwa das 2- bis 6-fache ist. Nach der Verwendung von Duraphat für ebenfalls 16 Stunden und dem APF-Gel für 10 Minuten fanden sich mit 0,2 bis 0,4 µm etwa doppelt so hohe Werte wie in der oben zitierten Studie [Nelson et al., 1983a].

Trotz der unterschiedlichen Versuchsbedingungen kann aus den beschriebenen Studien zusammenfassend festgestellt werden, daß konzentrierte saure Fluoridzubereitungen sowohl quantitativ als auch strukturell gesehen eine besonders ausgeprägte Deckschicht erzeugen und damit wahrscheinlich im Zusammenhang mit Erosionen die am besten geeigneten Produkte sind.

Eine therapeutische Maßnahme sollte auch unter ungünstigsten klinischen Bedingungen wirksam ein. Aus diesem Grunde wurde für die Versuche ein Versuchsaufbau gewählt, der sicherlich ein „worst case scenario" darstellt.

So wurden Proben verwendet, deren natürliche Oberfläche entfernt worden war. Zumindest für Schmelz konnte gezeigt werden, daß bearbeitete Oberflächen eine deutlich höhere Säurelöslichkeit aufweisen [Ganss et al., 2000]. Während bearbeitete Oberflächen nach einer erosiven Demineralisation ein gleichmäßiges Ätzmuster zeigen, finden sich auf natürlichen Oberflächen erodierte neben strukturell völlig intakten Bereichen, was auf unterschiedliche Mineralisierungsgrade, besonders aber auf die Anwesenheit von aprismatischem Schmelz zurückzuführen ist, der weniger säurelöslich zu sein scheint [Meurman und Frank, 1991a]. Darüber hinaus kommt es nach dem Zahndurchbruch zu einer Veränderung der Zusammensetzung des Schmelzes (posteruptive Schmelzreifung), die zu einer Verringerung der Säurelöslichkeit führen soll [Driessens et al., 1985]. Es konnte jedoch experimentell gezeigt werden, daß „junger" Schmelz (aus kieferorthopädischer Indikation extrahierte Prämolaren) im Vergleich zu „altem" Schmelz (aufgrund von Parodontopathien extrahierte Prämolaren von Personen über 65 Jahre) nicht kariesanfälliger ist [Kidd et al., 1984]. Auch nach der Demineralisation mit Phosphorsäure fand sich in einer umfangreichen Studie an 391 Zähnen von Personen im Alter zwischen 18 und 94 Jahren keine Korrelation zwischen der Menge an gelöstem Kalzium und Alter [Shay et al., 1988]. Wenn auch die Bedeutung posteruptiver Veränderungen in der Zahnhartsubstanz unklar bleibt, waren die verwendeten Proben allein schon aufgrund der Bearbeitung der Oberfläche besonders säurelöslich, so daß in vivo sicherlich mit einer günstigeren Situation gerechnet werden kann.

Die Säureangriffe wurden täglich für 6 x 10 Minuten durchgeführt. Diese Erosionszeit erscheint weit entfernt von der klinischen Situation. Allerdings können in Risikogruppen durchaus häufige und lang anhaltende Säureexpositionen vorkommen. In einer Studie mit 130 Rohköstlern hat sich gezeigt, daß Menschen mit dieser Ernährungsform einen Obstanteil von bis zu 96% (Median 62%) haben können, was einem Obstverbrauch von bis zu 23 kg pro Woche (Median 8,9 kg) entspricht. Darüber hinaus kann die Häufigkeit von sauren Malzeiten bis zu 16 mal am Tag (Median 4,8) betragen [Ganss et al., 1999]. Dabei kann der pH-Wert in der Mundflüssigkeit unter Umständen einige Minuten unter den kritischen pH-Wert für Erosionen erniedrigt sein. Nach einem einzelnen Schluck eines sauren Getränks kehrt der pH-Wert in der Regel innerhalb von 1 bis 3 Minuten zu neutralen Werten zurück [Imfeld, 1983; Meurman et al., 1987]. Bei bestimmten Getränken kann der pH-Wert jedoch auch bis zu 10 Minuten unter 4 verharren [Imfeld, 1983]. Da der Verzehr eines Apfels oder eines Erfrischungsgetränks einige Minuten betragen kann, ist die gewählte Erosionszeit sicherlich lang, aber auch nicht zu weit von extremen klinischen Bedingungen entfernt.

Der Versuch enthielt Remineralisationsphasen in einer gesättigten Kalzium/Phosphatlösung. Daß eine deutliche Remineralisation stattgefunden hat, zeigt der Vergleich zu den Schmelzproben, die nur in physiologischer Kochsalzlösung aufbewahrt worden waren. Speichel hat jedoch nicht nur remineralisierende Eigenschaften, sondern entfaltet über die Ausbildung eines Pellikels eine zusätzliche Schutzwirkung vor Säureangriffen. Es konnte gezeigt werden, daß diese Schicht aus verschiedenen Speichelproteinen den Schmelz bei kurzzeitiger Säureeinwirkung nahezu vollständig vor einer Demineralisation bewahren kann [Nieuw-Amerongen et al., 1987] und selbst nach Einwirkung einer 1%igen Zitronensäurelösung bis zu fünf Minuten zumindest noch teilweise nachweisbar ist [Hannig und Balz, 1999]. Möglicherweise ist Speichel jedoch sogar weniger protektiv als eine Remineralisationslösung. In einem dem vorliegenden Versuch ähnlichen Experiment konnte gezeigt werden, daß der Mineralverlust nach Erosion mit 0,05 molarer Zitronensäure für 6 x 5 Minuten pro Tag nach 5 Tagen bei Proben, die zwischen den Säureangriffen in gepooltem menschlichen Speichel aufbewahrt worden waren, etwa 18% geringer war, als bei Proben, die in Kochsalzlösung gelagert worden waren [Schweitzer, 1999]. Im vorliegenden Versuch war der Mineralverlust der in der Remineralisationslösung aufbewahrten Proben dagegen trotz der längeren Erosionszeit um etwa 28% geringer als bei den in der Kochsalzlösung gelagerten Proben.

Insgesamt konnten die gewählten Versuchsbedingungen extreme klinische Situationen annähernd darstellen. Während die Proben aufgrund der Oberflächenbearbeitung einer größeren Demineralisation unterlagen als unbearbeitete Zahnhartsubstanzen, war der protektive Effekt der Remineralisationslösung möglicherweise eher besser als der des Speichels. Die Säureangriffe dagegen spiegelten in etwa die Situation bei besonders sauren Ernährungsformen wider.

Daß die lokale Applikation von Fluoridpräparaten auch unter solchen extremen Versuchsbedingungen zumindest bei Dentin effektiv sein kann, zeigen die vorliegenden Ergebnisse. Dabei ist der wahrscheinlichste Wirkungsmechanismus ein Mineralgewinn durch die Präzipitation CaF_2-ähnlicher Deckschichten, so daß saure, hochkonzentrierte Fluoridpräparate möglicherweise am effektivsten sind. Da solche Deckschichten in situ durch eine Reihe von Faktoren stabilisiert werden können, wird in den nächsten

Versuchen geprüft, ob nicht auch für Schmelz ein klinisch relevanter Fluorideffekt nachweisbar ist. Für Dentin sollte untersucht werden, ob sich die ermutigenden Resultate des vorliegenden Versuchs auch unter Mundbedingungen reproduzieren lassen.

5 Einfluß von Fluoridapplikationen auf den erosiv bedingten Zahnhartsubstanzverlust in Schmelz und Dentin – Versuche in situ

5.1 Einleitung

Die vorher beschriebenen in vitro Versuche haben, ebenso wie die Ergebnisse aus der Literatur, für *Schmelz* nur einen geringen Effekt von Fluoridierungsmaßnahmen auf den erosiv bedingten Mineralverlust gezeigt, so daß der therapeutische Einsatz von Fluoridpräparaten zur Hemmung von Schmelzerosionen bislang nicht begründet werden kann.

Die Präzipitation und Stabilität von CaF_2-ähnlichen Deckschichten ist jedoch neben der Fluoridkonzentration und dem pH-Wert offenbar von einer Reihe von weiterer Faktoren abhängig. In einem in vitro Experiment (eigene Daten, unveröffentlicht) hat sich beispielsweise gezeigt, daß Fluorid ohne die Anwesenheit von Kalzium und Phosphat wahrscheinlich sogar keinerlei Schutzwirkung entfaltet. Unter ähnlichen Versuchsbedingungen wie sie im vorherigen Kapitel beschrieben sind wurden in diesem Versuch Schmelzproben abwechselnd erodiert (6 x 5 Minuten in 0,1 molarer Zitronensäure) und mit einer Fluoridzahnpaste (3 x 5 Minuten) fluoridiert. Zwischen den Interven-tionen wurden die Proben jedoch nicht in einer gesättigten Kalzium/Phosphat- sondern in physiologischer Kochsalzlösung aufbewahrt. Nach den fünf Versuchstagen fand sich bei der nicht fluoridierten Kontrollgruppe ein Mineralverlust von 86,6±18,8 und nach Zahnpastenfluoridierung von 88,3±13,6 µm. In Anwesenheit von Kalzium und Phosphat kann der Mineralverlust nach Zahnpastenfluoridierung dagegen wenigstens um etwa 10% verringert werden. In situ werden De- und Remineralisationsprozesse aber nicht nur von Kalzium und Phosphat, sondern auch von organischen Speichelbestandteilen bestimmt. Wenn von der Ausbildung CaF_2-ähnlicher Deckschichten als Wirkungs-mechanismus von Fluorid im Zusammenhang mit erosiv bedingen Mineralverlusten ausgegangen wird, so kann in situ deshalb möglicherweise eine bessere Fluoridwirkung erwartet werden. In situ Versuche oder klinische Studien liegen zu dieser Fragestellung bislang nicht vor.

Bei *Dentin* dagegen fand sich in vitro ein recht guter Fluorideffekt. Wenn dabei die Ausbildung einer organischen Deckschicht eine Rolle spielt, stellt sich die Frage, wie stabil diese kollagenreiche Schicht unter den mechanischen und chemischen Einflüssen in situ ist. So konnte beispielsweise gezeigt werden, daß die Kollagenmatrix des Dentins intraoral durch proteolytische Enzyme degradiert werden kann [van Strijp et al., 1992]. Welche Rolle intraorale mechanische Einwirkungen spielen, ist bislang nicht untersucht.

In den folgenden Experimenten sollte untersucht werden, ob die Anwendung von Fluorid entweder in niedriger Dosierung als Zahnpastenfluoridierung oder in höheren Konzentrationen mit der zusätzlichen Anwendung einer fluoridhaltigen Spüllösung und eines Fluoridgels die erosive Demineralisation von Schmelz in situ deutlicher verringern kann als in vitro. Dabei sollte auch geprüft werden, wie gut sich solche in situ Versuche reproduzieren lassen.
Für Dentin sollte geprüft werden, ob die ermutigenden Resultate aus den in vitro Versuchen auch in situ nachweisbar sind.
Als Untersuchungsmethode diente wie bei dem in vitro Versuch die longitudinale Mikroradiographie.

5.2 Materialien und Methoden

5.2.1 Herstellung der Proben und Probenträger

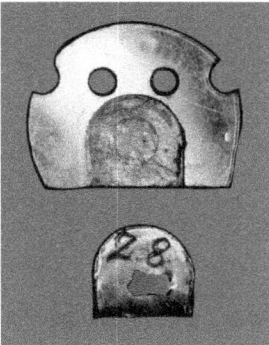

Abb. 14 Halter für die longitudinale Mikroradiographie (oben) und der mit der Aussparung des Halters kongruent eingebetteten Probe (unten)

Die Versuche wurden nacheinander für Schmelz (2 Versuche) und für Dentin in identischer Weise durchgeführt. Die Proben wurden wie in Kapitel 3.1.1 beschrieben, hergestellt.
Dabei wurden pro Zahn je 3 Schmelz- oder 4 Dentinproben gewonnen, die longitudinal auf die Versuchsgruppen verteilt wurden.
Die Proben wurden reponierbar in die Halter für die Mikroradiographie eingebettet (Abb. 14). Dazu wurde die Aussparung des Probenhalters zunächst gegenüber Kunststoff isoliert (Silikonspray, Orbis, Offenbach, Deutschland) und dann mit lichthärtendem Methacrylatkleber (Technovit 7230 VLC, Kulzer-Exakt, Wehrheim, Deutschland) aufgefüllt. Die Proben wurden in den noch nicht ausgehärteten Kunststoff eingesenkt, wobei sehr genau darauf geachtet wurde, daß die Probenoberfläche nicht kontaminiert wurde. Nach dem Aushärten wurde die eingebettete Probe

vorsichtig mit einem Skalpell aus den Haltern entfernt, unter dem Auflichtmikroskop (Nikon SMZ-2T, Japan) in Hinblick auf eventuell anhaftende Kunststoffreste kontrolliert, mit Alkohol gereinigt und mit einem Tropfen Methacrylatkleber wieder in den Haltern befestigt. Abschließend wurde ein Mikroradiogramm zur Bestimmung des Ausgangsmineralgehalts angefertigt.

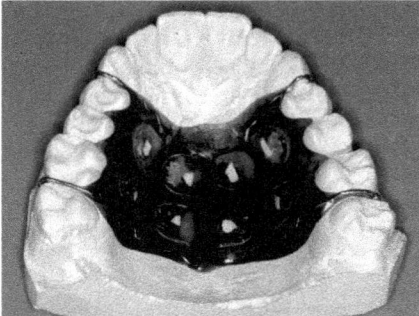

Abb. 15 Gaumenplatte mit den 8 für die Mikroradiographie reponierbar eingebetteten Proben

Für jeden Probanden wurde aus Kunststoff (Paladur, Heraeus Kulzer GmbH, Wehrheim, Deutschland) eine mit gebogenen Halteelementen versehene Gaumenplatte zur Aufnahme von 8 Zahnproben hergestellt (Abb. 15). In die Gaumenpartie wurden Einlassungen präpariert, in die die eingebetteten Proben mit Klebewachs (Supradent, Oppermann-Schwedtler, Bonn, Deutschland) befestigt wurden. Dabei wurde darauf geachtet, daß die Probenoberfläche die Gaumenplatte nicht überragte und nicht mit Wachs verunreinigt wurde. Zur Desinfektion wurde die gesamte Platte für 20 Minuten in 80%igen unvergällten Alkohol gelegt, kurz mit Wasser abgespült und bis zu Versuchsbeginn in einer feuchten Kammer gelagert.

Zusätzlich wurden für einen Nebenversuch je 20 Schmelz- und Dentinproben hergestellt.

5.2.2 Probanden und Versuchsablauf

Für den Versuch mit Schmelz konnten 2 x 4 und für den Versuch mit Dentin 6 Probanden gewonnen werden. Einschlußkriterien waren „informed consent" und gute Mundverhältnisse (kein herausnehmbarer Zahnersatz, keine offenen kariösen Läsionen oder offensichtlich defekte Füllungen, keine sichtbare Plaque). Ausschlußkriterien waren schwere Allgemeinerkrankungen und die Einnahme von Medikamenten, die die Speichelsekretion beeinflussen könnten.

Bei allen Probanden wurde die Fließrate für unstimulierten und stimulierten Speichel, der pH-Wert und die Pufferkapazität bestimmt. Die Speichelproben wurden in Anlehnung an die Empfehlungen von Birkhed und Heintze [1989] verarbeitet und analysiert. Zur Bestimmung der Fließrate (unstimuliert) wurde der Speichel bei ruhiger aufrechter Sitzposition und vorgebeugtem Kopf nach einmaligem Schlucken für 5 Minuten über einen Trichter in einem skalierten Röhrchen (Artikelnummer 62.553.041, Sarstedt, Nümbrecht, Deutschland) aufgefangen. Anschließend wurde die Fließrate des stimulierten Speichels bestimmt. Dazu wurde wiederum nach einem Schlucken während 2 Minuten ein Paraffinblock (Orion Diagnostika, Espoo, Finnland) gekaut und der anfallende Speichel in ein weiteres skaliertes Röhrchen gegeben. Die Bestimmung des pH-Wertes erfolgte mit einem pH-Meter (pH-Meter, 761 Calimatic, Knick, Berlin, Deutschland). Danach wurde die Pufferkapazität gemessen, indem 1 ml Speichel mit 3 ml 0,005 molarer HCl versetzt und auf einem Magnetrührer für 10 Minuten gemischt wurde. Nach weiteren 10 Minuten wurde der pH-Wert der Lösung bestimmt.

Dabei konnten für alle Probanden physiologische Werte festgestellt werden (Tab. 2).

Tab. 2 Minima und Maxima für die verschiedenen Speichelparameter für alle Probanden und Normalwerte [Birkhed und Heintze, 1989]

	Speichelfließrate (ml/min)		pH-Wert		Pufferkapazität (End-pH-Werte)	
	unstimuliert	stimuliert	unstimuliert	stimuliert	unstimuliert	stimuliert
Probanden	0,3-0,5	1,4-2,2	6,8-7,1	7,1-7,9	4,3-4,5	5,6-6,0
Normalwerte	0,25->0,35	1->3	6,5-6,9	7,0-7,5	4,3-4,8	5,8->7,0

Der Versuch wurde im cross over Design mit einer Versuchsdauer von jeweils 5 Tagen durchgeführt. Vor und zwischen den je 3 bzw. 4 Versuchsperioden lag jeweils 1 Woche „wash-out", in der nur fluoridfreie Mundpflegeprodukte verwendet wurden. Während der Versuchsperioden wurden Speisen und Getränke mit hohem Fluoridgehalt (bestimmte Mineralwässer, Tee, Fisch, fluoridiertes Speisesalz) bestmöglich vermieden. Jeder Proband führte die verschiedenen Versuche in unterschiedlicher Reihenfolge durch. Diese Abfolge wurde vor Versuchsbeginn festgelegt. Außerdem erhielten die Probanden eine ausführliche schriftliche und praktische Anleitung sowie einen Versuchsplan mit Kontrolliste. Zu Beginn jeder Versuchsperiode (5 Tage) wurden die Gaumenplatten mit den jeweils neu eingesetzten Proben (Abb. 15), die entsprechenden Zahnpasten bzw. die Mundspüllösung und das Fluoridgel sowie die frisch angesetzte Zitronensäure ausgeteilt.

Die Gaumenplatten wurden sowohl tagsüber als auch nachts getragen und nur während der Mahlzeiten entfernt und in einer feuchten Kammer gelagert.

Die erosive Demineralisierung erfolgte extraoral 6 x täglich für 5 Minuten in 100 ml 0,05 molarer Zitronensäure (pH 2,3). Jeder Proband erhielt vor jeder Versuchsperiode 1,5 Liter Zitronensäure, die Gaumenplatten wurden in jeweils ca. 40 ml Säure (frisch aus der Vorratsflasche entnommen) eingelegt, 5 x geschüttelt und anschließend kurz unter fließendem Wasser abgespült.

Der pH-Wert wurde zu Beginn und am Ende jeder 5-tägigen Versuchsperiode mit einem pH-Meter (pH-Meter 761 Calimatic, Knick, Berlin, Deutschland) bestimmt und erwies sich als über die Versuchstage hinweg stabil. Für jede Versuchsphase wurde frisch angesetzte Zitronensäure verwendet.

Die Fluoridapplikation erfolgte intraoral direkt nach der Erosion.

Je nach Versuchsgruppe wurden folgende Produkte verwendet:

- Fluoridzahnpaste (0,035% F^- aus Olaflur, 0,105% F^- aus SnF_2, zusammen 0,14% F^-; pH 5,0)
- Fluoridgel (0,23% F^- aus Olaflur, 0,02 % F^- aus Dectaflur und 1% F^- aus NaF, zusammen 1,25% F^-; pH 4,8)
- Fluoridhaltige Spüllösung (0,0125% F^- aus Olaflur; 0,0125% F^- aus SnF_2, zusammen 0,015% F^-; pH 4,2)

Die Applikation der Zahnpaste und des Gels erfolgte während des Bürstens der eigenen Zähne als Kontakt mit dem Zahnpaste(Gel)/Speichelgemisch, das Bürsten der Proben wurde unbedingt vermieden. Das Vorgehen beim Bürsten wurde standardisiert und jedem Probanden mit praktischen Übungen demonstriert. Dabei wurde zunächst für 30 Sekunden im Unterkiefer geputzt und dann mit dem Zahnpaste(Gel)/Speichelgemisch für einige Sekunden in der gesamten Mundhöhle gespült, so daß die Proben im Oberkiefer ausreichend benetzt waren. Danach wurde bis zum Ende der Einwirkzeit weitergeputzt. Anschließend wurden die Platten unter fließendem Wasser ab- und der Mund gründlich ausgespült. Mundpflegemaßnahmen außerhalb des Versuchsprotokolls wurden mit fluoridfreien Produkten und ohne die Gaumenplatte durchgeführt. Zur Vermeidung des Plaquewachstums auf den Proben wurden die Gaumenplatten täglich von der Unterseite her mechanisch gereinigt und anschließend für 5 Minuten in 0,1%ige Chlorhexidindigluconatlösung (Chlorhexidin, Block Drug Company, Ratingen, Deutschland) gelegt.

Die Versuchsgruppen waren folgendermaßen definiert:

Kontrollgruppe:
erosive Demineralisation für 6 x 5 Minuten täglich, keine Fluoridierung

Zahnpastenfluoridierung:
erosive Demineralisation für 6 x 5 Minuten täglich, Applikation der Fluoridzahnpaste für 3 x 5 Minuten täglich

Zahnpastenfuoridierung + Spüllösung:
erosive Demineralisation für 6 x 5 Minuten täglich, Applikation der Fluoridzahnpaste und der Mundspüllösung alternierend jeweils für 3 x 5 Minuten täglich

Intensivfluoridierung:
wie Gruppe 3, zusätzlich am 1. und 3. Tag Verwendung des Fluoridgels anstelle der Zahnpaste

Die beiden Versuche mit Schmelz umfaßten jeweils die Kontrollgruppe und die Zahnpastenfluoridierung, im Versuch 1 wurde zusätzlich die Intensivfluoridierung und in Versuch 2 die Fluoridierung mit Zahnpaste und Mundspüllösung durchgeführt. Bei den Versuchen mit Dentin führten die Probanden alle vier Versuchsperioden durch.

Als Nebenversuch wurden 20 Schmelz- und Dentinproben wie oben beschrieben über 5 Tage erodiert, jedoch in Kochsalzlösung aufbewahrt. Da bei Dentin nicht bekannt war, ob mit einer Erosionsdauer von 5 Minuten ein ausreichender Substanzverlust gemessen werden konnte, wurden 10 Proben für 5 und 10 Proben für 10 Minuten erodiert. Für Schmelz lagen zu dieser Frage ausreichend Daten aus anderen Versuchen vor.

Der Mineralgehalt wurde zu Beginn und am Ende der Versuchsperioden, wie in Kapitel 3.1.3.1 beschrieben, mikroradiographisch bestimmt.

5.2.3 Statistik

Die statistische Auswertung erfolgte mit dem Statistical Package for Social Sciences (SPSS 10.0) für Windows 98. Für die Daten wurde zunächst mit dem Kolmogorov-Smirnov-Test hinreichende Normalverteilung festgestellt. Der Vergleich zwischen den Gruppen wurde mit der einfachen Varianzanalyse (ANOVA) mit dem Anschlußtest nach Tukey durchgeführt. Unterschiede zwischen den Probanden wurden nur mit der einfachen Varianzanalyse betrachtet. Für den Vergleich der einzelnen Gruppen für jeden Probanden kam der t-Test für abhängige Stichproben zur Anwendung. Der Vergleich zwischen den Proben, die nach alleinigem Erodieren in Kochsalzlösung und denen, die intraoral getragen worden waren, erfolgte wie auch der Vergleich zwischen den identischen in situ Versuchen mit dem t-Test für unabhängige Stichproben.
Das Signifikanzniveau wurde auf 0,05 festgesetzt.
Im folgenden gelten die in Kapitel 3.1.4 beschriebenen Abkürzungen.

5.2.4 Übersicht über den Versuchsablauf

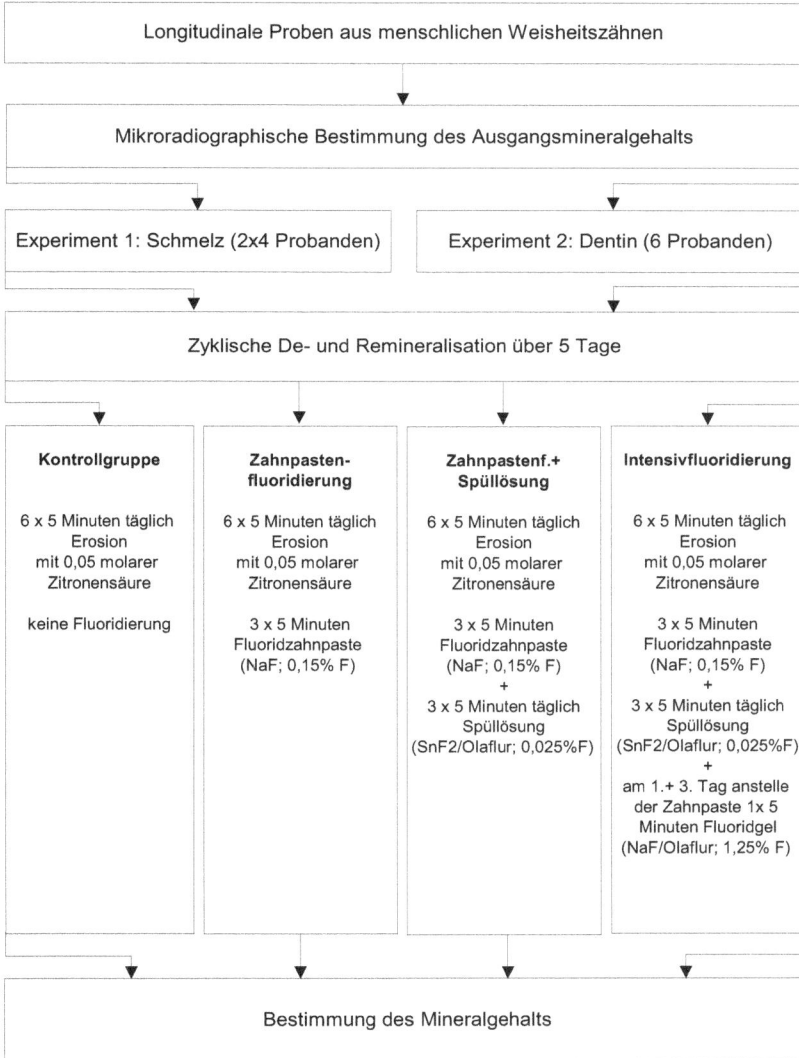

```
┌─────────────────────────────────────────────────────────────────┐
│      Longitudinale Proben aus menschlichen Weisheitszähnen        │
└─────────────────────────────────────────────────────────────────┘
                                  ↓
┌─────────────────────────────────────────────────────────────────┐
│     Mikroradiographische Bestimmung des Ausgangsmineralgehalts    │
└─────────────────────────────────────────────────────────────────┘
              ↓                                    ↓
┌──────────────────────────────┐    ┌──────────────────────────────┐
│ Experiment 1: Schmelz         │    │ Experiment 2: Dentin          │
│ (2x4 Probanden)               │    │ (6 Probanden)                 │
└──────────────────────────────┘    └──────────────────────────────┘
              ↓
┌─────────────────────────────────────────────────────────────────┐
│         Zyklische De- und Remineralisation über 5 Tage            │
└─────────────────────────────────────────────────────────────────┘
```

Kontrollgruppe	Zahnpasten-fluoridierung	Zahnpastenf.+ Spüllösung	Intensivfluoridierung
6 x 5 Minuten täglich Erosion mit 0,05 molarer Zitronensäure	6 x 5 Minuten täglich Erosion mit 0,05 molarer Zitronensäure	6 x 5 Minuten täglich Erosion mit 0,05 molarer Zitronensäure	6 x 5 Minuten täglich Erosion mit 0,05 molarer Zitronensäure
keine Fluoridierung	3 x 5 Minuten Fluoridzahnpaste (NaF; 0,15% F)	3 x 5 Minuten Fluoridzahnpaste (NaF; 0,15% F) + 3 x 5 Minuten täglich Spüllösung (SnF2/Olaflur; 0,025%F)	3 x 5 Minuten Fluoridzahnpaste (NaF; 0,15% F) + 3 x 5 Minuten täglich Spüllösung (SnF2/Olaflur; 0,025%F) + am 1.+ 3. Tag anstelle der Zahnpaste 1x 5 Minuten Fluoridgel (NaF/Olaflur; 1,25% F)

```
              ↓         ↓         ↓         ↓
┌─────────────────────────────────────────────────────────────────┐
│                  Bestimmung des Mineralgehalts                    │
└─────────────────────────────────────────────────────────────────┘
```

5.3 Ergebnisse

Alle Teilnehmer führten die Versuche vollständig aus. In wenigen Fällen traten Druckstellen oder Irritationen durch scharfe Kanten auf, die jedoch immer sofort beseitigt werden konnten. Bei einigen Probanden zeigten sich in den Versuchsperioden mit den beiden höheren Fluoridkonzentrationen leichte Schleimhautreizungen in Form von Rötung oder Brennen, die jedoch nach Beendigung der Fluoridanwendung sofort wieder abklangen. In den Versuchen mit Schmelz waren in den verschiedenen Versuchsperioden eine oder höchstens zwei Proben gebrochen oder verlorengegangen, in den Versuchen mit Dentin konnten alle Proben ausgewertet werden.

Makroskopisch zeigt sich bei allen Proben mit zunehmender Versuchsdauer eine mattere Oberfläche, auf den Mikroradiogrammen stellten sich die Proben zunehmend aufgehellt dar.

5.3.1   Ergebnisse der Versuche mit Schmelz

Der Vergleich der beiden in situ Versuchsreihen mit den gleichen Versuchsgruppen zeigte sehr gut übereinstimmende Ergebnisse. Nach alleinigem Erodieren ohne Fluoridanwendung fand sich im Versuch 1 ein Mineralverlust von $47,9\pm17,7$ und im Versuch 2 von $46,6\pm20,3$ µm (n.s.), nach der Zahnpastenfluoridierung zeigten sich Werte von $21,5\pm14,6$ bzw. $18,6\pm11,2$ µm (n.s.). Der höchste Mineralverlust fand sich mit $68,7\pm10,9$ µm bei den Proben, die nur erodiert und in Kochsalzlösung aufbewahrt worden waren, dieser Wert war signifikant höher als bei den Proben, die intraoral getragen und nur erodiert worden waren ($p\leq0,001$) (Abb. 16).

Im Versuch 1 konnte die Zahnpastenfluoridierung den Mineralverlust gegenüber der Kontrollgruppe ($47,9\pm17,7$ µm) um 55% auf $21,5\pm14,6$ µm senken ($p\leq0,001$). Die Intensivfluoridierung hingegen erwies sich als sehr effektiv. In dieser Gruppe betrug der Mineralverlust nur noch $5,9\pm14,5$ µm, wobei bei 8 Proben sogar eine Mineralgewinn (Max. 36,5 µm) zu beobachten war. Diese weitere Verringerung des Mineralverlusts um etwa 70% war wieder höchst signifikant (Abb. 17).

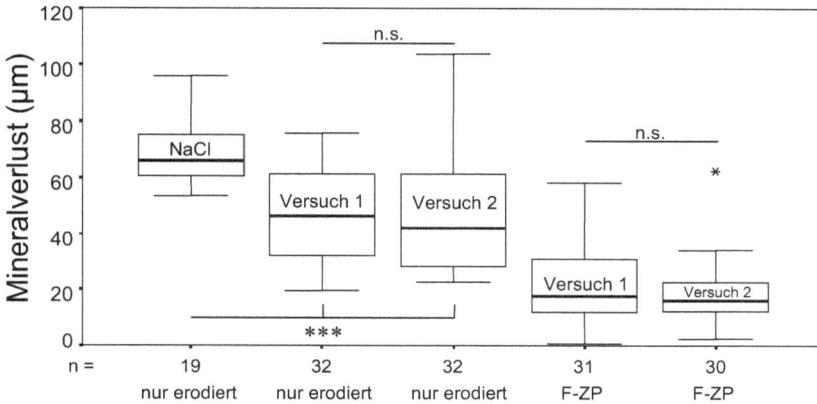

Abb. 16 Mineralverlust (μm) im Schmelz nach alleinigem Erodieren und Aufbewahrung in Kochsalzlösung, nach der Tragezeit in situ (Versuch 1 und 2) sowie nach der Zahnpastenfluoridierung (F-ZP). Man beachte die gute Übereinstimmung der Werte in Versuch 1 und 2

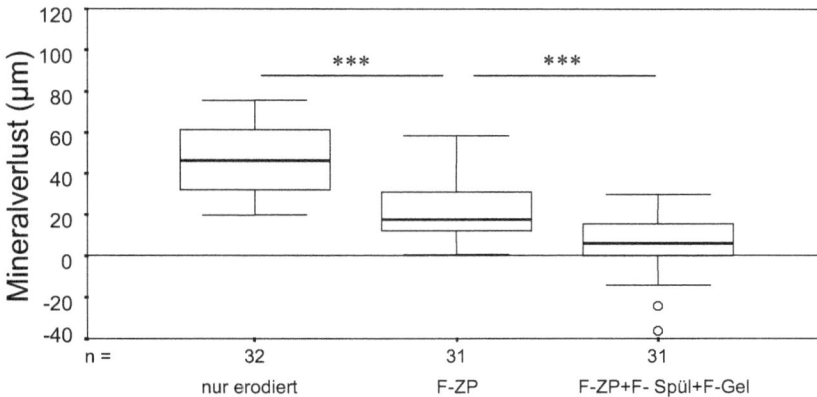

Abb. 17 Versuch 1: Mineralverlust (μm) im Schmelz nach 5 Tagen in situ nach alleinigem Erodieren, nach Zahnpastenfluoridierung (F-ZP) und nach Intensivfluoridierung (F-ZP+F-Spül+F-Gel)

Im Versuch 2 fand sich ein vergleichbarer Effekt der Zahnpastenfluoridierung, hier reduzierte sich der Mineralverlust gegenüber der Kontrollgruppe mit 46,6±20,3 µm um 60% auf 18,6±11,2 µm (p≤0,001). Die zusätzliche Fluoridierung mit der Mundspüllösung konnte den Mineralverlust gegenüber der Zahnpastenfluoridierung zwar noch um etwa 5 µm (27%) senken, dieser Unterschied war aber nicht mehr signifikant. Allerdings fanden sich auch in dieser Gruppe 7 Proben, die einen Mineralgewinn (Max. 14,5 µm) aufwiesen (Abb. 18).

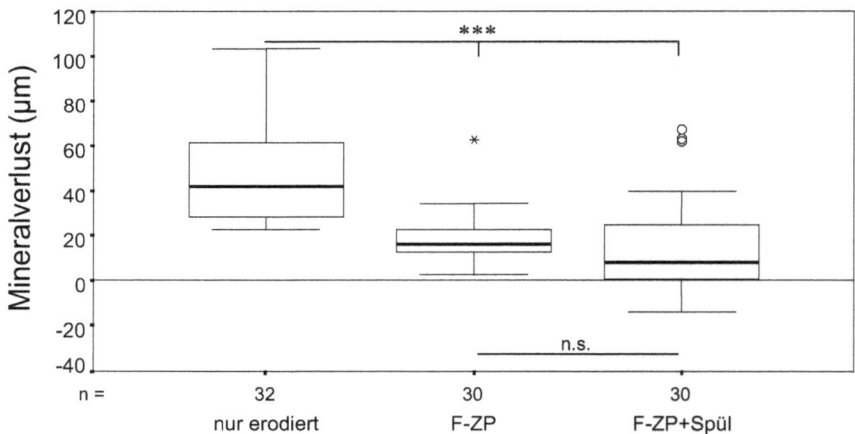

Abb. 18 Versuch 2: Mineralverlust (µm) im Schmelz nach 5 Tagen in situ nach alleinigem Erodieren, nach Zahnpastenfluoridierung (F-ZP) und nach Fluoridierung mit Zahnpaste und Spüllösung (F-ZP+F-Spül)

5.3.2 Ergebnisse der Versuche mit Dentin

Auch bei den Versuchen mit Dentin zeigte sich mit 106,5±8,0 µm (6 x 10 Minuten Erosion) und 82,4±11,5 µm (6 x 5 Minuten Erosion) der höchste Mineralverlust nach alleinigem Erodieren und der extraoralen Lagerung in Kochsalzlösung (Nebenversuch). Nach der intraoralen Tragezeit fanden sich mit 49,0±15,4 µm bereits deutlich niedrigere Werte (p≤0,001). Gegenüber der in situ Kontrollgruppe konnte der Mineralverlust nach der Zahnpasten-fluoridierung auf 35,0±15,5 µm (p≤0,001), nach der zusätzlichen Fluoridierung mit der Spüllösung auf 26,2±24,2 µm (p≤0,001) und nach der Intensivfluoridierung auf

19,8±12,0 µm (p≤0,001) gesenkt werden. Dies entspricht einer Verringerung des Mineralverlusts um 29 bzw. 47 und 60%.

Gegenüber der Zahnpastenfluoridierung hatte die zusätzliche Verwendung der Spüllösung einen begrenzten Effekt, der Mineralverlust lag hier nur um etwa 9 µm (25%) niedriger (p≤0,05), während die Intensivfluoridierung den Mineralverlust nochmals um knapp 23 µm (44%) senken konnte (p≤0,001). Betrachtet man dagegen nur die Intensivfluoridierung gegenüber der niedriger dosierten Fluoridierung mit der Zahnpaste und der Spüllösung, findet sich nur eine Reduktion um etwa 6 µm (n.s.). In den beiden Gruppen mit der höchsten Fluoriddosis hatten jeweils 2 Proben einen Mineralgewinn (Abb. 19).

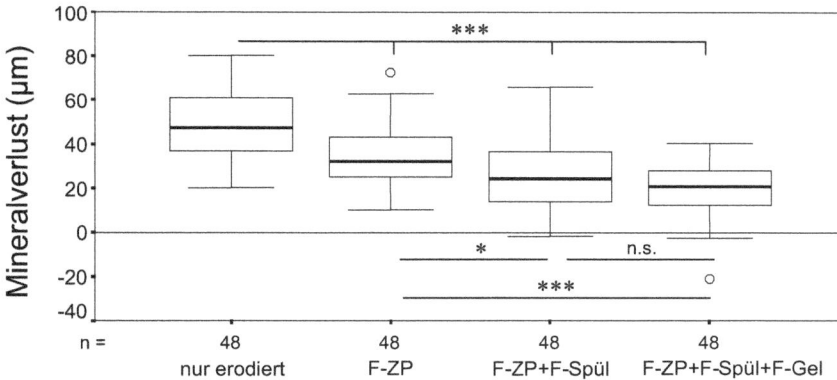

Abb. 19 Mineralverlust (µm) im Dentin nach 5 Tagen in situ nach alleinigem Erodieren, nach Zahnpastenfluoridierung (F-ZP), nach Fluoridierung mit Zahnpaste und Spüllösung (F-ZP+F-Spül) und nach Intensivfluoridierung (F-ZP+F-Spül+F-Gel)

5.3.3   Betrachtung der einzelnen Probanden

Bei den Versuchen mit Schmelz fanden sich zwischen den einzelnen Probanden in Versuch 1 und 2 sowohl in der Kontrollgruppe ($p \leq 0,001$ bzw. $p \leq 0,05$) als auch in den Gruppen mit der höheren Fluoridkonzentration ($p \leq 0,05$ bzw. $p \leq 0,001$) signifikante Unterschiede. In der Gruppe mit der Zahnpastenfluoridierung fanden sich im Versuch 1 ebenfalls signifikante Unterschiede ($p \leq 0,001$), nicht jedoch in Versuch 2.

Sowohl in Versuch 1 als auch in Versuch 2 lag der Mineralverlust nach alleinigem Erodieren bei jeweils 2 Probanden mit Werten zwischen 54 und 63 µm in der Nähe der erodierten und nur in Kochsalz aufbewahrten Proben (69 µm), während sich bei den jeweils anderen beiden Probanden mit Werten zwischen 29 und 42 µm ein deutlich niedrigerer Mineralverlust fand.
Bei allen Probanden war der Mineralverlust schon durch die Zahnpastenfluoridierung signifikant verringert worden.
In Versuch 1 hatte die Intensivfluoridierung gegenüber der Zahnpastenfluoridierung bei 3 Teilnehmern noch eine signifikante zusätzliche Wirkung entfaltet, bei einem Probanden war bereits die Anwendung der Zahnpaste so effektiv, daß die zusätzliche Fluoridanwendung in der Intensivfluoridierungsgruppe keinen Effekt mehr hatte. Im Versuch 2 hatte die Fluoridierung mit der Spüllösung gegenüber der Zahnpastenfluoridierung bei 2 Teilnehmern einen signifikanten Effekt, während sich bei einem Probanden nur eine nicht signifikante Verringerung des Mineralverlusts fand. Bei einem weiteren Probanden dagegen zeigte sich in dieser Gruppe ein höherer Mineralverlust als nach Zahnpastenfluoridierung.

Bei den Versuchen mit Dentin zeigten die Probanden in der Kontrollgruppe ebenfalls deutliche Unterschiede in Bezug auf den Mineralverlust ($p \leq 0,001$), die Werte lagen aber bei allen Probanden (zwischen 39 und 65 µm) deutlich niedriger als bei den Proben, die nach alleinigem Erodieren nur in Kochsalz aufbewahrt worden waren (82 µm). Nach Zahnpastenfluoridierung ($p \leq 0,001$) und nach Fluoridierung mit Zahnpaste und Spüllösung ($p \leq 0,001$) fanden sich ebenfalls deutliche Unterschiede zwischen den Probanden. Nach der Intensivfluoridierung war der Mineralverlust jedoch bei allen Teilnehmern vergleichbar gering, es fanden sich hier keine signifikanten Unterschiede mehr.
Die Zahnpastenfluoridierung hatte gegenüber der Kontrollgruppe nur bei 3 Probanden eine signifikante Verringerung des Mineralverlusts erbracht, die zusätzliche Verwendung der Spüllösung war bei 4 Probanden effektiv.

Nach der Intensivfluoridierung dagegen konnte bei allen Teilnehmern eine signifikante Reduktion des Mineralverlusts erreicht werden.

Die Werte für den Mineralverlust für alle Versuchsperioden und für alle Probanden finden sich in der folgenden Tab. 3.

Tab. 3 Mineralverlust (μm) für Schmelz und Dentin ohne Fluoridierung (nur erodiert), nach Zahnpastenfluoridierung (F-ZP), nach Zahnpastenfluoridierung mit Anwendung der Fluoridspüllösung (F-ZP+F-Spül) und nach Intensivfluoridierung (F-ZP+F-Spül+F-Gel) für jeden Probanden (x±sd und Minimum-Maximum)

Proband	Nur erodiert	F-ZP	F-ZP+F-Spül	F-ZP+F-Spül+F-Gel
	Schmelz Versuch 1			
1	54,9±12,0 (33,2-74,1)	15,1±11,4 (1,3-30,2)	-	10,2±10,5 (-0,82-24,7)
2	62,3±13,2 (41,8-75,9)	39,3±10,2 (25,5-58,5)	-	14,2±12,8 (-7,3-29,7)
3	32,4±18,6 (19,7-75,9)	14,3±8,2 (0,94-25,9)	-	4,0±10,0 (-14,5-16,8)
4	42,0±11,1 (26,8-62,0)	16,7±11,9 (0,66-40,0)	-	-4,2±17,5 (-36,47-14,0)
	Schmelz Versuch 2			
1	54,4±23,8 (25,5-103,7)	20,6±18,5 (2,4-62,7)	46,3±20,8 (16,1-66,9)	-
2	60,7±17,0 (25,5-75,9)	23,2±7,9 (8,4-34,2)	10,1±14,7 (-14,5-31,7)	-
3	29,1±5,9 (22,5-37,1)	18,9±4,5 (13,3-23,9)	0,1±8,9 (-11,9-16,5)	-
4	42,0±16,0 (25,4-75,9)	11,8±4,0 (5,8-16,8)	6,3±9,6 (-5,5-24,7)	-

Fortsetzung Tab. 3

Proband	Nur erodiert	F-ZP	F-ZP+F-Spül	F-ZP+F-Spül+F-Gel
	Dentin			
1	58,1±15, (33,8-77,4)	16,9±6,4 (10,2-27,0)	7,5±6,7 (-1,5-17,4)	22,1±9,5 (7,3-38,8)
2	38,9±5,7 (29,0-46,4)	31,8±10,2 (12,9-44,2)	16,9±12,0 (-,83-35,8)	11,5±8,8 (-2,3-25,0)
3	46,2±14,2 (26,8-70,4)	29,7±4,0 (25,2-35,4)	22,4±12,3 (4,8-37,8)	19,3±9,1 (5,1-35,0)
4	47,9±11,4 (29,6-65,0)	34,2±17,2 (18,7-61,4)	25,8±7,6 (15,7-37,2)	24,0±20,0 (-21,2-40,6)
5	64,5±13,5 (42,2-80,2)	48,6±12,8 (30,4-62,8)	50,0±11,6 (36,2-66,0)	22,3±9,9 (11,1-39,6)
6	38,7±14,1 (20,2-57,6)	48,6±12,7 (33,6-72,6)	34,5±9,1 (23,6-49,6)	19,5±10,4 (5,0-35,2)

5.4 Diskussion

Die Versuche wurden mit einem den in vitro Versuchen möglichst ähnlichen Versuchsaufbau durchgeführt. Die Fluoridanwendungen erfolgten intraoral mit der gleichen Spüllösung, dem gleichen Fluoridgel und der gleichen Anwendungszeit. Da die Resultate in vitro wenig ermutigend waren, wurde die Zahnpastenfluoridierung jedoch mit einem Präparat durchgeführt, das wegen seines niedrigen pH-Wertes eine etwas ausgeprägtere CaF_2-ähnliche Deckschicht erwarten ließ. Auch in diesem Versuch richtete sich die Fluoridierung, wie bereits in Kapitel 4.1 erwähnt, nach den Empfehlungen von Imfeld [1996a].

Die Erosionszeiten dagegen wurden im Vergleich zu den in vitro Versuchen etwas gekürzt, da die zeitliche Belastung für die Probanden nicht zu hoch sein sollte. Andererseits wurde ein extraorales Erosionsprotokoll gewählt, da für die mikroradiographische Bestimmung des Mineralverlusts mindestens Werte um 10 µm erforderlich sind. Mineralverluste in der erforderlichen Größenordnung sind aber intraoral nicht zu erreichen, ohne auch bei den Probanden unzumutbare Mineralverluste zu erzeugen. Zudem sollten auch in diesem Versuch möglichst saure Bedingungen (zur Diskussion der Erosionsdauer siehe auch Kapitel 4.4) die Übertragbarkeit der Resultate auf extreme klinische Bedingungen erlauben.

Zahnmedizinische in situ Versuche sind zumeist allein wegen der aufwendigen Präparations- und Analysemethoden sehr zeitraubend und bedeuten für die Teilnehmer oftmals eine erhebliche zeitliche aber auch körperliche Belastung. Aus diesem Grunde sind solche Versuche allgemein in der Regel auf wenige Probanden (oftmals deutlich unter zehn) beschränkt.

Bei der Verwendung von natürlichen Zähnen finden sich bereits in vitro recht große Standardabweichungen, obwohl interindividuelle Unterschiede in Zusammensetzung und Struktur zumindest bei retinierten Zähnen allgemein eher als gering angesehen werden. So kann beispielsweise die Einwirkung von 0,05 molarer Zitronensäure für 30 Minuten bei poliertem Schmelz Mineralverluste zwischen 56 und 146 µm zu Folge haben [Ganss et al., 2000]. Zusätzlich wird das Ergebnis selbstverständlich aber auch immer von individuellen Unterschieden im Mundmilieu und nicht zuletzt von Unterschieden in der Versuchsdurchführung durch die Probanden beeinflußt. Das Versuchsdesign wird daher zumeist eine Kombination aus ausreichender Probenzahl pro Proband und ausreichender Teilnehmerzahl sein. Letztere kann außerdem durch cross over Designs minimiert werden. Ebenso muß sich die Anzahl der

Versuchsgruppen, die Versuchsdauer und der Aufwand bei den Versuchen auf ein zumutbares Maß beschränken. Dennoch bleibt die Frage nach der Validität von Versuchen mit wenigen Probanden berechtigt, zumal zu dieser Frage keine Studien publiziert sind. Aus diesem Grunde sind die Versuche mit Schmelz in zwei Abschnitten mit jeweils vier verschiedenen Probanden und je zwei gleichen Versuchsgruppen durchgeführt worden, um die Wiederholbarkeit der Ergebnisse zu überprüfen. Da die Probenherstellung ebenso wie die Auswertung sehr aufwendig ist, wurde auf die Durchführung aller vier Versuchsgruppen mit allen acht Probanden verzichtet. Die Ergebnisse für die beiden gleichen Versuchsgruppen zeigten eine überraschend gute Übereinstimmung. So fand sich für die Kontrollgruppe in Versuch 1 ein Mineralverlust von 47,9±17,7 und in Versuch 2 von 46,6±20,3 µm. Nach der Zahnpastenfluoridierung konnten Werte von 21,5±14,6 und 18,6±11,2 µm gemessen werden. Bei diesen Resultaten kann trotz der relativ geringen Probandenzahl von hinreichend validen Ergebnissen ausgegangen werden. Außerdem ist es damit auch gerechtfertigt, die Resultate der beiden unterschiedlichen Versuchsgruppen aus Versuch 1 und 2 zu vergleichen.

Auf sauberen Zahnhartsubstanzen adsorbiert innerhalb von Minuten eine Schicht aus Speichelproteinen, die schließlich in mehreren Stunden zu ihrer endgültigen Struktur ausreift s.a. Kapitel 6.4). Dieses Pellikel ist sowohl durch mechanische [Hannig und Bößmann, 1987] aber auch durch chemische Einwirkungen nicht ohne weiteres zu entfernen. So bleibt nach der einmaligen Einwirkung von 0,1%iger Zitronensäure (pH 2,8) für 30 bis 300 Sekunden eine durchgehende Proteinschicht auf der Zahnoberfläche erhalten und es treten keine säurebedingten Strukturveränderungen ein. Selbst nach Erosion mit 1%iger Zitronensäure für 300 Sekunden (entspricht der Konzentration und Einwirkzeit im vorliegenden Versuch) finden sich noch Pellikelreste, allerdings zeigt sich bei dieser höheren Säurekonzentration aber auch eine Demineralisation mit einer Verringerung der Mikrohärte. Wenn ein erosiver Mineralverlust durch das Pellikel unter diesem für klinische Verhältnisse relativ starken Säureangriff auch nicht gänzlich verhindert werden kann, so wird doch der Verlust an Mikrohärte um über 50% reduziert [Hannig und Balz, 2001].
Dementsprechend wurde der Mineralverlust auch im vorliegenden Versuch durch die Mundsituation gegenüber der Aufbewahrung in Kochsalzlösung deutlich reduziert. Der protektive Effekt des Speichels betrug bei den Schmelzproben etwa 30 und bei den Dentinproben etwa 40%. Diese Werte korrespondieren gut mit den Resultaten von Nieuw-Amerongen et al. [1987], die gezeigt haben, daß der Mineralverlust nach Einwirkung einer 1%igen Zitronensäure für eine Minute nach Lagerung in Gesamtspeichel um etwa 45% reduziert werden kann. Der protektive Effekt scheint mit dem Muzinanteil im

Speichel verbunden zu sein, da der Mineralverlust durch den muzinarmen Parotisspeichel nur um 20 bis 25%, durch den muzinreichen Speichel der Glandulae sublinguales und submandibulares dagegen sogar gänzlich verhindert werden konnte.

Eine andere in situ Studie mit 15 Probanden hat sogar eine noch größere Schutzwirkung des Speichels gezeigt. Nach Erosion mit Phosphorsäure (pH 3,1; Erosion extraoral 2 x täglich 5 Minuten) fand sich bei Schmelz ein Mineralverlust von 15,3±28,0 µm und bei Dentin von 16,3±16,8 µm, während Proben, die in Wasser aufbewahrt worden waren, bei gleichem Erosionsprotokoll einen Mineralverlust von 72,9±8,2 bzw. 39,7±4,1 µm erlitten [Hall et al., 1999]. Zwar ist pro Säureeinwirkung ein dem vorliegenden Versuch vergleichbarer Mineralverlust erzeugt worden, da jedoch nur zweimal täglich erodiert wurde, könnte sich das Pellikel zwischen den Säureeinwirkungen besser restrukturiert und damit möglicherweise auch eine bessere Schutzwirkung entfaltet haben.

Bei der Betrachtung der einzelnen Probanden fanden sich sowohl bei den Versuchen mit Schmelz als auch bei denen mit Dentin deutliche Unterschiede im Mineralverlust. Bei Schmelz war es sogar bei zwei Teilnehmern zu einem Mineralverlust in der Größenordnung der nur in Kochsalzlösung aufbewahrten Proben gekommen, so daß die intraorale Situation bei diesen Personen offenbar gar keine Schutzwirkung zu entfalten vermochte. Noch größere Unterschiede zwischen den Probanden zeigten sich in der oben zitierten in situ Studie, in der bei den verschiedenen Probanden bei Schmelz Durchschnittswerte zwischen 0 und 93 µm und bei Dentin zwischen 0 und 51 µm beobachtet wurden [Hall et al., 1999]. Da in beiden Studien extraoral erodiert wurde, können nur Unterschiede in der Ausbildung des Pellikels eine Rolle gespielt haben, worauf in Kapitel 6.4 näher eingegangen wird. Jedenfalls bestätigen diese Befunde die klinische Beobachtung, daß die Ausprägung erosiv bedingter Läsionen nicht unbedingt mit der Stärke oder Häufigkeit der Säureeinwirkung korrespondieren muß [Robb et al., 1995; Ganss et al., 1999].

Die verschiedenen Fluoridierungsmaßnahmen erwiesen sich bei Schmelz im vorliegenden in situ Versuch im Gegensatz zu dem in vitro Versuch als außerordentlich effektiv. Bereits die Zahnpastenfluoridierung konnte den Mineralverlust um 50 bis 60% reduzieren, während in vitro nur eine Verringerung um 10% zu beobachten war. Dieser bessere Effekt könnte zum Teil durch die andere Zahnpastenzubereitung begründet sein. Das in situ verwendete Präparat hatte einen pH-Wert von 5,0 während im in vitro Versuch eine neutrale Fluoridzahnpaste (pH-Wert 6,8) benutzt wurde. Daß der pH-Wert die Präzipitation von CaF_2-ähnlichen Deckschichten entscheidend beeinflußt, konnte bereits quantitativ nachgewiesen werden [Saxegaard und Rølla, 1988]. Aber auch ultrastrukturelle in vitro Studien mit Fluoridverbindungen gleicher Konzentration, jedoch unterschiedlichen pH-Werten konnten zeigen, daß nach 2 Minuten Einwirkzeit und neutralem pH-Wert nur einzelne Präzipitate entstehen, während bei einem pH-Wert von 4,5 nach der gleichen Zeit bereits eine kontinuierliche CaF_2-ähnliche Deckschicht nachweisbar ist [Petzold, 2001]. Allerdings konnte in vitro selbst die Intensivfluoridierung mit sauren Fluoridpräparaten nur einen sehr begrenzten Effekt entfalten, so daß die gute Wirksamkeit der Zahnpastenfluoridierung in situ durch grundsätzlich andere Faktoren bedingt sein muß.

Die zusätzliche Verwendung der Mundspüllösung (Versuch 2) konnte den Mineralverlust bei drei der vier Probanden nochmals deutlich reduzieren, bei einem Probanden lagen die Werte aber sogar höher als bei der Zahnpastenfluoridierung, so daß insgesamt keine Signifikanz erreicht wurde. Welche Faktoren hier ein Rolle gespielt haben, kann im Moment nicht erklärt werden, da der Proband glaubhaft versichert hat, den Versuch ordnungsgemäß durchgeführt zu haben. Jedenfalls läßt sich das Ergebnis nicht mit der Fluoridierungsmaßnahme begründen. Ohne diesen Probanden liegt der Mineralverlust nach der zusätzlichen Verwendung der Mundspüllösung gegenüber der alleinigen Zahnpastenfluoridierung signifikant niedriger ($5,5\pm11,6$ gegenüber $17,9\pm7,5$ µm, $p\leq0,01$) und entspricht dem der Intensivfluoridierung mit Spüllösung und Gel (Versuch 1). Die Intensivfluoridierung in Versuch 1 hatte bei allen Probanden zu einer sehr deutlichen Reduktion des Mineralverlusts geführt, bei einigen Proben war trotz der relativ heftigen Säureangriffe sogar ein Mineralgewinn zu verzeichnen. In vitro dagegen konnte der Mineralverlust bei vergleichbarer Fluoridierung nur um etwa 20% verringert werden.

Wie bereits in Kapitel 4.4 ausgeführt, ist ein erosiver Mineralverlust bei Schmelz ein Oberflächenphänomen und damit durch direkte physikalisch/chemische Prozesse an der Grenzfläche zwischen der Zahnhartsubstanz und dem umgebenden flüssigem Medium bestimmt. Bei den in vitro Versuchen lag der Fluorideffekt in der Größenordnung der Dicke der CaF_2-ähnlichen Deckschicht, die in Lösung gehen kann, bevor ein weiterer Mineralverlust im darunterliegenden Schmelz entsteht. Dieser Aspekt kann sicherlich auch für die in situ Situation angenommen werden, allerdings ist damit nicht die gute Wirksamkeit der Fluoridapplikation erklärt. Da nicht zu erwarten ist, daß die Dicke einer solchen Deckschicht in situ größer als in vitro ist, müssen CaF_2-ähnliche Präzipitate unter Mundbedingungen nicht nur unter neutralen sondern auch unter sehr sauren Bedingungen so stabil sein, daß nahezu kein Mineralverlust mehr eintritt. Dieser Aspekt wird in Kapitel 6 diskutiert.

Bei den Dentinproben konnte der Mineralverlust durch die Fluoridierung ebenfalls deutlich reduziert werden, wenn auch nicht so gut wie bei Schmelz. Die Zahnpastenfluoridierung verringerte den Mineralverlust auf 70%, die Spüllösung auf 47% und die Intensivfluoridierung auf 39%, wobei der Unterschied zwischen den beiden letzten Fluoridierungsmaßnahmen keine Signifikanz mehr erreichte. Diese Resultate entsprechen etwa den in vitro Versuchen, bei denen nach Zahnpastenfluoridierung eine Reduktion auf 80% und nach Intensivfluoridierung auf 55% beobachtet werden konnte, so daß das intraorale Milieu bei Dentin offenbar keine so große Rolle zu spielen scheint. Dieser Befund kann jedoch mit der grundsätzlich anderen Struktur erosiver Dentinläsionen erklärt werden. Während Erosionen bei Schmelz Oberflächenphänomene sind, ist die erosive Demineralisation bei Dentin nach einem initialen Stadium, also nach Ausbildung einer organischen Deckschicht, durch Diffusionsprozesse charakterisiert. Dementsprechend kann die Stabilisierung einer CaF_2-ähnlichen Deckschicht durch Speichelfaktoren in der initialen Demineralisationsphase sicherlich wirksam werden. Nach der Ausbildung der organischen Deckschicht dagegen kommen Dentinerosionen aber in Anwesenheit höherer Fluoridmengen ohnehin zum Stillstand (siehe auch Abb. 13). Andererseits kann eine Stabilisierung von CaF_2-ähnlichen Deckschichten aufgrund der organischen Deckschichten im Sinne einer Diffusionsbarriere möglicherweise auch gar nicht mehr stattfinden, was den geringen Effekt der Zahnpastenfluoridierung in situ (im Vergleich zu Schmelz in situ) erklären könnte. In diesem Zusammenhang wären weitere in situ Versuche mit einer täglichen Beobachtung des Mineralverlusts ebenso wie Versuchsansätze mit Modifikationen der organischen Deckschicht interessant.

Sowohl für Schmelz als auch für Dentin konnte zwar eine Tendenz zu geringeren Mineralverlusten nach Intensivfluoridierung gegenüber der alleinigen Verwendung der Spüllösung beobachtet werden, der Nutzen der zusätzlichen Gelfluoridierung muß jedoch zumindest im vorliegenden Versuch unbelegt bleiben.

Durch die Mundspüllösung wird bereits eine relativ große Fluoridmenge in die Mundhöhle eingetragen. Trotz der geringen Konzentration wurden dabei in den fünf Versuchstagen bereits 37,5 mg Fluorid appliziert, während durch die Gelfluoridierung zusätzlich 13 mg Fluorid eingebracht wurden. Die Ausbildung von CaF_2-ähnlichen Deckschichten hängt jedoch nicht einfach von der Fluoridmenge, sondern neben dem pH-Wert auch von der Konzentration des Fluoridpräparats ab [Saxegaard und Rølla, 1989]. Dabei kann sogar ein Grenzwert angenommen werden, unter dem gar keine CaF_2-ähnlichen Präzipitate entstehen. Zumindest in vitro konnten solche Präzipitate bei neutralem pH-Wert erst bei einer Fluoridkonzentration über 300 ppm nachgewiesen werden. Bei pH 5 dagegen scheinen bereits Konzentrationen unter 100 ppm zur Ausbildung einer CaF_2-ähnlichen Deckschicht ausreichend zu sein [Larsen und Jensen, 1994]. Die im vorliegenden Versuch verwendete Spüllösung hatte bei einem pH-Wert von 4,2 eine Fluoridkonzentration von 250 ppm. Da es beim Spülen jedoch rasch zu einer Verdünnung und Neutralisation kommen dürfte, könnte die Wirksamkeit solcher Spüllösungen nach den zitierten in vitro Ergebnissen fraglich sein.

In in situ Versuchen konnte aber nach Anwendung niedrig konzentrierter Präparate eine deutliche Fluoridanreicherung in Schmelz und Dentin nachgewiesen werden. So fand sich in einer Studie mit 6 Teilnehmern nach Anwendung einer Natriumfluoridlösung (0,023% F⁻, pH-Wert nicht angegeben, Spülen 1 x täglich für 1 Minute) bei intraoral fluoridierten Schmelzproben nach 8 Tagen ein Anstieg der Fluoridmenge um 57% (absolute Zahlen nicht angegeben). Auf Schmelz, der vor Versuchsbeginn für eine Minute mit 37%iger Phosphorsäure angeätzt worden war, stieg der Fluoridgehalt wegen der Vergrößerung der Oberfläche sogar auf 150% [Saxegaard und Rølla, 1989]. In diesem Versuch wurden außer der Spüllösung keine anderen Fluoridpräparate verwendet, so daß sich die Frage stellt, wie diese Fluoridaufnahme im Vergleich zu der durch die wesentlich höher konzentrierten Fluoridzahnpasten aufgenommene Fluoridmenge einzuschätzen ist. Eine weitere in situ Studie im cross over Design mit 12 Teilnehmern konnte in diesem Zusammenhang jedoch zeigen, daß die Verwendung einer Spüllösung sowohl bei Schmelz als auch bei Dentin auch bei der allgemein üblichen Verwendung einer Fluoridzahnpaste einen Effekt zu haben scheint. In dem Versuch wurde 3 x täglich eine Fluoridzahnpaste (0,125% F⁻ als Aminfluorid) verwendet und zusätzlich 2 x täglich für 30 Sekunden mit einer Spüllösung (0,01% F⁻ als Aminfluorid und 0,015% F⁻ als NaF, pH 4,3) oder aber mit Wasser gespült, der Versuchszeitraum betrug jeweils 3 Wochen. Bei Schmelz konnte das KOH-lösliche Fluorid (synonym für CaF_2-ähnliche Präzipitate, siehe auch Kapitel 6) durch die Spüllösung gegenüber der alleinigen Verwendung der Zahnpaste signifikant von 2,6±2,2 auf 5,3±4,3 µg/cm² und bei Dentin von 6,2±4,9 auf 15,0±2,2 µg/cm² erhöht werden [van Strijp et al., 1999]. Allerdings waren die Proben vorher im Sinne einer Initialläsion demineralisiert worden, so daß die erreichten Fluoridmengen auf gesunder Zahnhartsubstanz etwas geringer sein dürften. Die verwendeten Präparate entsprechen in Hinblick auf pH-Wert, Fluoridverbindung und Fluoridkonzentration denen, die im vorliegenden Versuch verwendet worden waren. Da hier die Einwirkzeit und -häufigkeit etwas länger war, kann insgesamt sicherlich von einer Erhöhung der Fluoridmenge durch die Mundspüllösung ausgegangen werden.

Allerdings ist auch die durch die Zahnpastenfluoridierung in Kombination mit der Spüllösung erreichte Fluoridkonzentration im Vergleich zu Werten, die nach

Applikation von höher konzentrierten sauren Fluoridpräparaten erzielt werden kann, relativ gering. Für das in der vorliegenden Studie verwendete Fluoridgel konnte zumindest in vitro nach einer Einwirkzeit von 4 Minuten über 80 µg KOH-lösliches Fluorid pro cm² nachgewiesen werden [Attin et al., 2001a]. Für andere saure Präparate finden sich Werte zwischen 30 und 145 µg/cm² [Dijkman et al., 1982; Saxegaard und Rølla, 1988; Attin et al., 2001a]. Aus diesem Grunde erschien, besonders nach den wenig ermutigenden Ergebnissen aus den in vitro Versuchen, die zusätzliche Verwendung eines hochkonzentrierten Präparats durchaus angebracht. Möglicherweise sind CaF_2-ähnliche Deckschichten unter Mundbedingungen aber so stabil, daß selbst unter sehr sauren Bedingungen bereits relativ geringe Fluoridmengen ausreichen um einen Mineralverlust zu verhindern.

Bei der Betrachtung der einzelnen Probanden fanden sich in Hinblick auf den Mineralverlust in allen Versuchsgruppen (mit Ausnahme der Intensivfluoridierung bei Dentin) signifikante Unterschiede. Möglicherweise bestehen individuelle Unterschiede bei der intraoralen Stabilisierung von CaF_2-ähnlichen Deckschichten, worauf in Kapitel 6.4 eingegangen werden soll.
Zusammen mit der Fähigkeit des Speichels CaF_2-ähnliche Präzipitate zu stabilisieren, könnte aber auch die Fluoridclearance ein Rolle spielen. Der Fluoridgehalt des Speichels beträgt normalerweise unter 0,01 ppm. Nach einer lokalen Fluoridierung kommt es im Speichel in Abhängigkeit von der verwendeten Fluoridkonzentration zu einem Peak in der Fluoridkonzentration, die jedoch rasch abfällt und im Falle von Zahnpaste noch für 20 bis 40 Minuten bei etwa 0,2 ppm bleibt [Larsen und Bruun, 1994; Heath et al., 2001]. Ähnliche Resultate fanden sich nach Anwendung einer fluoridhaltigen Mundspüllösung (0,022% F⁻ aus MFP, nach Anwendung kein Spülen mit Wasser). Direkt nach dem Spülen konnte eine Fluoridkonzentration von etwa 14 ppm gemessen werden, nach 20 und 40 Minuten fiel der Wert auf 0,4 bzw. 0,2 ppm und erreichte nach 120 Minuten wieder den Ausgangswert [Heath et al., 2001]. In einer weiteren Studie fanden sich etwas höhere Werte. Bei einem Ausgangswert von 0,04 ppm konnten bei 12 Probanden direkt nach Anwendung einer Aminfluorid-/Zinnfluoridlösung (241 ppm F⁻) und Spülen mit destilliertem Wasser 60 ppm und nach 15, 30, 60 und 120 Minuten 5,5, 1,8, 0,6 und 0,2 ppm gemessen werden [Fritzsche und Saxer, 1989]. Diese Werte erscheinen in Bezug auf Erosionen klinisch wenig relevant, nach der Applikation von höher konzentrierten Fluoridpräparaten kann die Fluoridkonzentration im Speichel aber auch durchaus höhere Werte erreichen. In der oben zitierten Studie von Heath et al. [2001] konnte nach dem Einbürsten von 0,5 g eines Fluoridgels (1,25% F⁻ aus AFP; Bürsten für 1 Minute, danach 15 Sekunden Spülen) nach 20

und 40 Minuten noch 35 bzw. 7 ppm Fluorid gemessen werden. Selbst nach 7 Stunden waren die Ausgangswerte nicht wieder erreicht.

Dabei lassen sich in Hinblick auf die Fluoridclearance sowohl nach einmaliger als auch nach mehrmaligen Fluoridgaben deutliche Unterschiede zwischen Probanden nachweisen, die unter anderem von der Speichelfließrate abhängt. So kann nach der Gabe von Fluoridtabletten (0,25 mg F⁻; 9 Tabletten alle 80 Minuten) bei einer Fließrate (unstimuliert) von 0,1 ml/min mit etwa 100 µmol/l (1,9 ppm) eine deutlich höhere „steady state" Fluoridkonzentration beobachtet werden als bei einer Fließrate von 0,8 ml/min mit unter 10 µmol/l [Ekstrand et al., 1990]. Ähnliche Unterschiede fanden sich auch nach Kauen eines fluoridhaltigen Kaugummis (0,25 mg 8 x täglich über neun Tage). Bei Personen mit niedriger Fließrate (unter 0,6 ml/min) fanden sich Spitzenwerte zwischen 10 und 40 µmol/l, während die Fluoridkonzentration bei hoher Fließrate (über 1,8 ml/min) stets deutlich unter 5 µmol/l verharrte. Trotz dieser deutlichen Unterschiede bleibt fraglich, ob diese insgesamt sehr niedrigen Fluoridkonzentrationen gerade im Zusammenhang mit einer erosiven Demineralisation klinische Relevanz erlangen können. Da aber die Stabilität von CaF_2-ähnlichen Deckschichten im Mund sehr gut zu sein scheint, könnten genauere Untersuchungen möglicherweise doch interessante Ergebnisse zeigen.

Im vorliegenden Versuch ist eine Fluoriddosierung verwendet worden, die im Vergleich zur Anwendung im Rahmen der Kariesprophylaxe sehr hoch ist, so daß auf mögliche Nebenwirkungen eingegangen werden muß.

Die Aufnahme von Fluorid erfolgt über die Mundschleimhaut und im Gastrointestinaltrakt. In Tierversuchen konnte gezeigt werden, daß der kleinere Teil des applizierten Fluorids über die Mundschleimhaut resorbiert wird, wobei die Resorptionsrate unabhängig von der Fluoridkonzentration zu sein scheint. Dagegen spielt der pH-Wert des Fluoridpräparats eine wichtige Rolle. Während bei pH-Werten über 5 innerhalb von 30 Minuten etwa 7% resorbiert wird, steigt die Resorptionsrate bis zu einem pH-Wert von 2 bis auf 25% an. Im pH-Wertbereich der im vorliegenden Versuch verwendeten Präparate (4,2 bis 5,0) liegt die Resorptionsrate etwa bei 10% [Whitford, 1996a]. Wenn die Fluoridmenge, die über die Mundschleimhaut resorbiert wird, auch schwierig abzuschätzen ist, so kann doch bei der im vorliegenden Versuch deutlich kürzeren Einwirkzeit eher von relativ geringen Mengen ausgegangen werden, so daß die gastrointestinale Resorption als Hauptaufnahmeweg angesehen werden kann.

Im Magen-Darm-Trakt wird Fluorid (auch aus zahnärztlichen Fluoridpräparaten) zu über 90% resorbiert und ist bereits nach wenigen Minuten im Blut nachweisbar. Die maximale Plasmakonzentration ist nach 30 bis 60 Minuten erreicht und hängt von der Fluoridmenge, dem Körpergewicht und der

Resorptionsrate ab. Letztere wird von der Fluoridverbindung und von der Nahrungsaufnahme bestimmt. So ist die Resorption beispielsweise bei Anwesenheit von Kalzium verringert, ebenso wird die maximale Plasmakonzentration bei der Fluoridaufnahme nach einer Mahlzeit deutlich später erreicht als bei leerem Magen. Die Resorption erfolgt passiv in Form von HF, das als ungeladenes Molekül leicht durch die Schleimhaut diffundiert [Ekstrand, 1996]. Die Plasma-Halbwertszeit beträgt 4 bis 10 Stunden. Nach Erreichen des zentralen Kompartiments wird Fluorid schnell in gut durchbluteten Geweben wie Leber und Nieren, besonders aber im Knochen aufgenommen. Die Clearance aus dem Plasma in den Knochen ist besonders hoch, so daß sich in der Regel etwa die Hälfte der aufgenommenen Fluoridmenge im Knochen findet, während die andere Hälfte ausgeschieden wird. Bis zu 99% der gesamten Fluoridmenge wird im Skelett retiniert. Fluorid ist jedoch nicht irreversibel in den Knochen eingelagert und kann bei abnehmender Fluoridaufnahme kontinuierlich mobilisiert werden. Die Ausscheidung erfolgt zum größten Teil über die Nieren, so daß die Elimination von Fluorid bei ausgeprägter Niereninsuffizienz deutlich verringert sein kann. Die Ausscheidung mit den Faeces spielt mit unter 10% eine untergeordnete Rolle [Ekstrand, 1996].

Die Certainly Toxic Dose (CTD) beträgt für Erwachsene zwischen 32 und 64 mg F^-/kg Körpergewicht [Whitford, 1996b], abhängig von verschiedenen Parametern, wie zum Beispiel Art und Löslichkeit des Fluorids sowie der Resorptionsgeschwindigkeit. Bei einer 70 kg schweren Person entspräche das der Aufnahme von 2240 bis 4480 mg Fluorid, bei einer 40 kg schweren Person (zum Beispiel bei Eßstörungen) von 1280 bis 2560 mg. Die Probably Toxic Dose (PTD) liegt dagegen bereits bei 5 mg/kg entsprechend 350 bzw. 200 mg bei einer 70 bzw. 40 kg schweren Person.

Akut toxische Effekte treten an der Magenschleimhaut und in den Nieren auf, da diese Gewebe den höchsten Fluoridkonzentrationen ausgesetzt sind. Die entsprechenden Symptome sind Übelkeit und Erbrechen sowie Störungen der Nierenfunktion im Sinne eines Diabetes insipidus. Veränderungen der Magenschleimhaut können bereits bei relativ geringen Fluoridmengen auftreten. In einem Versuch mit 10 Probanden zeigten sich nach Schienenapplikation von 3 g eines Fluoridgels (5 Minuten, 0,42% F^- aus NaF, insgesamt 12,6 mg Fluorid) endoskopisch bei 2 Personen geringgradige und bei 5 Personen ausgedehntere Magenschleimhautveränderungen im Sinne von Petechien, Erosionen und Ulzerationen. Dabei hatten die Teilnehmer im Durchschnitt etwa 5 mg Fluorid aufgenommen [Spak et al., 1990]. Wenn Fluoridierungsschienen im Rahmen kariesprophylaktischer Maßnahmen zweimal jährlich angewendet werden, haben diese Befunde sicherlich keine klinische Relevanz. Wenn jedoch ein- oder mehrmals wöchentlich in dieser Form fluoridiert wird (zum Beispiel bei der

Kariesprophylaxe nach Strahlentherapie), sollte diese Nebenwirkung bedacht werden. Neben Veränderungen an der Magenschleimhaut können bei der klinischen Anwendung auch Reizungen der Mundschleimhaut in Form von Brennen oder sehr selten Rötungen beobachtet werden. So sind in einer klinischen 1-Jahres-Studie mit 27 Patienten unter Chemotherapie (Anwendung 2 x täglich 10 ml Meridol für 1 Minute) in 33% der Fälle Schleimhautirritationen beschrieben worden [Laine et al., 1993]. Über Nebenwirkungen bei Gesunden liegen dagegen keine Daten vor, jedoch sind solche Befunde hier sicherlich seltener zu erwarten. Auch im vorliegenden Versuch sind bei der relativ langen Einwirkzeit solche Effekte aufgetreten, die jedoch nach Beendigung der Anwendungen sehr schnell wieder abgeklungen waren.

Störungen der Nierenfunktion sind bei Plasmakonzentrationen von über 30 μmol/l beobachtet worden [Whitford, 1996b], die allerdings bei der lokalen Fluoridapplikation nicht erreicht werden dürften. Die Durchschnittswerte für Fluorid im Plasma liegen bei 0,7 bis 2,4 μmol/l [Whitford, 1990]. Nach einer einmaligen oralen Gabe von 10, 6, 3 und 1,5 mg Fluorid in Form von NaF können Werte um 25, 11, 7 und 3 μmol/l erreicht werden. [Ekstrand, 1996]. Diese Werte korrespondieren gut mit Daten von Larsen und Bruun [1994], die nach der oralen Gabe von 1 mg Fluorid Plasmawerte von etwa 0,05 ppm (2,6 μmol/l) beobachtet haben. Fluorid aus SnF_2 ist ebenso gut verfügbar wie aus NaF [Ellingsen und Ekstrand, 1985], Vergleiche mit anderen Fluoridverbindungen liegen nicht vor.

Chronisch toxische Nebenwirkungen können in Form einer Skelettfluorose auftreten. Die Symptome reichen von einer erhöhten Knochendichte ohne Symptomatik bis hin zu Gelenksteifigkeit, Verkalkungen von Ligamenten und knorpligen Strukturen sowie chronischen Gelenkschmerzen. Bei der schwersten Form der Skelettfluorose kommt es außerdem zu deutlichen Bewegungseinschränkungen, Exostosen und neurologischen Ausfällen aufgrund von Nervkompressionen. Skelettfluorosen können auftreten, wenn über einen Zeitraum von mindestens 10 Jahren täglich 10 bis 20 mg Fluorid aufgenommen werden [Whitford, 1996a] oder bei Trinkwasserkonzentrationen von >4 mg /l [Hellwig et al., 1999].

Fluorid ist jedoch auch als Medikament zur Behandlung von Osteoporose eingesetzt worden. Die tägliche Dosis beträgt dabei zwischen 23 und 36 mg/Tag [Melsen et al., 1996; Whitford, 1996a], wobei unter dieser Dosierung bei knapp 40% der Patienten Schmerzen im Bereich der Gelenke und bei etwa 25% gastrointestinale Beschwerden auftreten [Melsen et al., 1996].

In der vorliegenden Studie sind zwar im Vergleich zu der üblichen Dosierung bei zahnärztlichen Indikationen relativ hohe Fluoridmengen appliziert worden, jedoch kann insgesamt von einer unbedenklichen Fluoridaufnahme ausgegangen werden.

Pro Putzvorgang wurde etwa 0,5 g Gel verwendet, das entspricht bei einer Fluoridkonzentration von 1,25% etwa 6,5 mg, 10 ml der Spüllösung (0,025% F⁻) entsprechen 2,5 mg Fluorid und 0,5 g einer Fluoridzahnpaste (0,125%) entspricht 0,625 mg Fluorid. Bei dem vorgesehenen Therapieschema betrug die maximal applizierte Fluoridmenge über den Tag verteilt bei der Verwendung des Gels, der dreimaligen Spülung mit der Spüllösung und dem zweimaligen Putzen mit der Fluoridzahnpaste 15,25 mg. Diese Fluoridmenge liegt aber immer noch deutlich unter der Menge, die mit Fluoridierungsschienen verabreicht werden. Dabei wird pro Anwendung 6 bis 8 g Fluoridgel appliziert, was bei einem Fluoridgel mit einer Konzentration von 1,25% einer Fluoridmenge von 75 bis 100 mg entspricht.

Selbst wenn alle Produkte gänzlich verschluckt worden wären, kann eine Fluoridmenge von 15,25 mg/Tag zweimal wöchentlich für Erwachsene als unbedenklich angesehen werden. Kinder unter 6 Jahren verschlucken beim Putzen etwa 25 bis 60% der Zahnpaste, bei 8- bis 13jährigen sind es noch 6 bis 12% und bei Erwachsenen etwa 3% [Levy, 1993]. Diese Menge entspräche einer Fluoridaufnahme von etwas unter 0,46 mg pro Tag, bei einem 40 kg schweren Erwachsenen etwa 0,01 mg/kg. Andere Autoren schätzen etwas höhere Werte. So fand sich nach dem Einbürsten von 0,5 g eines 1,23%igen APF-Gels (6,18 mg F⁻) eine geschätzte Fluoridaufnahme von 1,8 mg (30%). Die Plasmawerte stiegen entsprechend von 0,035±0,01 ppm (1,86 µmol/l) auf 2,65±0,02 (2,65 µmol/l) [Heath et al., 2001]. Wenn 30% der angewendeten Produkte verschluckt würden, entspräche das im vorliegenden Versuch 4,58 mg, also einer maximalen Fluoridaufnahme von 0,1 mg/kg. Selbst diese Menge ist auch als Langzeittherapie als unbedenklich anzusehen, zumal das Fluoridgel nur zweimal wöchentlich angewendet wird.

Neben toxikologischen Aspekten müssen aber auch andere Nebenwirkungen bedacht werden. So kann es nach der Verwendung von Zinnfluorid zu extrinsischen Zahnverfärbungen kommen. Dabei wird wahrscheinlich die Adsorption von chromogenen Nahrungsbestandteilen an Zahnoberflächen und Schleimhäuten durch die Anwesenheit von Metallionen verstärkt [Addy und Moran, 1985; Wade et al., 1997]. Ebenso wird die Denaturierung von Pellikelproteinen mit Exposition von Sulfhydrylgruppen und Bildung von Zinnsulfiden diskutiert [Ellingsen et al., 1982]. Bei klinischer Anwendung konnten sowohl bei einmaligem als auch nach zweimaligem Spülen pro Tag für jeweils 1 Minute bereits nach 6 Monaten solche Zahnverfärbungen festgestellt werden. Das Ausmaß der Farbauflagerungen war jedoch deutlich geringer als nach der Verwendung von Chlorhexidindiglukonat [Brecx et al., 1993; Hoffmann et al., 2001].

Insgesamt kann die im vorliegenden Versuch verwendete Fluoridmenge als unbedenklich angesehen werden. Allerdings muß mit lokalen intraoralen Nebenwirkungen gerechnet werden, so daß im Einzelfall Dosierung, Anwendungsart und Präparat variiert werden muß. Bei der Vielzahl der verfügbaren Produkte kann aber sicherlich für die meisten Situationen ein gut verträgliches Präparat gefunden werden.

Zusammenfassend haben die Versuche gezeigt, daß säurebedingte Zahnhartsubstanzverluste auch unter sehr erosiven Bedingungen durch hochdosierte Fluoridapplikationen bei Schmelz nahezu verhindert und bei Dentin deutlich verringert werden können. Somit können die Empfehlungen von Imfeld [1996a] grundsätzlich unterstützt werden. Wenn auch die Überlegenheit der Intensivfluoridierung gegenüber der Anwendung von Zahnpaste und Spüllösung statistisch gesehen nicht gezeigt werden konnte, so fand sich doch mit zunehmender Fluoridmenge eine Tendenz zu geringeren Mineralverlusten und geringeren Unterschieden zwischen den Probanden. Im Gegensatz zu den in vitro Resultaten lassen die in situ Ergebnisse weiterführende klinische Studien sehr wohl gerechtfertigt erscheinen.

Bislang kann über die Gründe für die ausgezeichnete Effektivität von Fluoridierungsmaßnahmen in situ nur spekuliert werden. In den nächsten Versuchsreihen sollte daher die Stabilität von CaF_2-ähnlichen Deckschichten sowohl unter neutralen als auch unter sauren Bedingungen untersucht werden, wobei von vergleichenden in vitro und in situ Ansätzen auch eine Erklärung für die unterschiedliche Effektivität von Fluorid gefunden werden soll.

6 In vitro und in situ Versuche zur Stabilität von CaF₂-ähnlichen Deckschichten unter erosiven Bedingungen

6.1 Einleitung

Nach der Applikation von Fluoridpräparaten präzipitieren auf Schmelz- und Dentinoberflächen CaF_2 oder CaF_2-ähnliche Substanzen (Substanzen, die Kalzium und Fluorid in einem Verhältnis enthalten, das stöchiometrisch dem CaF_2 ähnlich ist [Lagerlöf et al., 1988; Rølla und Saxegaard, 1990]). Diese Präzipitate werden auch KOH-lösliches Fluorid genannt, weil sie in Basen löslich sind und mit KOH von der Zahnoberfläche entfernt werden können [Arends und Christoffersen, 1990].

Die Löslichkeit von CaF_2 ist in Wasser mit 16 mg/l bei 18°C sehr gering [Neumüller, 1972] und steigt mit sinkendem pH-Wert an (Tab. 4).

Tab. 4: Löslichkeit von CaF₂ (mg/l) bei 34°C [McCann, 1968]

pH-Wert	7,5	5,5	4,5	4,0
Wasser	17,1	17,2	17,8	19,1
unstimulierter Speichel	-	12,8	-	-
stimulierter Speichel	15,1	-	-	-

Die Freisetzung von Fluorid ist in Abhängigkeit von der Zeit für reines CaF_2 initial (bis 200 Minuten in Wasser bei pH 6) annähernd linear. Dabei kann angenommen werden, daß die partielle Hydratation von Kalzium auf der Kristalloberfläche zu einer Freisetzung von Fluoridionen führt, die aufgrund einer weiteren Hydratation der verbliebenen Kristalloberfläche durch sterische Effekte an einer Rekristallisation gehindert werden. Die Anwesenheit von Phosphat kann bereits bei relativ geringen Konzentrationen die Freisetzung von Fluorid deutlich verringern [Christoffersen et al., 1988], was wahrscheinlich mit der Adsorption von Phosphationen in Form von HPO_4^{2-} erklärt werden kann [Chander et al., 1982; Lagerlöf et al., 1988].

In phosphor- und kalziumhaltigen Lösungen entstehen nach Zugabe von Fluorid CaF_2- Verbindungen, die mit Phosphat kontaminiert sind, wobei das Verhältnis von Ca/P ebenso wie die Größe der Kristalle in Abhängigkeit von der

Konzentration unterschiedlich sein kann. Diese CaF$_2$-ähnlichen Verbindungen sind 50 bis 100 mal löslicher als reines CaF$_2$ und zeigen ein in Abhängigkeit von der Zeit nicht lineares Lösungsverhalten mit einer sehr hohen Fluoridfreisetzung innerhalb der ersten Minuten. Auch bei diesen Reaktionsprodukten kann Phosphat die Löslichkeit von Fluorid verringern, jedoch bei gleichbleibender Löslichkeitskinetik und in wesentlich geringerem Maße als bei reinem CaF$_2$ [Christoffersen et al., 1988].

Je nach pH-Wert des Fluoridpräparats kann die Zusammensetzung der CaF$_2$-ähnlichen Präzipitate unterschiedlich sein. Bei niedrigem pH-Wert wird weniger Phosphat in die Kristallstruktur inkorporiert, da weniger HPO$_4^{2-}$-Ionen zur Verfügung stehen. Je weniger Phosphat in das Kristallgitter eingebaut ist, desto weniger löslich ist die CaF$_2$-ähnliche Deckschicht [Rølla und Saxegaard, 1990]. Während die Anwesenheit von Phosphat die Löslichkeit von CaF$_2$ deutlich herabsetzen kann, scheint der pH-Wert im Bereich zwischen 4,0 und 5,5 zumindest in Abwesenheit von Phosphat eine eher untergeordnete Bedeutung zu haben. In Anwesenheit von Phosphat dagegen hängt die Löslichkeit von CaF$_2$ wieder mehr vom pH-Wert ab, da H$^+$-Ionen die Konzentration der stabilisierenden HPO$_4^{2-}$-Ionen verringern [Lagerlöf et al., 1988].

Insgesamt ist das Löslichkeitsverhalten von CaF$_2$ in wäßrigen Lösungen komplex und von einer Reihe von Faktoren abhängig. Darüber hinaus kann aus dem Verhalten von CaF$_2$ nicht ohne weiteres auf die Eigenschaften von CaF$_2$-ähnlichen Verbindungen geschlossen werden. Während über die Löslichkeit von CaF$_2$ in pH-Wert-Bereichen über 4, also dem relevanten Plaque-pH-Wertbereich, Daten vorliegen, ist wenig über das Löslichkeitsverhalten von CaF$_2$ und CaF$_2$-ähnlichen Verbindungen bei pH-Werten, wie sie bei einer erosiven Demineralisierung vorkommen, bekannt. Dabei scheint zumindest die Löslichkeit von CaF$_2$ unterhalb von 4 jedoch deutlich anzusteigen [Christoffersen et al., 1988].

Wenn aber eine CaF$_2$-ähnliche Deckschicht unter sehr sauren Bedingungen rasch verloren geht, stellt sich die Frage, wie häufig fluoridiert werden muß, um eine Wirksamkeit im Rahmen der symptomatischen Therapie von säurebedingten Zahnhartsubstanzverlusten zu erzielen.

In der folgenden Versuchsreihe wurde deshalb die Stabilität von CaF$_2$-ähnlichen Deckschichten unter erosiven Bedingungen untersucht. Da die Anwesenheit von Speichel die Löslichkeit von solchen Deckschichten beeinflussen kann [Saxegaard et al., 1988], enthielt auch diese Versuchsreihe sowohl Experimente unter Labor- als auch unter Mundbedingungen.

6.2 Materialien und Methoden

6.2.1   Herstellung der Proben

Für die Versuche wurden vormals impaktierte menschliche dritte Molaren verwendet, die direkt nach der operativen Entfernung in gesättigter Thymollösung (Thymol Pulver, Fluka Chemie AG, Buchs, Schweiz) aufbewahrt wurden. Die Zähne wurden von ihren Wurzeln und von Weichgewebsresten befreit und unter einem Auflichtmikroskop (Nikon SMZ-2T, Japan) auf Unversehrtheit geprüft.

Für die Herstellung der Schmelzproben wurde von den vier Glattflächen jeweils eine etwa 800 µm dicke Schmelzscheibe parallel zur Zahnoberfläche abgetrennt. Von der natürlichen Oberfläche wurde mit Schleifpapier der Körnung P 800 (Leco, St. Joseph, USA; nominale Korngröße 22 µm) eine Schicht von 300 µm entfernt und das resultierende Versuchsfeld mit Schleifpapier der Körnung P 1200 (Leco, St. Joseph, USA; nominale Korngröße 14 µm) geglättet. Mit einem diamantierten Hohlzylinderbohrer (Hohlbohrer, 5 mm Außendurchmesser, Rio Grande, Albuquerque, USA, im Handstück Typ 950 KaVo, Biberach, Deutschland) wurden runde Proben gewonnen.

Die verbliebenen Dentinkerne wurden für die Herstellung der Dentinproben verwendet, wobei zunächst auf jeder Seite mit dem Hohlzylinderbohrer 1 bis 2 mm tiefe Einlassungen präpariert wurden. Die resultierenden Dentinzylinder wurden dann mit einem Zylinderdiamanten (Fig. 111, Horico, Berlin, Deutschland) im roten Winkelstück (KaVo Intralux 325H, KaVo, Biberach) von der pulpalen Seite her freipräpariert.

Zur Bestimmung der Probenoberfläche wurde zunächst an je 10 Schmelz- und Dentinproben der Durchmesser (je zweimal senkrecht zueinander) mit einem Meßmikroskop (Leica M 420, Leitz, Wetzlar) mit Meßeinrichtung (Mitutoyo, Tokio, Japan) bestimmt. Der durchschnittliche Durchmesser betrug 3,69±0,1 mm (3,55-3,87 mm) für die Dentinproben und 3,57±0,17 mm (3,37-3,85 mm) für die Schmelzproben. Alle Trenn- und Schleifprozeduren (Exact Trennschleifsystem und Exact Mikroschleifsystem, Exact Apparatebau, Norderstedt, Deutschland) wurden mit ausreichender Wasserkühlung durchgeführt.

Abschließend wurden die Proben für den in vitro Versuch mit Gußwachs (Orbis Dental, Offenbach, Deutschland) und für den in situ Versuch mit Klebewachs (Supradent, Oppermann-Schwedler, Bonn, Deutschland) ummantelt, um eine definierte Versuchsoberfläche zu gewährleisten.

Die Probenherstellung war für die in vitro und in situ Versuche gleich, für beide Versuchsreihen waren vier Versuchsgruppen geplant, auf die die Proben

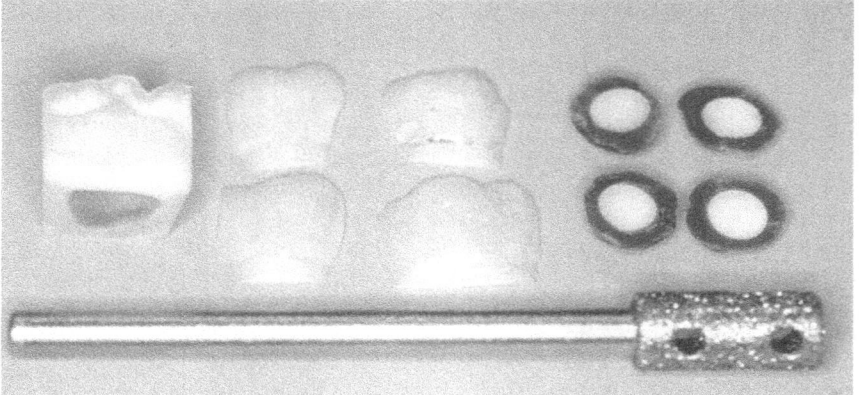

Abb. 20 Herstellungsgang der Proben: von der Krone wurden vier Schmelzscheiben abgetrennt, deren Oberfläche plangeschliffen wurde (hier noch mit natürlicher Oberfläche). Anschließend erfolgte die Präparation zylindrischer Proben mit dem Hohlzylinderbohrer. Zur Herstellung der Dentinproben wurde der nach der Abtrennung des Schmelzes verbliebene Dentinwürfel verwendet. Rechts die fertigen, mit Wachs ummantelten Proben

longitudinal verteilt wurden. Bis zu Versuchsbeginn wurden alle Proben in feuchten Kammern aufbewahrt.

6.2.2 Fluoridierung

Die Fluoridierung erfolgte für alle Proben einzeln in Kunststoffgefäßen in 1 ml eines flüssigen hochkonzentrierten Fluoridpräparat (Elmex Fluid: 1% F$^-$ aus Olaflur/Dectaflur, pH 3,9; GABA International AG, Münchenstein, Schweiz) für 3 Minuten bei Raumtemperatur, wobei darauf geachtet wurde, daß die Proben vollständig von der Lösung bedeckt waren. Dieses Präparat enthält neben den Fluoridverbindungen nur Aromastoffe, jedoch keine Lacke oder Harze. Um lose anhaftende Reste des Fluoridierungsmittels zu entfernen, wurden die Proben direkt nach der Fluoridierung 1 Minute lang unter fließendem Wasser abgespült und zusätzlich für 1 Stunde einzeln in 1 ml einer Remineralisationslösung (s. Kapitel 4.2.2) im Schüttelbad (Typ 3047, Köttermann, Häningsen, Deutschland) aufbewahrt.

6.2.3   In vitro Versuch

Für diesen Versuch wurden je 2 x 20 Schmelz- und Dentinproben verwendet, die nach der Fluoridierung über 2 bzw. 4 Tage für 3 x 30 Sekunden täglich im Abstand von 3 Stunden einzeln einem Säureangriff ausgesetzt wurden. Als Säure diente ein Erfrischungsgetränk (Sprite Light, Coca Cola GmbH, Essen, Deutschland), dem zuvor durch Rühren die Kohlensäure entzogen wurde, der pH-Wert betrug 2,8. Die Proben wurden aus der Remineralisationslösung entnommen, einzeln in 1 ml des Getränks eingelegt und bis zum nächsten Säureangriff wieder einzeln in je 1 ml frischer Remineralisationslösung bei 37°C im Schüttelbad aufbewahrt.

Als Vergleichsgruppen dienten 2 x 20 Schmelz- bzw. Dentinproben, die direkt nach der Fluoridierung bzw. nach 4 Versuchstagen ohne Säureeinwirkung untersucht wurden.

Während der 4 Tage wurden die Proben in der Remineralisationslösung bei 37°C im Schüttelbad aufbewahrt, wobei die Lösung täglich erneuert wurde.

6.2.4 Übersicht über den Versuchsablauf in vitro

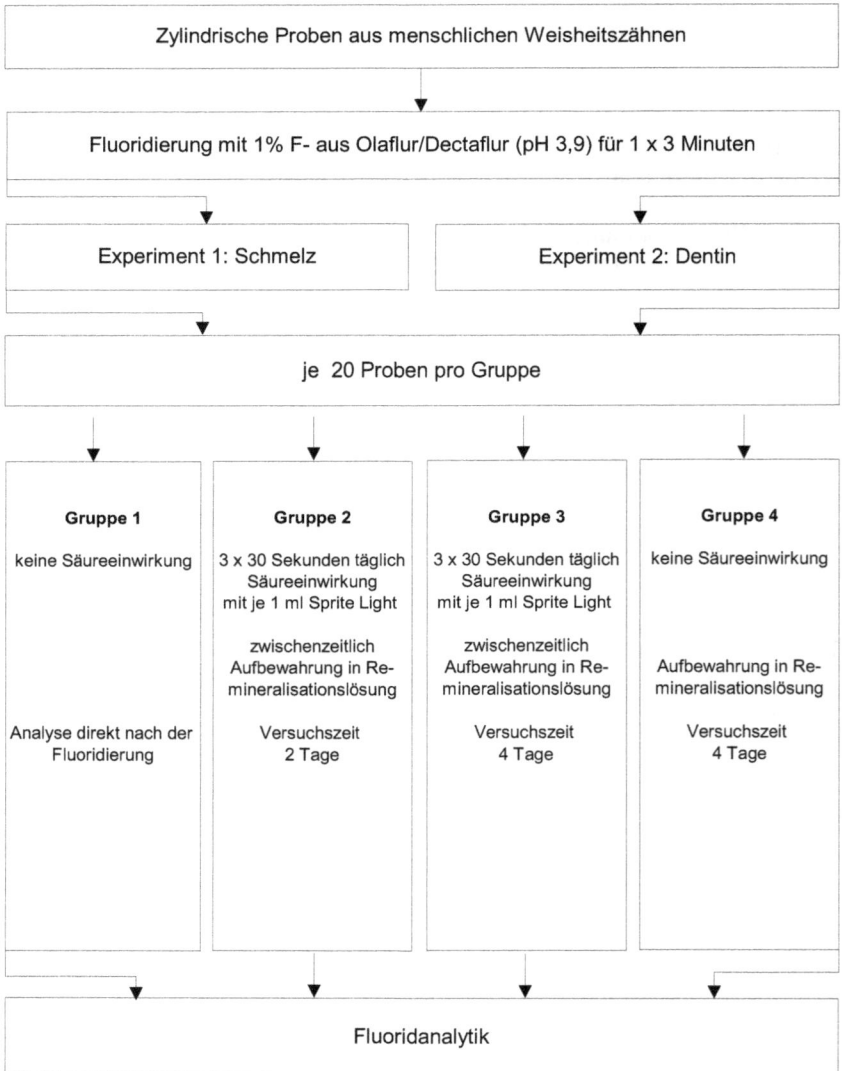

Zylindrische Proben aus menschlichen Weisheitszähnen

▼

Fluoridierung mit 1% F- aus Olaflur/Dectaflur (pH 3,9) für 1 x 3 Minuten

▼   ▼

Experiment 1: Schmelz	Experiment 2: Dentin

▼   ▼

je 20 Proben pro Gruppe

▼   ▼   ▼   ▼

Gruppe 1	**Gruppe 2**	**Gruppe 3**	**Gruppe 4**
keine Säureeinwirkung	3 x 30 Sekunden täglich Säureeinwirkung mit je 1 ml Sprite Light	3 x 30 Sekunden täglich Säureeinwirkung mit je 1 ml Sprite Light	keine Säureeinwirkung
	zwischenzeitlich Aufbewahrung in Re-mineralisationslösung	zwischenzeitlich Aufbewahrung in Re-mineralisationslösung	Aufbewahrung in Re-mineralisationslösung
Analyse direkt nach der Fluoridierung	Versuchszeit 2 Tage	Versuchszeit 4 Tage	Versuchszeit 4 Tage

▼   ▼   ▼   ▼

Fluoridanalytik

6.2.5 In situ Versuch

An dem Versuch nahmen je 4 Probanden für die Experimente mit Schmelz- und mit Dentinproben teil. Einschlußkriterien waren „informed consent" und gute Mundverhältnisse (kein herausnehmbarer Zahnersatz, keine offenen kariösen Läsionen oder offensichtlich defekte Füllungen, keine sichtbare Plaque). Ausschlußkriterien waren schwere Allgemeinerkrankungen und Einnahme von Medikamenten, die die Speichelsekretion beeinflussen könnten.

Für alle Teilnehmer wurde nach Abformung beider Kiefer eine Gaumenplatte aus Autopolymerisat (Palapress, Kulzer, Wehrheim, Deutschland) angefertigt, die mit C-Klammern für die Eckzähnen und mit umlaufenden Klammern für die endständigen Molaren versehen waren. Diese Platten wurden im Munde der Probanden sehr genau angepaßt um Unannehmlichkeiten durch Druckstellen, Rauhigkeiten oder Okklusionstörungen zu minimieren.

In die Gaumenplatten (Abb. 21) wurden Einlassungen für die Proben gefräst, die nur geringfügig größer als der Probendurchmesser und etwas tiefer als die Probendicke waren. In diese Fräsungen wurden die mit Wachs ummantelten Proben eingelassen, wobei darauf geachtet wurde, daß die Proben mit dem Niveau der Platte abschlossen. Dabei wurde sehr genau kontrolliert, daß die Probenoberfläche nicht mit Wachs verunreinigt war. Abschließend wurden die Gaumenplatten zur Desinfektion für 20 Minuten in 80%igen unvergällten Alkohol gelegt, danach kurz mit Wasser abgespült und bis zu Versuchsbeginn in einer feuchten Kammer aufbewahrt.

Die Säureeinwirkungen wurden wiederum mit Sprite Light durchgeführt. Vor Versuchsbeginn wurde geprüft, ob sich nach Öffnen einer neuen Flasche der pH-Wert verändert. Dazu wurden pH-Wertmessungen nach Öffnen, Umfüllen und Offenstehen nach verschieden langen Zeiträumen durchgeführt, wobei sich der pH-Wert als stabil erwies (Tab. 5).

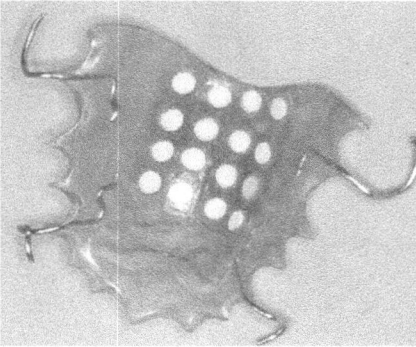

Abb. 21 Gaumenplatte mit den einge-arbeiteten Proben, die Probenoberfläche wurde in Hinblick auf Wachsreste sehr genau kontrolliert

Tab. 5 pH-Wert von Sprite Light zu verschiedenen Zeitpunkten nach dem Öffnen einer neuen Flasche, nach Umfüllen und nach offen stehenlassen, Temperatur jeweils 22°C

	Zeit (Stunden)	pH-Wert
Aus derselben Flasche,	0	2,84
verschlossenen	6,5	2,80
	21	2,82
	88	2,82
Nach Umfüllen in einen anderen	6,5	2,78
Behälter, verschlossen	21	2,81
	88	2,81
Nach Umfüllen in einen anderen	6,5	2,80
Behälter, offen	21	2,81
	88	2,80

6.2.6   Durchführung des Versuchs

Das saure Getränk sollte im Munde mit einer dem in vitro Versuch vergleichbaren Zeit auf die Proben einwirken. Nach ausführlichen Vorversuchen stellte sich heraus, daß dazu 200 ml Flüssigkeit mit 10 gleichmäßigen Schlucken innerhalb von 2 Minuten getrunken werden müssen. Dieses Prozedere wurde mit den Probanden so lange geübt, bis alle diese Verzehrsart zuverlässig beherrschten.

Nach einer Auswaschphase von mindestens einer Woche, während der die Teilnehmer nur fluoridfreie Mundpflegemittel verwendet und Lebensmittel mit einem hohen Fluoridgehalt (schwarzer Tee, bestimmte Mineralwässer, Fisch) bestmöglich vermieden hatten, wurden die Gaumenplatten mit den Proben eingegliedert und Stoppuhren sowie eine ausreichende Menge Sprite Light ausgeteilt. Die Säureeinwirkungen fanden eine Stunde nach der Eingliederung und danach im Abstand von 5 Stunden 3 x täglich statt. Die Proben wurden sowohl tagsüber als auch nachts getragen und nur während der Mahlzeiten und zur Zahnpflege entnommen. Während dieser Zeit wurden die Platten in einer feuchten Kammer (verschließbares Kunststoffgefäß mit einem nassen Papiertuch) aufbewahrt. Auch während der Versuchszeit wurde auf fluoridhaltige Mundpflegemittel und Lebensmittel verzichtet.

Am Ende des zweiten Versuchstags und drei Stunden nach der letzten Säureeinwirkung wurde jeweils die Hälfte der Proben aus den Platten entnommen, die verbliebenen Einlassungen wurden mit Klebewachs verschlossen. Die Platten wurden den wartenden Teilnehmern anschließend wieder eingegliedert. Die restlichen Proben in den Gaumenplatten wurden weitere 5 Tage getragen und der Säureeinwirkung ausgesetzt. Nach Abschluß dieser ersten Versuchswoche wurden auch die restlichen Proben entnommen. In der zweiten, direkt anschließenden Versuchswoche wurde eine weitere Gruppe von Proben für 7 Tage im Mund getragen, jedoch ohne die Einwirkung von Sprite Light.

Alle Proben wurden direkt nach der Entnahme aus den Platten einzeln in Kunststoffreagenzgläser (Sarstedt, Nümbrecht, Deutschland) gegeben, mit 0,5 ml 1 molarer KOH-Lösung (Merck, Darmstadt, Deutschland) versetzt und für 24 Stunden im Schüttelbad bei 37°C aufbewahrt. Danach erfolgte die Fluoridanalyse.

6.2.7   Übersicht über den Versuchsablauf in situ

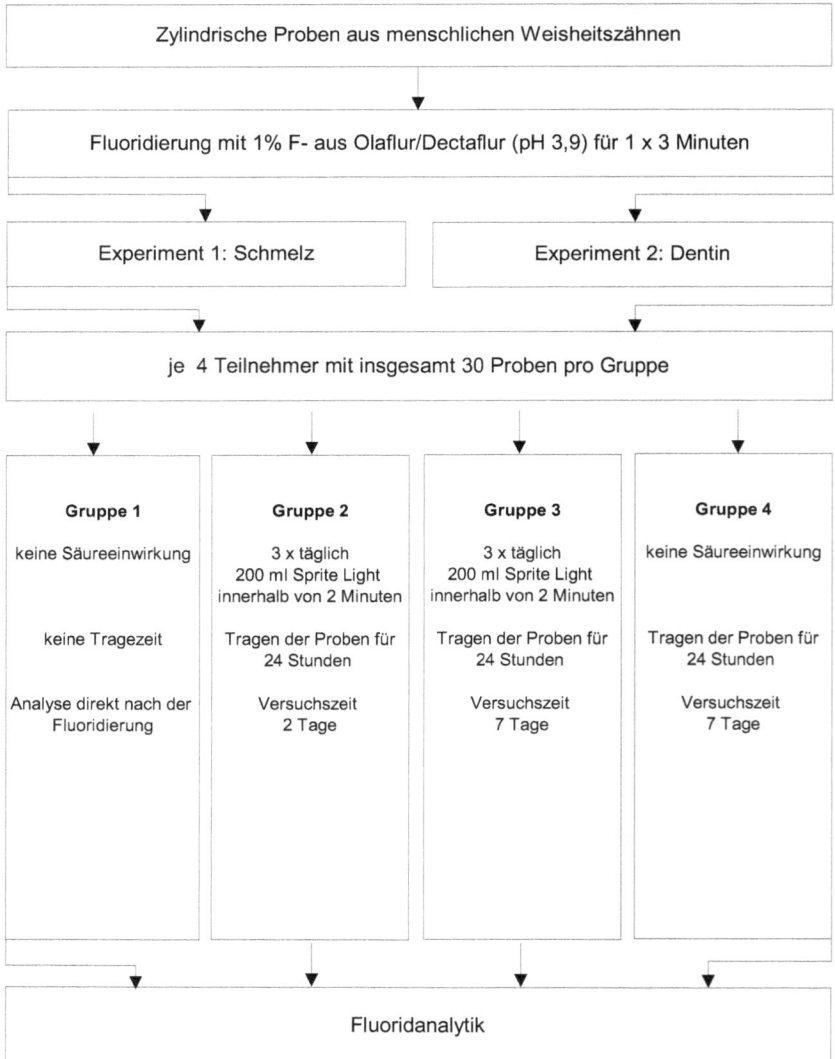

Zylindrische Proben aus menschlichen Weisheitszähnen

↓

Fluoridierung mit 1% F- aus Olaflur/Dectaflur (pH 3,9) für 1 x 3 Minuten

Experiment 1: Schmelz	Experiment 2: Dentin

je 4 Teilnehmer mit insgesamt 30 Proben pro Gruppe

Gruppe 1	**Gruppe 2**	**Gruppe 3**	**Gruppe 4**
keine Säureeinwirkung	3 x täglich 200 ml Sprite Light innerhalb von 2 Minuten	3 x täglich 200 ml Sprite Light innerhalb von 2 Minuten	keine Säureeinwirkung
keine Tragezeit	Tragen der Proben für 24 Stunden	Tragen der Proben für 24 Stunden	Tragen der Proben für 24 Stunden
Analyse direkt nach der Fluoridierung	Versuchszeit 2 Tage	Versuchszeit 7 Tage	Versuchszeit 7 Tage

Fluoridanalytik

6.2.8   Fluoridanalytik

Fluorid aus CaF$_2$ und CaF$_2$-ähnlichen Verbindungen ist im Gegensatz zu Fluorid, das in verschiedenen Formen fest in die Kristallstruktur der Zahnhartsubstanz eingebunden ist (sog. fest gebundenes Fluorid) in Kalilauge gut löslich und wird daher auch als KOH-lösliches (lose gebundenes) Fluorid bezeichnet. Der Nachweis erfolgt standardmäßig mit der Methode nach Caslavska et al. [1975] mit einer ionenselektiven Elektrode.

Dazu wurden die Proben für 24 Stunden in 1 molare Kalilauge eingelegt. Die ionenselektive Elektrode (Orion 94-09, Colora Analysetechnik, Berlin, Deutschland) wurde im vorliegenden Versuch in Verbindung mit einer thermostatisierten Meßzelle (Gebrüder Rettberg, Göttingen, Deutschland mit Temperierbad NB S 15/16, Meßgerätewerk Dr. Wobster, Göttingen, Deutschland) verwendet (Abb. 22). Diese Elektrode wurde vor jeder Meßsitzung nach Hersteller-angaben vorbereitet. Dazu wurde zunächst die

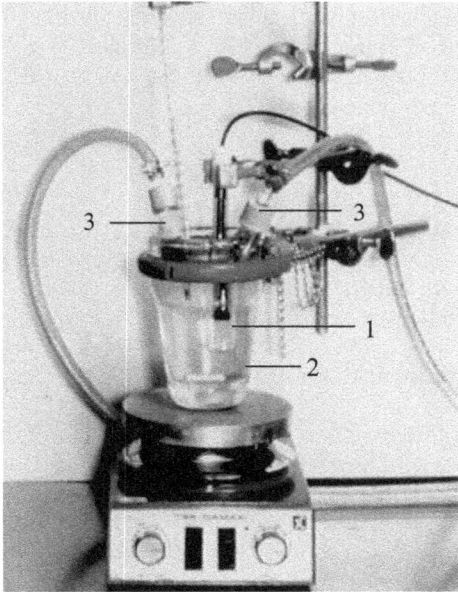

Abb. 22 Probenlösung mit Elektrode (1) in der thermostatisierten Meßzelle (2) mit Zu- und Ablauf (3) für das temperierte Wasser

Steilheit (Potentialänderung bei 10-facher Konzentrationsänderung) bestimmt und dann mit einer Standardlösung (1 ppm F$^-$) geeicht.

Zu den 0,5 ml der Probenlösung wurde zur Stabilisierung des pH-Werts 0,5 ml 1 molare Salpetersäure (Merck, Darmstadt, Deutschland) und als Ionenpuffer 3 ml TISAB II (Orion Research, Berverly, USA) hinzupipettiert. Die Probenlösung wurde vor der Analyse für mindestens 30 Minuten im Temperierbad auf 25°C eingestellt und danach in die ebenfalls auf 25°C temperierte Meßzelle gebracht. Dabei wurde darauf geachtet, daß die Elektrode mindestens 3 cm, jedoch mit genügend großem Abstand zum Rührmagneten, in die Probenlösung eintauchte und frei von Luftblasen war. Nach 8 Minuten unter vorsichtigem Rühren wurde der Meßwert (ppm) abgelesen und in µg/cm² umgerechnet. Die Elektrode und der Rührmagnet wurde vor und nach jeder Messung mit viel destilliertem Wasser abgespült und mit einem Papiertuch trockengetupft um Verdünnungs- oder Verunreinigungseffekte zu vermeiden. Für die Versuchsreihe wurden ausschließlich Plastikutensilien verwendet, da Fluorid an Glas adsorbieren kann.

Zusätzlich zu den Proben der beiden Versuchsreihen wurden in einem Nebenversuch je 5 Schmelz- und Dentinproben als Nullproben ohne Fluoridierung direkt nach der Präparation und nach 4 Tagen Lagerung in der Remineralisationslösung ohne Säureeinwirkung analysiert.

6.2.9   Statistik

Alle statistischen Prozeduren wurden mit SPSS 10.0 für Windows durchgeführt. Zunächst wurde hinreichende Normalverteilung festgestellt (Kolmogorov-Smirnov-Test). Der Fluoridgehalt der Proben nach der Fluoridierung und nach den Versuchstagen mit und ohne Säureeinwirkung wurden ebenso wie der der Schmelz- und Dentinproben für den in vitro und in situ Versuch mit dem t-Test verglichen. Der Vergleich der Probanden erfolgte mit der einfachen Varianzanalyse (ANOVA).
Das Signifikanzniveau wurde bei 0,05 festgesetzt.
Im folgenden gelten die Abkürzungen wie in Kapitel 3.1.4 beschrieben.

6.3 Ergebnisse

6.3.1 In vitro Versuch

Alle Schmelz- und Dentinproben konnten ausgewertet werden.

Bei den Schmelzproben fand sich direkt nach der Fluoridierung ein Fluoridgehalt von 96,0±46,4 µg/cm². Nach 2 Tagen unter Säureeinwirkung war mit 10,4±8,4 µg/cm² bereits deutlich weniger und nach weiteren 2 Tagen mit 6,2±3,0 µg/cm² nur noch etwas mehr als 6% des Ausgangswertes (p jeweils ≤0,001) nachzuweisen. Ohne Säureeinwirkung dagegen war der Fluoridgehalt der Proben mit 16,2±5,0 µg/cm² zwar auch deutlich niedriger als der Ausgangswert, jedoch fast dreimal so hoch wie nach Einwirkung von Sprite Light (Abb. 25).

Der Fluoridgehalt der Proben unter Säureeinwirkung war aber selbst am Ende des Versuchs noch deutlich höher als der der Nullproben mit 0,22±0,20 µg/cm² direkt nach der Präparation und 0,08±0,10 µg/cm² nach Lagerung in der Remineralisationslösung (p≤0,001).

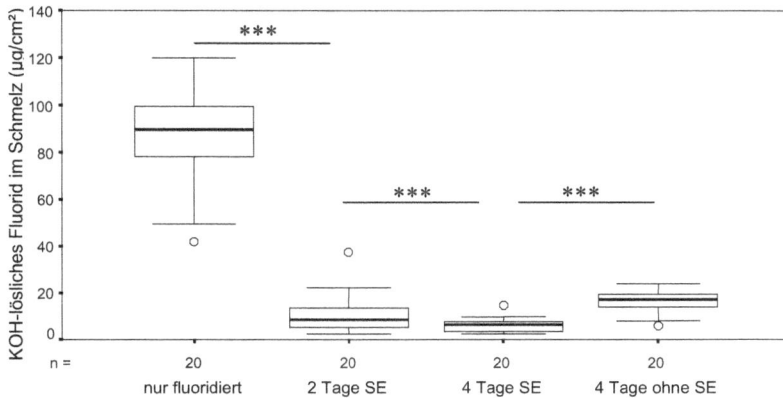

Abb. 23 KOH-lösliches Fluorid (µg/cm²) im Schmelz nach der Fluoridierung, nach 2 und 4 Tagen unter Säureeinwirkung (SE) durch Sprite Light und nach 4 Tagen ohne Säureeinwirkung in vitro

Ähnliche Resultate fanden sich für Dentin. Mit einer Fluoridkonzentration von 93,0±28,9 µg/cm² waren die Proben direkt nach der Fluoridierung deutlich mit Fluorid angereichert. Nach 2 Tagen unter Säureeinwirkung war es mit 7,4±3,7 µg/cm² ebenfalls zu einem deutlichen Fluoridverlust gekommen, wobei sich nach den weiteren 2 Versuchstagen noch 5,1±2,1 µg/cm² fanden. Unter neutralen Bedingungen war nach 4 Versuchstagen mit 18,6±10,5 µg/cm² noch dreimal so viel Fluorid nachweisbar wie unter sauren Bedingungen (p≤0,001) (Abb. 24). Der Fluoridgehalt der Nullproben (0,71±0,36 bzw. 0,55±0,20 µg/cm²) war wiederum wesentlich geringer als nach Fluoridierung und Säureeinwirkung (p≤0,001).

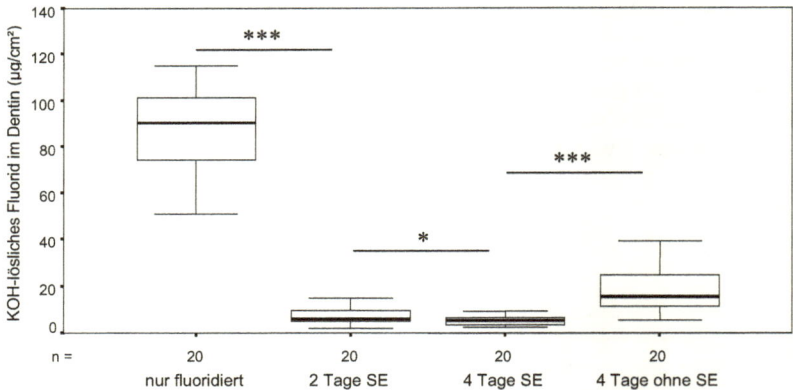

Abb. 26 KOH-lösliches Fluorid (µg/cm²) im Dentin nach der Fluoridierung, nach 2 und 4 Tagen unter Säureeinwirkung (SE) durch Sprite Light und nach 4 Tagen ohne Säureeinwirkung in vitro

Beim Vergleich des Fluoridgehalts von Schmelz und Dentin zeigten sich weder direkt nach der Fluoridierung noch nach 2 oder 4 Tagen unter Säureeinwirkung und 4 Tagen Lagerung in der Remineralisationslösung signifikante Unterschiede.

6.3.2   In situ Versuch

Die Durchführung des Versuchs gestaltete sich problemlos, die Probanden hatten weder über Druckstellen noch über sonstige Beschwerden geklagt. Auch in dieser Versuchsreihe konnten alle Schmelz- und Dentinproben ausgewertet werden.

Bei den Schmelzproben fand sich nach der Fluoridierung mit 77,9±12,3 μg/cm² wieder eine gute Anreicherung mit Fluorid. Unter sauren Bedingungen waren nach 2 Versuchstagen noch 66,9±14,6 (86%) und nach 7 Versuchstagen noch 54,1±17,4 μg/cm² (69%) nachweisbar (p jeweils ≤0,001). Bei den Proben, die für 7 Tage ohne Säureeinwirkung getragen worden waren, fand sich noch ein Fluoridgehalt von 42,3±12,6 μg/cm² (p gegenüber sauren Bedingungen ≤0,001) (Abb. 27).

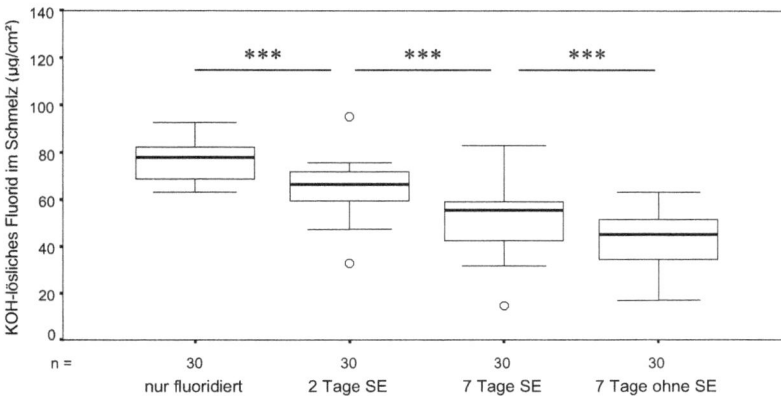

Abb. 25 KOH-lösliches Fluorid (μg/cm²) im Schmelz nach der Fluoridierung, nach 2 und 7 Tagen unter Säureeinwirkung (SE) durch Sprite Light und nach 7 Tagen ohne Säureeinwirkung in situ

Bei den Dentinproben fand sich direkt nach der Fluoridierung wieder ein hoher Fluoridgehalt von 83,2±11,0 µg/cm², der unter sauren Bedingungen nach 2 Versuchstagen um über die Hälfte auf 35,3±17,4 und nach 7 Versuchstagen um etwa 90% auf 8,8±6,4 µg/cm² abnahm (p jeweils ≤0,001). Nach 7 Tagen ohne Säureeinwirkung waren dagegen noch 45,3±12,9 µg/cm² vorhanden (p gegenüber sauren Bedingungen ≤0,001) (Abb. 26).

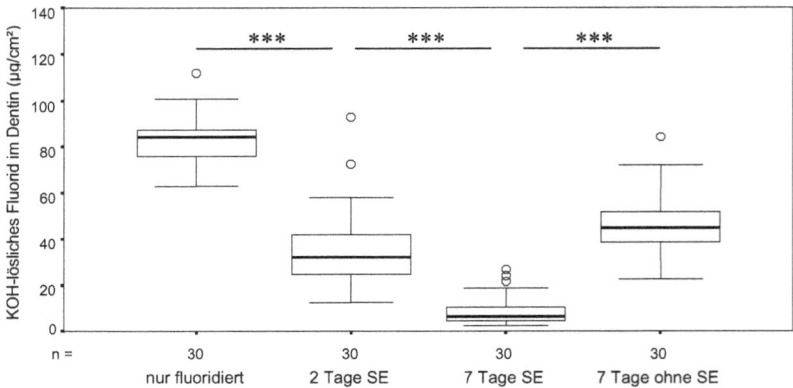

Abb. 26 KOH-lösliches Fluorid (µg/cm²) im Dentin nach der Fluoridierung, nach 2 und 7 Tagen unter Säureeinwirkung (SE) durch Sprite Light und nach 7 Tagen ohne Säureeinwirkung in situ

Beim Vergleich von Schmelz und Dentin zeigten sich direkt nach der Fluoridierung und nach der siebentägigen Tragezeit ohne Säureeinwirkung wie im in vitro Versuch keine signifikanten Unterschiede.

Unter sauren Bedingungen hatten die Dentinproben jedoch schon nach dem zweiten Versuchstag im Mittel 31,5±22,0 und nach 7 Tagen 45,3±19,0 µg/cm² mehr Fluorid verloren als die Schmelzproben (p jeweils ≤0,001).

Eine Übersicht über die Werte für die einzelnen Probanden finden sich in der folgenden Tab. 6.

Tab. 6 KOH-lösliches Fluorid (µg/cm²) für Schmelz und Dentin direkt nach der Fluoridierung, nach 2 und nach 7 Tagen unter Säureeinwirkung (SE) und nach 7 Tagen ohne Säureeinwirkung für jeden Probanden (x±sd und Minimum-Maximum)

Proband	Nur fluoridiert	2 Tage SE	7 Tage SE	7 Tage ohne SE
	Schmelz			
1	77,6±7,4 (63,1-84,5)	61,1±13,7 (32,8-75,1)	51,8±19,6 (14,6-83,3)	42,1±12,1 (17,0-53,7)
2	86,2±17,7 (65,0-125,0)	74,1±19,2 (58,0-119.0)	64,8±20,7 (42,4-113,0)	44,0±12,2 (26,9-63,3)
3	74,2±9,3 (63,4-92,7)	65,0±14,7 (47,4-95,1)	42,8±7,9 (31,9-55,3)	50,6±7,2 (36,8-61,0)
4	72,7±8,6 (63,4-87,3)	67,1±6,6 (53,1-74)	55,9±11,8 (35,5-75,1)	32,5±13,0 (22,9-60,0)
	Dentin			
1	74,1±8,5 (63,0-86,4)	27,4±8,2 (16,3-38,9)	6,5±2,3 (3,8-11,0)	43,8±13,8 (27,5-71,8)
2	83,0±8,8 (70,0-99,0)	53,1±21,0 (32,0-93,0)	14,2±8,5 (3,9-26,7)	39,2±8,7 (22,5-51,8)
3	86,6±7,6 (75,7-98,1)	29,0±15,0 (12,3-51,0)	4,4±1,5 (2,3-6,4)	51,0±5,5 (40,4-56,5)
4	91,2±13,3 (75,8-112,1)	30,7±5,6 (25,6-41,2)	10,5±6,0 (4,4-18,8)	47,8±20,7 (24,9-84,1)

Der Vergleich der Probanden erwies sich als schwierig, da sich bereits beim Ausgangsfluoridgehalt zum Teil signifikante Unterschiede zeigten. Aus diesem Grunde wurde jeweils der Fluoridverlust als Differenz des Ausgangswertes (Fluoridmenge direkt nach der Fluoridierung) zu der Fluoridmenge nach 2 oder

7 Tagen Versuchsdauer verglichen, auf eine weitergehende statistische Analyse mit einem Anschlußtest wurde verzichtet.

Bei der einfachen Varianzanalyse fanden sich für Schmelz nur signifikante Unterschiede beim Vergleich des Fluoridverlusts nach 7 Tagen unter sauren gegenüber 7 Tagen unter neutralen Bedingungen ($p \leq 0,01$), bei Dentin dagegen in allen Gruppen ($p \leq 0,05$ und $p \leq 0,01$) außer nach 7 Tagen intraoraler Tragezeit ohne Säureeinwirkung. Im folgenden sollen die einzelnen Probanden nur kurz deskriptiv betrachtet werden.

Im Versuch mit Schmelzproben hatte Proband 1 bereits nach 2 Tagen 16,5±13,4, Proband 4 dagegen nur 5,5±9,4 μg F$^-$/cm^2 verloren. Dieser Proband hatte nach 7 Tagen im Vergleich zum Ausgangswert immer noch den geringsten Fluoridverlust (16,8±18,0 μg/cm^2), während Proband 3 mit 31,4±12,6 μg/cm^2 fast doppelt so viel Fluorid verloren hatte. Bei drei Probanden war nach der Säureeinwirkung noch mehr Fluorid zu finden als nach der intraoralen Tragezeit ohne Säureeinwirkung, nur Proband 3 zeigte einen umgekehrten Effekt.

Im Versuch mit den Dentinproben fand sich bei allen Probanden unter sauren Bedingungen bereits nach 2 Tagen ein rascher Fluoridverlust, der sich in den weiteren fünf Versuchstagen noch fortsetzte. Dabei hatte Proband 2 mit 29,8±19,1 μg/cm^2 nach 2 Tagen nur halb soviel Fluorid verloren wie Proband 4 mit 60,4±11,0 μg/cm^2. Nach 7 Tagen hatte sich dieser Unterschied etwas ausgeglichen, Proband 2 hatte zusammen mit Proband 1 immer noch den niedrigsten Fluoridverlust (68,7±11,5 bzw. 67,6±9,1 μg/cm^2), der jedoch nicht mehr so viel niedriger war als bei Proband 3 und 4 (82,2±7,3 bzw. 80,7±15,5 μg/cm^2).

Nach den 7 Tagen intraoraler Tragezeit ohne Säureeinwirkung hatten alle Probanden deutlich weniger Fluorid verloren, die Unterschiede zwischen den Teilnehmern waren dabei nicht sehr groß (zwischen 30,2±15,5 und 43,7±5,8 μg/cm^2).

6.4 Diskussion

Zur Fluoridierung wurde ein Präparat ausgewählt, das bei saurem pH-Wert und hoher Fluoridkonzentration eine möglichst dicke CaF_2-ähnliche Deckschicht erwarten ließ (siehe auch Kapitel 4.4).

Der wichtigste Aspekt war jedoch, daß lose anhaftende Reste des Fluoridierungsmittels nach der Applikation wieder leicht von den Proben zu entfernen war. Lacke haften oftmals fest auf der Zahnoberfläche an. So sind beispielsweise nach der Verwendung von Duraphat selbst nach Reinigung mit Ultraschall in Azeton für 2 x 2 Minuten elektronenmikroskopisch noch immer teilweise sogar flächenhafte Lackreste auf der Probenoberfläche nachzuweisen [Sorvari et al., 1994]. Insgesamt erschien Elmex Fluid mit einem pH-Wert von 3,9 und einem Fluoridgehalt von 1% F⁻ aus den Aminfluoriden Olaflur/Dectaflur bei flüssiger Konsistenz am besten geeignet. Nach der Fluoridierung wurden die Proben gründlich unter fließendem Wasser abgespült und zusätzlich noch für eine Stunde im Schüttelbad aufbewahrt, so daß lose anhaftende Reste bestmöglich vermieden wurden. Die Fluoridierungszeit von 3 Minuten entspricht der Empfehlung zur häuslichen Anwendung. Die Proben wurden sowohl für den in vitro als auch für den in situ Versuch vorab unter standardisierten Bedingungen fluoridiert. Wenn es auch Hinweise darauf gibt, daß die Anwesenheit von Speichel durch das zusätzliche Angebot an Kalziumionen die Bildung von KOH-löslichem Fluorid verstärken kann [Larsen und Richards, 2001], so wurde dennoch auf eine intraorale Fluoridierung verzichtet, da die Resultate der beiden Versuchsteile bei gleichem Ausgangsfluoridgehalt vergleichbar sein sollten. Zudem hätte eine intraorale Fluoridierung möglicherweise durch die unterschiedlichen Mundbedingungen bei gleichzeitig größeren Fehlerquellen bei der Applikation des Fluoridpräparats zu noch größeren Schwankungen im Ausgangsfluoridgehalt führen können.

Die Applikation von Elmex Fluid hatte, wie erwartet, sowohl bei den Schmelz- als auch bei den Dentinproben zu einer deutlichen Anreicherung mit Fluorid geführt (zwischen 41,9 und 275,3 µg/cm² im Schmelz und zwischen 50,7 und 162,0 µg/cm² im Dentin). Da die Menge des KOH-löslichen Fluorids bei sauren Präparaten auch von der Verfügbarkeit von Kalziumionen abhängt, können die relativ großen Schwankungen des Fluoridgehalts der einzelnen Proben mit Unterschieden in der Löslichkeit der Zahnhartsubstanz erklärt werden. So konnte gezeigt werden, daß nach der Demineralisation mit 0,05 molarer Zitronensäure für drei Stunden bei bearbeitetem Schmelz Erosionstiefen zwischen 56,7 und 264,4 µm vorkommen können. Beim Dentin waren dagegen mit 65,7 bis 135,5 µm etwas geringere Schwankungsbreiten zu beobachten [Ganss et al., 2000], was analog auch die geringeren Unterschiede im Fluoridgehalt bei Dentin im Vergleich zu Schmelz erklären könnte.

Der in der vorliegenden Studie gemessene Fluoridgehalt direkt nach der Fluoridierung liegt etwa im Bereich der Daten in der Literatur, wenn auch der Vergleich mit anderen Studien wegen der Vielzahl der verwendeteten Präparate und der unterschiedlichen Einwirkzeiten schwierig ist.

So konnte für Dentin nach der Applikation von 50 µl Elmex Fluid für 10 Minuten 43,5±2,1 µg/cm² (Standardfehler des Mittelwertes) KOH-lösliches Fluorid nachgewiesen werden [Attin et al., 1997c]. Mit 48,7 µg/cm² (Standardabweichung nicht angegeben) fanden sich in einer anderen Studie nach der Verwendung von 1 ml Elmex Fluid für drei Minuten ähnliche Werte [Hellwig, 1992]. In beiden Studien ist die Fluoridierung, ebenso wie in den vorliegenden Experimenten, an nicht perfundiertem Dentin durchgeführt worden, so daß sich die Frage stellt, ob der im vitalen Dentin von pulpal nach außen strömende Dentinliquor nicht einen Einfluß auf die Anreicherung von Fluorid haben könnte. So ist beispielsweise gezeigt worden, daß die Effektivität eines Dentinhaftvermittlers bei experimenteller Simulation eines solchen Flüssigkeitsstroms geringer sein kann, als bei feuchtem, jedoch nicht perfundiertem Dentin [Prati et al., 1991]. In Bezug auf die Fluoridkonzentration konnte jedoch sowohl für KOH-lösliches Fluorid als auch für fest gebundenes Fluorid zumindest nach Anwendung eines konzentrierten Präparats kein Unterschied zwischen perfundierten und nicht perfundierten Proben gefunden werden [Attin et al., 1997c], so daß in vivo bei vergleichbarer Applikationsform eine ähnlich gute Fluoridanreicherung wie in vitro zu erwarten wäre.

Für Schmelz findet sich nur eine Studie mit Angaben zur Menge an KOH-löslichem Fluorid nach der Verwendung von Elmex Fluid. Dabei konnte auf Rinderschmelz nach einer Applikationszeit von 8 Stunden ein Wert von 55,5±8,0 µg/cm² gemessen werden. Für Elmex Gelee (1,25% F⁻ aus NaF, Olaflur und Dectaflur, pH 4,8) fanden sich in derselben Studie nach vier Minuten Einwirkzeit 82,0±34,0 µg/cm² [Attin et al., 2001a]. Für andere Präparate finden sich ähnliche Werte. So konnte nach der Applikation eines sauren Phosphatfluorids (Medinos Gel; 1,23% F⁻, pH 4) und Duraphat (5% NaF auf neutraler Kolophoniumbasis) für 24 Stunden sowie von Fluor Protector (2% Difluorosilan) für 5 Minuten Fluoridkonzentrationen von 24,7±5,9 bzw. 20,4±1,9 und 53,0±14,4 µg/cm² nachgewiesen werden [Dijkman et al., 1982].

Die Menge an KOH-löslichem Fluorid auf den unfluoridierten Proben entspricht den Angaben aus der Literatur. Der Fluoridgehalt der unfluoridierten frisch präparierten Schmelzproben lag bei 0,2±0,2 µg/cm², das entspricht dem Wert von 0,28±0,07 µg/cm², der in einer Studie, in der ebenfalls vormals retinierte menschliche dritte Molaren verwendet worden waren, ermittelt werden konnte [Cruz et al., 1992]. Bei den Dentinproben fanden sich 0,7±0,4 µg/cm², was sehr gut mit dem Wert von 0,7±0,1 µg/cm² aus einer Studie von Attin et al. [1997c] übereinstimmt.

Unter neutralen Bedingungen kam es sowohl in vitro als auch in situ zu einem Verlust von KOH-löslichen Fluorid.

Unter Laborbedingungen reduzierte sich die Fluoridmenge nach vier Tagen bei Schmelz auf knapp 17% und bei Dentin auf etwa 20% des Ausgangswertes. In situ dagegen zeigte sich die CaF$_2$-ähnliche Deckschicht deutlich stabiler, da trotz einer um drei Tage längeren Versuchsdauer sowohl bei Schmelz als auch bei Dentin noch über 54% der ursprünglichen Fluoridmenge vorhanden waren.

Die relativ gute Stabilität von CaF$_2$-ähnlichen Deckschichten in situ konnte für Schmelz unter neutralen Bedingungen bereits nachgewiesen werden. So zeigte sich nach einer einmaligen extraoralen Applikation einer 0,9%igen NaF-Lösung für 5 Minuten (6 Probanden, die Proben wurden ebenfalls palatinal getragen) zwar am ersten Tag eine signifikante Abnahme des KOH-löslichen Fluorids, für den Rest der Beobachtungszeit von 8 Tagen blieb der Fluoridgehalt jedoch konstant bei etwa 70% des Ausgangswerts bestehen [Saxegaard und Rølla, 1989].

Für Dentin fanden sich ähnlich günstige Resultate. Dabei wurden Proben von koronalem Wurzeldentin extraoral für 3 Minuten mit 1 ml Elmex Fluid fluoridiert und nach 1, 3 und 5 Tagen Tragezeit (1 Proband, Proben im Unterkiefer bukkal, jeweils n=10) untersucht. Nach einem Tag war noch 60%, nach drei Tagen etwa 40% und nach fünf Tagen noch etwa 35% der ursprünglichen Fluoridmenge nachweisbar [Hellwig, 1992]. Dabei scheint Fluorid nicht einfach nur in die umgebende Mundflüssigkeit in Lösung zu gehen, sondern auch in Form von fest gebundenem Fluorid zu rekristallisieren. Während die Menge an KOH-löslichem Fluorid über den Beobachtungszeitraum abnahm, war gleichzeitig bis zu einer Tiefe von 40 µm eine signifikante Zunahme von fest gebundenem Fluorid nachweisbar [Hellwig, 1992].

Dieser Effekt ist in gesundem Schmelz nicht zu erwarten, konnte jedoch bei Proben mit künstlichen Initialläsionen ebenfalls nachgewiesen werden. In einer Studie mit 3 Probanden, die in bukkalen Trägerplatten je 4 Rinder-schmelzproben mit Initialläsionen über 5 Tage hinweg getragen hatten, nahm das KOH-lösliche Fluorid nach der Fluoridierung (2% Difluorosilan) nach 5 Tagen um die Hälfte ab, während das fest gebundene Fluorid im selben Zeitraum um etwa 25% zunahm [Hellwig et al., 1989]. Ähnliche Resultate konnten auch in einer weiteren Studie mit 18 Teilnehmern und einem längeren Beobachtungszeitraum gezeigt werden. Nach einer einmaligen Fluoridierung mit Elmex Fluid fanden sich 11,6±16,7 µg/cm² KOH-lösliches Fluorid und

1373±353 ppm fest gebundenes Fluorid. Während das KOH-lösliche Fluorid nach 4 Wochen Tragezeit in situ auf 1,5±0,9 µg/cm² abgenommen hatte, war es im selben Zeitraum zu einem Anstieg des fest gebunden Fluorids auf 1695±747 ppm gekommen [Buchalla et al., 2000].

CaF$_2$-ähnliche Deckschichten können, wie bereits dargestellt, durch organische Speichelbestandteile oder durch Phosphate stabilisiert werden. Dabei ist bereits eine Phosphatkonzentration von 2 mmol/l ausreichend, um eine deutliche Verringerung der Löslichkeit von CaF$_2$ zu erreichen [Saxegaard et al., 1988]. Diese Phosphatkonzentration war sowohl in vitro als auch in situ deutlich überschritten. Da der Phosphatgehalt in der Remineralisationslösung mit 4 mmol/l mit dem Phosphatgehalt des Speichels von 2 bis 8 mmol/l [Saxegaard et al., 1988; Larsen und Ravnholt, 1994] vergleichbar war, kann die deutlich bessere Stabilität der CaF$_2$-ähnlichen Deckschicht in situ nur mit organischen Speichelfaktoren erklärt werden. So konnte bereits gezeigt werden, daß die Löslichkeit von reinem CaF$_2$ in Speichel geringer ist als in einer Lösung, die nur Phosphat enthält [Saxegaard et al., 1988]. Dabei könnten einerseits bestimmte Proteine, die die Präzipitation von Kalzium-Phosphat-Fluoridverbindungen regulieren und andererseits die Ausbildung des Pellikels eine Rolle spielen, dessen protektive Wirkung in Bezug auf den säurebedingten Zahnhartsubstanzverluste bereits nachgewiesen werden konnte [Amaechi et al., 1999; Hannig und Balz, 1999; Hannig und Balz, 2001].

Das Pellikel ist eine azelluläre organische Struktur, die durch die Adsorption von Speichelproteinen auf Schmelz, Dentin oder zahnärztlichen Restaurationen entsteht. Diese Proteine können aufgrund ihrer amphiphilen Eigenschaften über geladene Gruppen, Wasserstoffbindungen, van der Waals Kräfte oder hydrophobe Interaktionen adsorbieren. Die Entwicklung des Pellikels kann sowohl strukturell als auch qualitativ beschrieben werden.

Qualitativ gesehen erfolgt die de novo Ausbildung eines Pellikels wahrscheinlich über die selektive Adsorption von Proteinen, wobei die sauren prolinreichen Proteine, Statherin und Histatine zuerst an Hydroxyl-apatitstrukturen binden und damit die Prekursoren für die Adsorption weiterer Proteine darstellen. Diese Vorreiterproteine haben einerseits eine hohe Affinität zu Hydroxylapatit und können andererseits leicht durch orale Enzyme so verändert werden, daß auch andere Proteine, die keine große Affinität zu den Zahnoberflächen haben, in das Pellikel inkorporiert werden können [Yao et al., 1999]. Dabei adsorbiert Statherin nahezu sofort, gefolgt von Cystatinen und Histatinen, [Lamkin et al., 1996]. Nach einer initialen Phase der Anreicherung können diese Proteine jedoch auch wieder degradiert werden, wobei unklar bleibt, ob deren physiologische Aktivität dabei verlorengeht, oder ob

Bruchstücke dieser Proteine noch biologisch aktiv bleiben [Bennick et al., 1983].
Strukturell gesehen entstehen innerhalb der ersten Sekunden mehrere Schichten eines homogenen Films, bevor sich heterogene unebene knotige Strukturen entwickeln. Die Ausbildung dieser Strukturen ist nach etwa 5 bis 10 Minuten abgeschlossen und es kommt fortan nur noch zu einer weiteren Ausdifferenzierung und Verdickung des Pellikels [Busscher et al., 1989]. Auch in vivo konnte ein solcher Prozeß in zwei Schritten beschrieben werden. Bereits nach 2,5 Minuten können adsorbierte organische Strukturen nachgewiesen werden, die innerhalb der ersten 30 Minuten relativ unverändert bleiben bis die Dicke schließlich deutlich zunimmt [Skjørland et al., 1995]. In einer neueren Studie konnte die initiale Phase der Pellikelbildung etwas differenzierter beschrieben werden, wobei sich globuläre Aggregate von Proteinen von netzwerkartigen Strukturen unterscheiden lassen. Da bekannt ist, daß Statherine oder Histatine mit Muzinen leicht Verbindungen eingehen und solche brückenartigen Strukturen nur in Anwesenheit von muzinhaltigem Speichel entstehen, wurde vermutet, daß dem Muzin neben den oben beschriebenen Vorreiterproteinen eine wichtige Funktion als integrative strukturelle Komponente bei der frühen Pellikelbildung zukommt [Schüpbach et al., 2001]. Bei der weiteren Entwicklung des Pellikels scheint auch die Lokalisation in der Mundhöhle eine Rolle zu spielen. Während die initiale Struktur noch unabhängig von der Lokalisation zu sein scheint, zeigen sich nach 6 Stunden auf bukkalen Flächen lockere globuläre Formationen bis zu einer Dicke von 1 µm, während auf palatinalen Flächen nur eine etwa 10 bis 20 nm messende, elektronendichte Schicht entsteht. Bei der weiteren Ausbildung des Pellikels bis zu 24 Stunden nimmt seine Dicke zu, zusätzlich kommt es bei heterogenen Strukturen zu einer Umstrukturierung mit einer zunehmend homogenen, elektronendichten, granulären und feinglobulären Struktur [Hannig, 1998].
Es konnte aber auch gezeigt werden, daß Nahrungsbestandteile zur Ausprägung des Pellikels beitragen können. Während beim Fasten die Zusammensetzung des Pellikels auch nach 24 Stunden etwa der eines initialen Pellikels entspricht, kann bei einem Pellikel, das während der normalen Nahrungsaufnahme entsteht, eine wesentlich größere Variabilität in der Zusammensetzung nachgewiesen werden [Rykke und Sønju, 1991]. Zudem kann das Pellikel beispielsweise durch Milch oder Sahne verdickt werden, wobei mizellenartige Strukturen in das Pellikel aufgenommen werden können [Vacca Smith und Bowen, 2000].

Während über die Zusammensetzung und Struktur des Pellikels umfangreiche Literatur vorliegt, ist wenig über die funktionellen Konsequenzen qualitativer und struktureller Aspekte bekannt. Allerdings scheint die Funktion des Pellikels als permselektive Membran an einen gewissen Grad an Ausdifferenzierung gebunden zu sein. So weist ein 2 Tage altes Pellikel in vitro keine permselektiven Eigenschaften auf, während ein 7 Tage altes Pellikel die Diffusion beispielsweise von Sulfat um 50% verringert, die von Wasser dagegen nur um 10%. Gleichzeitig kann ein „altes" Pellikel eine Demineralisation (0,1 molarer Laktatpuffer, pH 4,4 für 72 Stunden) vollständig verhindern, während die Demineralisation bei jüngeren Pellikeln in Abhängigkeit von der Zeit zunahm [Zahradnik et al., 1976]. Dieser Effekt konnte auch bei einer durch Streptokokken induzierten Demineralisation nachgewiesen werden. Dabei hatte das 2 Tage alte Pellikel keinen Effekt auf Parameter wie Läsionstiefe oder Mineralverlust, während ein 7 Tage altes Pellikel den Mineralverlust verringern konnte, ohne daß Unterschiede in Bezug auf die Menge der kolonisierten Bakterien nachgewiesen werden konnten. Mit der Untersuchung konnte gezeigt werden, daß der Effekt des Pellikels wahrscheinlich in der Verringerung der Diffusionsraten von Ionen und nicht durch Veränderung in der bakteriellen Besiedelung liegt [Zahradnik et al., 1978].

Von den verschiedenen Proteinen scheint den Muzinen eine besondere Schutzfunktion zuzukommen, was möglicherweise mit der oben beschriebenen Funktion der Muzine bei der Ausdifferenzierung des Pellikels zusammenhängen könnte. So konnte in einer Studie mit verschiedenen Speichelfraktionen mit unterschiedlichem Muzingehalt und einer erosiven Demineralisierung mit 1%iger Zitronensäure gezeigt werden, daß Parotisspeichel (geringster Muzingehalt) selbst nach 6 Tagen nur eine Schutzwirkung von 25% entfaltet, während Speichel aus der Glandula sublingualis und submandibularis (größter Muzingehalt) bereits nach 1 Stunde einen vollständigen Schutz bewirkt. Gesamtspeichel entfaltet nach etwa 6 Stunden eine Schutzwirkung von 45%. [Nieuw-Amerongen et al., 1987].

Im vorliegenden Versuch wurden die frisch präparierten Proben extraoral fluoridiert und erst dann dem Mundmilieu ausgesetzt. Der initial hohe Fluoridverlust könnte somit auch mit dem zunächst noch unzureichend ausgebildeten Pellikel erklärt werden. Zudem wurden die Proben während der Nahrungsaufnahme aus dem Munde entfernt, so daß Proteine oder Fette, die die Schutzwirkung möglicherweise noch hätten erhöhen könnten, nicht in das Pellikel inkorporiert werden konnten. Weiterhin waren die Proben palatinal lokalisiert, so daß zumindest initial im Vergleich zu einer bukkalen Lokalisation ein weniger dickes und damit möglicherweise weniger protektives Pellikel ausgebildet wurde. Insgesamt kann deshalb, wenn auch sehr spekulativ, davon ausgegangen werden, daß CaF$_2$-ähnliche Deckschichten in vivo möglicherweise sogar noch stabiler sein könnten als in dem vorliegenden in situ Experiment.

Neben reinen Lösungsvorgängen kann aber, besonders bei der Positionierung in Gaumenplatten, auch ein Verlust von KOH-löslichem Fluorid durch mechanische Einwirkungen diskutiert werden. Die Proben wurden zwar nicht mechanisch gereinigt und befanden sich während der Mahlzeiten nicht in situ, sind jedoch sicherlich der mechanischen Einwirkung der Zunge ausgesetzt gewesen. Dabei kommen zusätzlich zu den physiologischen Zungenbewegungen auch unbewußte Habits durch die Reizwirkung der Gaumenplatte in Betracht. Daß KOH-lösliches Fluorid unter mechanischer Einwirkung abradiert werden kann, wurde bereits gezeigt. Nach der Fluoridierung mit verschiedenen Präparaten (unter anderem Elmex Fluid, Elmex Gelee und Bifluorid) wurde die Menge an KOH-löslichem Fluorid nach Anwendung von Elmex Fluid nach 50 Bürstenstrichen um etwa 25%, nach 100 Bürstenstrichen um 30% und nach 150 Bürstenstrichen um 40% reduziert. Dabei betrug das Auflagegewicht 4 N, was etwa einem durchschnittlichen Bürstdruck bei der Verwendung von Handzahnbürsten entspricht [Attin et al., 2001a]. Mit der Zunge können sogar Druckwerte bis zu 27 N erzeugt werden [Mortimore et al., 1999], so daß ein Teil des beobachteten Fluoridverlusts durchaus auch auf mechanische Einwirkungen zurückgeführt werden kann. Wenn es auch schwierig ist, aus diesen Resultate auf die in vivo Situation zu schließen, sollten solche Faktoren beispielsweise bei der Positionierung von Proben berücksichtigt werden.

Die Stabilität von CaF$_2$-ähnlichen Deckschichten sollte nun auch unter sauren Bedingungen, wie sie bei einer erosiven Demineralisation vorkommen, untersucht werden. Da in dieser Versuchsreihe in situ Experimente mit intraoraler Erosion vorgesehen waren, wurde zur erosiven Demineralisation ein Erfrischungsgetränk (Sprite Light) ausgewählt. Diese Limonade hat einen pH-Wert von 3,9 und enthält 1% Zitronensäure. Zudem ist die Konzentration von Ionen, die die Erosivität herabsetzen können, gering (Ca 0,36 mmol/l, F 0,59 ppm, P 0,00 mmol/l [Larsen und Nyvad, 1999]). Darüber hinaus konnte gezeigt werden, daß Sprite Light eine der erosivsten Limonaden ist [Lussi et al., 1993], weswegen dieses Getränk in einer Reihe von Studien sowohl mit Schmelz als auch mit Dentin als erosives Agens verwendet worden ist [Attin et al., 1997a; Attin et al., 1997b; Attin et al., 1998; Attin et al., 2001b]. Da die Säureeinwirkung intraoral erfolgen sollte, konnten die langen Erosionszeiten aus den vorhergehenden Versuchen nicht gewählt werden. In Vorversuchen hatte sich für den in vitro Versuch eine Einwirkzeit von 30 Sekunden als sinnvoll herausgestellt, da der Versuchszeitraum nicht zu kurz und besonders mit Rücksicht auf den in situ Versuch auch nicht zu lang sein sollte. Insgesamt sollten die Versuchsbedingungen auf die in situ Situation übertragbar sein. Dabei schien der Verzehr von 200 ml (etwa der Inhalt eines Glases) dreimal täglich angemessen und lebensnah wobei gleichzeitig keine Schädigung der eigenen Zahnhartsubstanz zu erwarten war. Der Untersuchungszeitraum wurde für den in situ Versuch etwas länger gewählt, da sich bereits in den

Vorversuchen eine gute Stabilität des KOH-löslichen Fluorids unter Mundbedingungen gezeigt hatte.

Während die Erzeugung von sauren Bedingungen in vitro sehr einfach ist, wird eine saure Lösung im Munde durch den Speichel schnell neutralisiert und verdünnt. So konnte gezeigt werden, daß die Konzentration von Zitronensäure nach einer Spülung mit 10 ml einer 2%igen Lösung für 5 Sekunden bereits innerhalb der ersten Minute um das 15-fache verringert ist [Bashir und Lagerlöf, 1996]. Darüber hinaus kann der pH-Wertabfall je nach Trinkgewohnheit und Mundregion unterschiedlich sein [Bashir et al., 1995]. Während die Proben in vitro über die ganze Versuchszeit hinweg gänzlich von dem erosiven Medium umgeben sind, ergibt sich bei intraoraler Erosion durch Trinken in mehreren Schlucken ein Flüssigkeitsstrom, der saure und weniger saure Bedingungen erzeugt.

Das Schlucken ist ein bewußter oder unbewußter schneller, dynamischer Prozeß in einem funktionell integrierten System, in dem eine Reihe motorischer und sensorischer Vorgänge koordiniert sind. Die orale Phase des Schluckens beginnt mit der Vorbereitung der Speisen, bei der der Bolus mit Speichel vermischt, geformt und positioniert wird, bevor er geschluckt werden kann. Das Schlucken umfaßt in der oralen Phase vier Ereignisse, die eng miteinander verbunden sind, nämlich die Bewegung von Zungenspitze und -basis, eine Vertikalbewegung des Hyoids und die Aktivität der submentalen Muskulatur. Dabei scheint es initial zwei verschiedene Grundmuster zu geben. In einem Falle wird der Bolus auf der Zungenoberfläche positioniert („tipper type"), wobei die Zungenspitze die oberen Frontzähne und den Oberkieferalveolarfortsatz berührt. Im anderen Falle ist der Bolus vor oder unterhalb der Zunge lokalisiert („dipper type"), die sich dann in einer supralingualen Position befindet. Beim normalen Schlucken wird die Zunge schließlich nach vorne und oben bewegt, wobei der Bolus unter Druck gerät und schließlich nach dorsal bewegt wird. Das Absenken des Gaumensegels und die Anhebung des Zungenrückens ermöglichen schließlich die kontrollierte Passage in den Oropharynx. Um 5 ml Flüssigkeit zu verschlucken, ist die Zunge etwa 1,5 Sekunden in Bewegung, wobei die Zeit, die der Bolus für die Passage der Mundhöhle benötigt („oral transit duration" OTD definiert als Zeit zwischen der ersten Distalbewegung des Bolus bis zum Erreichen des Zungengrundes) höchsten 1,5 Sekunden beträgt, in der Regel aber bei unter 1 Sekunde liegt. Die OTD soll jedoch bei dem sog. „dipper type" um etwa 0,5 Sekunden länger sein als beim „tipper type" [Gleeson, 1999]. Wenn man also von einer Passagezeit von 0,5 bis 1 Sekunde ausgeht, waren die Proben nach 10 Schlucken für 5 bis 10 Sekunden der direkten Einwirkung von Sprite Light ausgesetzt. Darüber hinaus bleibt der pH-Wert in der Mundflüssigkeit auch nach dem Verschlucken noch erniedrigt. So konnte gezeigt werden, daß der pH-Wert der Mundflüssigkeit (lingual gemessen) nach dem Verzehr von 100 ml eines Grapefruitgetränks (pH 3,14; 1,4% Zitronensäure, entspricht etwa Sprite Light) innerhalb von 2 Minuten noch etwa für 1 Minute unter 4,5 blieb. Nach einer Spülung mit demselben Getränk verharrte der pH-Wert sogar für 10 Minuten um 4 [Imfeld, 1983]. Ähnliche Resultate fanden sich bei Messungen des pH-Werts auf dem Zungenrücken. Nach dem Konsum von 100 ml verschiedener saurer Getränke innerhalb von 1 Minute blieben die pH-Werte noch für etwa 30 Sekunden unterhalb von 4,5 [Meurman et al., 1987]. Für die Entstehung von säurebedingten Zahnhartsubstanzverlusten ist jedoch der pH-Wert im Bereich der Zahnoberflächen besonders relevant. Wie in einer Studie mit 12 gesunden Probanden mit flexiblen pH-sensitiven Elektroden, die direkt auf den Zahnoberflächen angebracht waren, nachgewiesen werden konnte, kann der pH-Wert nach dem Verzehr von 10 ml einer 1%igen Zitronensäurelösung im Bereich der Palatinalflächen der oberen mittleren Schneidezähne etwa 2 Minuten unterhalb von 5,5 bleiben. Im Bereich der oberen 1. Molaren fand der größte pH-Wertabfall innerhalb der ersten Minute statt, ein pH-Wert von 5,5 wurde erst innerhalb von 4 bis 5 Minuten erreicht [Millward et al., 1997]. Wenn auch die Zeit, während der der intraorale pH-Wert im vorliegenden Versuch im Bereich von 3 bis 4 gelegen hat, nur grob geschätzt werden kann, so kann doch angenommen werden, daß nicht nur während der direkten Kontaktzeit von etwa 0,5 bis 1 Sekunde sondern darüber hinaus noch wenigstens 2 bis 3 Sekunden nach jedem Schluck sehr niedrige pH-Werte geherrscht haben. Bei 10 Schlucken kann damit geschätzt werden, daß der pH-Wert insgesamt 25 bis 40 Sekunden im sehr sauren Bereich gelegen haben wird. Zudem betrug die Trinkzeit insgesamt 2 Minuten, so daß bei dem in situ Versuch insgesamt eher saurere Bedingungen geherrscht haben, als bei dem in vitro Versuch.

Unter Laborbedingungen kam es sowohl bei den Schmelz- als auch bei den Dentinproben unter der Einwirkung von Sprite Light bereits nach 2 Tagen zu einem Fluoridverlust von etwa 90%, nach weiteren 2 Tagen war der Fluoridgehalt auf etwa 5% der ursprünglichen Menge abgesunken. Dabei fand sich kein signifikanter Unterschied zwischen Schmelz und Dentin. Dennoch konnte auch unter sauren Bedingungen selbst nach vier Versuchstagen mit 6,2±3,0 µg/cm² im Schmelz und 5,1±2,1 µg/cm² für Dentin immer noch deutlich mehr Fluorid als bei den unfluoridierten Proben (0,2±0,2 bzw. 0,7±0,4 µg/cm²) nachgewiesen werden.

In der in situ Situation war die CaF$_2$-ähnliche Deckschicht bei Schmelz und Dentin dagegen wesentlich stabiler. Ein überraschendes Ergebnis war darüber hinaus die außerordentlich gute Stabilität von KOH-löslichem Fluorid unter sauren Bedingungen im Schmelz. Nach zwei Tagen waren noch etwa 90 und nach weiteren fünf Tagen noch etwa 70% der ursprünglichen Fluoridmenge vorhanden, was sogar signifikant mehr war als unter neutralen Bedingungen. Dieses Ergebnis ist schwierig zu interpretieren und widerspricht auch dem Befund, daß die stabilisierende Wirkung von Phosphat bei sauren pH-Wert geringer wird [Lagerlöf et al., 1988]. Es kann hier nur spekuliert werden, daß es möglicherweise unter sauren Bedingungen auch zu einer Repräzipitation von CaF$_2$-ähnlichem Material kommen kann. Speichel stellt eine übersättigte Kalzium/Phosphatlösung dar, wobei Statherin zusammen mit sauren prolinreichen Proteinen, histidinreichen Polypeptiden und Cystatin diese Übersättigung für die meisten Kalziumphosphatsalze aufrechterhält und eine spontane Präzipitation und Kristallwachstum verhindert. Statherin ist ein Molekül mit einer hochgradigen Asymmetrie in Bezug auf seine Ladung und seine Struktur und besteht aus einem stark negativ geladenen N-Terminal und einem wenig polaren und hydrophoben C-Terminal. Mit selektiven Veränderungen der Molekülstruktur konnte gezeigt werden, daß das negativ geladene N-Terminal wesentlich zu der biologischen Funktion von Statherin beiträgt, die wiederum wahrscheinlich von einer helikoidalen Konformation dieses N-Terminals abhängt. Mit zunehmender Anzahl fehlender negativer Ladungen erhöht sich die Flexibilität des Moleküls und die helikoidale Konformation kann nicht aufrecht erhalten werden. Es scheint also eine Korrelation zwischen negativer Ladung, der Tendenz zu helikoidaler Struktur, der Fähigkeit an Hydroxylapatit zu binden und der Inhibierung von Repräzipitation zu geben [Periathamby et al., 1992]. Möglicherweise führt nun unter bestimmten Umständen die Anwesenheit von H$^+$-Ionen zu einer Desorption und Inaktivierung von Statherin und über eine vermehrte Verfügbarkeit von Kalzium und Phosphat zu einer vermehrten Repräzipitation von CaF$_2$-ähnlichen Deckschichten.

Im Dentin fand sich im in situ Versuch ähnlich wie im in vitro Versuch nach 2 Tagen ein deutlicher Verlust von Fluorid auf etwa 38% (in vitro 10%) und nach 7 Tagen auf etwas über 7% (in vitro nach 4 Tagen 5%). Die KOH-lösliche Deckschicht erwies sich somit zwar als stabiler als in vitro, es ist aber im Gegensatz zum Schmelz insgesamt unter sauren Bedingungen doch zu einem deutlich größeren Fluoridverlust gekommen als unter neutralen Bedingungen. Dieser Unterschied ist nur schwierig zu erklären. Möglicherweise diffundiert Fluorid jedoch unter sauren Bedingungen rasch in tiefere Dentinschichten und ist somit für eine Repräzipitation auf der Dentinoberflächen nicht mehr verfügbar. Hier könnte bei einem weiteren Versuch mit ähnlichen Versuchsbedingungen die zusätzliche Analyse des fest gebundenen Fluorids interessant sein.

Dieses unterschiedliche Verhalten von KOH-löslichem Fluorid auf Schmelz und Dentin unter den verschiedenen Versuchsbedingungen erklärt sehr gut die in den beiden vorangegangenen Versuchsreihen beobachtete unterschiedliche Effektivität von Fluorid in vitro und in situ bei Schmelz und Dentin.

In vitro fand sich für Schmelz selbst bei der Intensivfluoridierung nur eine Verringerung des erosiv bedingten Zahnhartsubstanzverlusts um etwa 20%. Dies entspricht gerade der Dicke einer CaF₂-ähnlichen Deckschicht nach einer einmaligen Fluoridapplikation, die zu einem Mineralgewinn vor der nächsten Säureeinwirkung geführt hat. In situ dagegen war die Intensivfluoridierung so effektiv, daß ein Mineralverlust nahezu verhindert werden und bei einer Reihe von Proben insgesamt sogar ein Mineralgewinn beobachtet werden konnte. Unter Mundbedingungen war das KOH-lösliche Fluorid offenbar auch unter den sehr viel saureren Bedingungen so stabil, daß möglicherweise sogar zu einem additiven Mineralgewinn bei den wiederholten Fluoridanwendungen gekommen ist.

Im Dentin dagegen konnte der Mineralverlust durch die Intensivfluoridierung in vitro (60%) und in situ (59%) in vergleichbarem Maße verringert werden. Dies entspricht wiederum der Beobachtung, daß die CaF₂-ähnliche Deckschicht bei Dentin in vitro und in situ unter sauren Bedingungen ähnlich schnell verloren geht. Wie bereits in Kapitel 4.4 ausgeführt, scheint bei Dentin jedoch ein anderer Wirkungsmechanismus vorzuliegen. Während es im Schmelz zu einem etwa linearen zentripetalen Mineralverlust kommt und Lösungs- und Repräzipitationsvorgänge an der Schmelzoberfläche und somit auch in direktem Kontakt mit dem umgebenden Lösungsmedium stattfinden, kommt es im Dentin mit zunehmender Dauer einer Säureeinwirkung offenbar zur Ausbildung einer organischen Deckschicht, so daß Lösungsvorgänge nicht in direktem Kontakt mit dem umgebenden Lösungsmedium, sondern unter Vermittlung einer organischen Deckschicht stattfinden. Damit scheinen beispielsweise protektive Speichelfaktoren bei Dentinerosionen eine geringere Rolle zu spielen als bei Schmelzerosionen. Fraglich ist dabei, ob eine solche organische Deckschicht in situ gegenüber mechanischen Einflüssen stabil genug ist. Aus den vorliegenden Resultaten könnte aber geschlossen werden, daß in situ ein partieller Verlust der organischen Deckschicht durch mechanische Einwirkungen möglicherweise durch im Vergleich zur in vitro Situation stabilere CaF₂-ähnliche Deckschichten kompensiert werden kann.

Generell fanden sich zwischen den einzelnen Probanden signifikante Unterschiede im Verlust an KOH-löslichem Fluorid. Unter neutralen Bedingungen fand sich der größte Unterschied bei Schmelz, wobei nach den 7 Versuchstagen ohne Säureeinwirkung der größte Fluoridverlust etwas über 40 und der geringste etwas über 20 $\mu g/cm^2$ betrug. Für Dentin fanden sich Werte zwischen 30 und 40 $\mu g/cm^2$. Unter sauren Bedingungen lag der größte

Fluoridverlust im Schmelz bei 30 und der geringste bei etwas über 15 µg/cm². Bei Dentin lagen die Werte zwischen 70 und 80 µg/cm².

Insgesamt müssen diese Resultate allein schon wegen der geringen Probandenzahl mit Vorsicht interpretiert werden. Da jedoch sowohl in der klinischen Ausprägung von säurebedingten Zahnhartsubstanzverlusten oftmals keine Relation zu der Schwere der einwirkenden sauren Noxe festzustellen ist, und auch in den vorliegenden in situ Versuchen immer wieder deutliche Unterschiede zwischen den Probanden gefunden werden können, sollen dennoch einige Überlegungen zu individuell prädisponierenden Speichelfaktoren diskutiert werden.

Strukturelle Aspekte des Pellikels spielen dabei eine eher untergeordnete Rolle, da offenbar nur geringe interindividuelle morphologische Unterschiede zu bestehen scheinen [Hannig, 1998]. Bei der Konzentration bestimmter Speichelproteine dagegen finden sich durchaus deutliche Unterschiede zwischen Probanden. In Bezug auf Statherin können bei verschiedenen Personen Konzentration zwischen 1,6 und 14,7 mg% (entsprechend 3,0 bis 27,3 µM/l) gemessen werden, allerdings ist auch die niedrigste Konzentration offenbar mehr als doppelt so hoch wie die für eine physiologische Funktion notwendige. Ebenso finden sich Variationen in der Konzentration von sauren prolinreichen Proteinen, wobei sich, wahrscheinlich aufgrund einer bakteriellen Degradation dieser Proteine, eine negative Relation zu Plaque- und Gingivaindizes findet. Die biologische Bedeutung solcher interindividuellen Unterschiede bleibt dagegen unklar [Hay und Moreno, 1989]. Das Adsorptionsmuster dieser bei der initialen Pellikelbildung beteiligten Proteine weist nur geringe interindividuelle Unterschiede auf [Lamkin et al., 2001]. Während die Rolle dieser Proteingruppe im Zusammenhang mit der Stabilität von CaF$_2$-ähnlichen Deckschichten und den protektiven Eigenschaften des Pellikels vor säurebedingten Zahnhart-substanzverlusten spekulativ bleibt, konnte die Bedeutung der Muzine bereits experimentell gezeigt werden [Nieuw-Amerongen et al., 1987]. Sowohl für Muzin mit hohem (MG1) als auch mit niedrigem Molekulargewicht (MG2) konnten im Gesamtspeichel interindividuelle Konzentrationsschwankungen um 18% festgestellt werden [Navazesh et al., 1992]. Noch größere Differenzen fanden sich in einer neueren Studie mit 60 Personen, die eine Konzentration von 23,3±14,6 mg% für MG1 und von 13,3±11,6 mg% für MG2 aufwiesen [Rayment et al., 2000]. Möglicherweise findet sich hier ein Ansatzpunkt für weitere Studien in Bezug auf prädisponierende Speichelfaktoren bei säurebedingten Zahnhartsubstanz-verlusten.

Wenn als Wirkungsmechanismus im Zusammenhang mit säurebedingten Zahnhartsubstanzverlusten die Präzipitation von CaF$_2$-ähnlichen Deckschichten angenommen wird, sollten Fluoridzubereitungen verwendet werden, die eine möglichst dicke und stabile Deckschicht erzeugen. Es ist bereits darauf hingewiesen worden, daß saure, hochkonzentrierte Präparate am geeignetsten zu sein scheinen, wobei es wahrscheinlich keine Rolle spielt, ob es sich um Natrium- oder Aminfluoride handelt. So haben REM- Studien gezeigt, daß bei gleichem pH-Wert nach Applikation eines Amin- bzw. NaF-Präparats prinzipiell kein Unterschied zwischen Menge und Globuligröße der CaF$_2$-ähnlichen Deckschicht besteht, wobei die TEM-EDX Analyse auch keine Unterschiede in der Zusammensetzung der Präzipitate ergab [Petzold, 2001].

Möglicherweise könnte Titanfluorid jedoch ein effektiveres Fluoridierungsmittel darstellen. In älteren Untersuchungen konnte gezeigt werden, daß nach der Anwendung einer Titanfluoridlösung (1,23%; pH 1,3) im Vergleich zu einer APF-Lösung (1,23% F$^-$ aus NaF; pH 3,0) nach Biopsie mit HClO$_4$ zwar geringere Fluoridkonzentrationen, aber auch geringere Ätztiefen erzielt wurden, zudem wurde elektronenmikroskopisch trotz der Säureeinwirkung noch ein kontinuierliche amorphe Deckschicht nachgewiesen, während solche Präzipitate nach der Anwendung von APF nicht mehr so ausgeprägt vorhanden waren. Allerdings blieb bei der Diskussion der Ergebnisse der unterschiedliche pH-Wert der verwendeten Lösungen unberücksichtigt [Wei et al., 1976]. Wenn der pH-Wert für beide Lösungen vergleichbar ist, zeigen sich ebenfalls nach Biopsie mit HClO$_4$ geringere Fluoridkonzentrationen als bei APF, was jedoch sicherlich auch auf eine geringere Säurelöslichkeit von TiF$_4$ zurückzuführen sein könnte [Wefel, 1982]. Diese Studie hat außerdem deutliche geringere Läsionstiefen nach der Fluoridierung mit Titanfluorid als nach Verwendung von APF gezeigt. Die Zusammensetzung des Präzipitats nach Applikation einer TiF$_4$-Lösung ist unklar, jedoch scheint Titan nicht in den Schmelz zu penetrieren, sondern als Titanfluoridkomplex auf der Oberfläche zu verbleiben [Wefel, 1982]. Solche Titanfluoridkomplexe könnten besonders bei sehr niedrigen pH-Werten über Ti-O-Brücken eine stabile Verbindung zu Phosphatgruppen der Zahnhartsubstanz eingehen, was die hohe Stabilität eines Titanfluoridpräzipitats erklären könnte [Tveit et al., 1983]. Eine andere Vorstellung ist, daß ein TiO$_2$-Niederschlag eine Diffusionsbarriere für Fluorid darstellt und damit zur Effektivität von Titanfluoridlösungen beiträgt [Wei et al., 1976]. Darüber hinaus ist besonders nach einer Nachbehandlung mit Glutar- oder Propionsäure ein lackartiger, säureresistenter Niederschlag beschrieben worden, der als organometallische Verbindungen interpretiert worden ist [Mundorff et al., 1972].
Neben Titanfluorid könnte auch Tanninfluorid günstige Ergebnisse zeigen. Nach Verwendung einer Tanninfluoridlösung (450 ppm; pH 5,9) konnten

rasterelektronenmikrospisch säulenförmige Präzipitate von einer Dicke zwischen 2,5 und 5 μm beobachtet werden, die Kalzium, Fluorid, Phosphat, organische Substanzen und Tanninsäure zu enthalten scheinen. Dieses Präzipitat erwies sich als sehr resistent gegen Säuren. Während nach der Einwirkung von HClO$_4$ (0,5 molar) für 1 Minute oder nach Waschen mit fließendem Wasser für 12 Stunden auf Proben, die zuvor mit einer APF-Zubereitung (0,015 molare Phosphorsäure, 450 ppm F$^-$; pH 5,3) behandelt worden waren, keinerlei Präzipitate mehr nachweisbar waren, zeigte sich auf den Proben, die mit der Tanninfluoridlösung behandelt worden waren, noch immer die beschriebene Schicht von säulenartigen Präzipitaten, wenn auch ihre Dicke etwas verringert war [Yu et al., 1993].

Die Resultate der vorliegenden Versuche zeigen, daß CaF$_2$-ähnliche Deckschichten auch unter sauren Bedingungen im Dentin, besonders aber im Schmelz sehr stabil sein können. Dabei war der größte Fluoridverlust innerhalb der ersten beiden Versuchstage zu beobachten, so daß Personen mit säurebedingten Zahnhartsubstanzverlusten mehrmals wöchentlich fluoridieren sollten.

Die vorliegende in situ Studie zur Stabilität von CaF$_2$-ähnlichen Deckschichten zeigt ebenso wie das in situ Experiment zur Effektivität von Fluoridapplikationen in Bezug auf den Mineralverlust, daß Fluorid auch im Rahmen der symptomatischen Therapie von Erosionen außerordentlich wirksam sein kann. Klinische Studien müssen nun zeigen, ob sich dieses ermutigende Ergebnis auch in vivo darstellen läßt.

7 Prävention von Bürstabrasionen auf erodierten Schmelz- und Dentinoberflächen- Versuche in vitro

7.1 Einleitung

Die Zahnhartsubstanzen sind neben chemischen auch physikalischen Einwirkungen ausgesetzt. Dazu zählen mechanische Einwirkungen, deren Nomenklatur von ihrer jeweiligen Ätiologie abgeleitet ist [Imfeld, 1996b]. Neben Attritionen (Substanzverlust aufgrund von Zahn-zu-Zahn Kontakten), Demastikationen (Substanzverlust aufgrund der Interaktion von Nahrungsmitteln und Zähnen) und Abfraktionen (Substanzverluste aufgrund von Gefügeauflockerungen im Bereich der Schmelz-Zementgrenze) spielen die Abrasionen klinisch eine wichtige Rolle. Als Abrasion ist ein Substanzverlust aufgrund der Einwirkung sogenannter „fremder Objekte" definiert [Imfeld, 1996b]. Dabei kommen Gegenstände des täglichen Gebrauchs wie Mundstücke von Pfeifen oder Musikinstrumenten oder auch Nähnadeln in Betracht. Am meisten verbreitet sind aber wahrscheinlich die Abrasionen aufgrund traumatischer Mundhygiene-maßnahmen (Abb. 27). Dabei ist umstritten, welche Rolle Härte und Art der Borsten, Form des Bürstkopfs oder Bürstdruck spielen, die verwendete Zahnpaste scheint jedoch die größte abrasive Wirkung zu entfalten [Davis und Winter, 1980; Valk et al., 1986].

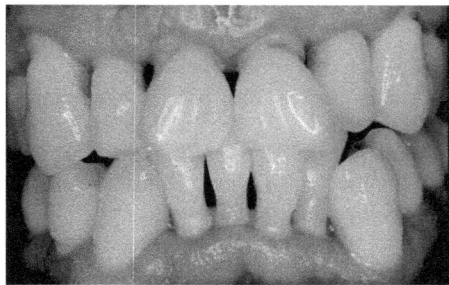

Abb. 27 Zahnhartsubstanzverlust im Bereich der Schmelz-Zementgrenze 11 und 21 distal aufgrund von ausgiebigem Gebrauch von Zahnseide, rillenförmige Bürstabrasionen im Bereich der Wurzeloberfläche von 32 bis 42

Bei gesundem Schmelz ist der Substanzverlust durch Bürsten mit einer Zahnpaste eher gering. In Versuchen mit Rinderschmelz konnte gezeigt werden, daß nach 1000 Bürstenstrichen mit einem Auflagegewicht von 400 g und einer Zahnpaste mittlerer Abrasivität etwa 0,2 μm Schmelz entfernt werden [Attin et al., 2000].

Bei menschlichem Schmelz wurde nach 5000 Bürstenstrichen mit einem Bürstdruck von 200 g und der Verwendung einer $CaCO_3$-haltigen Zahnpaste 1,4 µm Substanzverlust beobachtet [Davis und Winter, 1980]. Die Abrasivität neuerer Zahnpasten hat sich insgesamt jedoch verringert, so daß allgemein nach 50.000 Bürstenstrichen ein Substanzverlust von etwa 0,5 µm angenommen werden kann [Van der Weijden und Danser, 2000].

Dentin ist mit einer Knoop-Härte von 50 bis 70 gegenüber Schmelz (272 bis 440) wesentlich weicher [Meredith et al., 1996]. Dementsprechend kann im Rinderdentin nach 2000 Bürststrichen bei einem Bürstdruck von 275 g und einer Paste mit einem RDA-Wert von 77 (*R*adiotracer *D*entin *A*brasion und *R*adiotracer *E*namel *A*brasion sind Maße für die Abrasivität einer Zahnpaste im Vergleich zu einer Referenzzahnpaste, deren Wert bei 100 bzw. 10 festgesetzt ist, siehe auch S. 144) immerhin ein Substanzverlust von 11 µm gemessen werden [Attin et al., 1998]. Im menschlichen Dentin beträgt der Substanzverlust schon nach 50 Bürststrichen bei 200 g und der Verwendung einer $CaCO_3$-haltigen Zahnpaste 0,1 µm [Davis und Winter, 1980].

Der mechanisch bedingte Substanzverlust ist zumindest bei Schmelz nicht einfach linear mit dessen Härte korreliert. So zeigen sich bei Bürstversuchen (8000 Bürstenstriche bei 275 g und einer fluoridfreier Zahnpaste, REA um 4) im gesunden Rinderschmelz und im Rinderschmelz nach einer erosiven Demineralisation mit Zitronensäure für 5 bis 15 Minuten Substanzverluste zwischen 0,2 und 2,2 µm. Bei Härtewerten über 280 (Vickershärte) findet sich ein insgesamt geringer und mit zunehmender Härte weitgehend linearer Substanzverlust, während unterhalb von 280 mit weiter abnehmender Härte ein deutlicher, exponentiell zunehmender Substanzverlust zu beobachten ist [Attin et al., 1997b]. Für menschlichen Schmelz oder menschliches Dentin finden sich in der Literatur dazu keine Angaben.

Die Vickershärte von gesundem menschlichem Schmelz beträgt um 350 und kann bereits nach der einmaligen Einwirkung eines Colagetränks (pH 2,6) für 5 Minuten um bis zu 70 Vickerseinheiten abfallen. Bei längeren Einwirkzeiten kann sogar eine Halbierung der Mikrohärte erreicht werden [Maupome et al., 1998]. Auch nach der Einwirkung anderer saurer Getränke kann die Mikrohärte zwischen 5 und 40% verringert sein [Lussi et al., 1993; Lussi et al., 1995]. Dementsprechend konnte in einer Reihe von Studien eine signifikante Zunahme von Bürstabrasionen nach einer säurebedingten Erweichung der Zahnhartsubstanzen nachgewiesen werden [Davis und Winter, 1980; Valk et al., 1986; Attin et al., 1998; Attin et al., 2000].

Nun liegt die Vermutung nahe, daß alle Maßnahmen, die zu einer Verbesserung der Mikrohärte nach einem Säureangriff führen, einen zusätzlichen mechanisch bedingten Substanzverlust wieder reduzieren können. In dem Zusammenhang konnte nachgewiesen werden, daß die Anwendung von Fluorid die Bürstabrasionen sowohl bei Schmelz als auch bei Dentin signifikant verringern kann [Davis und Winter, 1977; Bartlett et al., 1994; Attin et al., 1998; Attin et al., 1999]. Auch eine Remineralisationsperiode zwischen Erosion und Abrasion kann den Substanzverlust zumindest im Schmelz reduzieren [Attin et al., 2000], wenn auch nicht klar ist, wie lange nach einer erosiven Demineralisation vor dem Bürsten abgewartet werden sollte.

Sowohl Fluoride als auch Remineralisationsphasen scheinen einen Substanzverlust auf erodierten Oberflächen jedoch nicht vollständig verhindern zu können. Darüber hinaus ist wenig darüber bekannt, welchen Einfluß die Abrasivität der verwendeten Zahnpaste und der Bürstdruck auf die Bürstabrasion erodierter Zahnhartsubstanzen hat. Für Dentin ist bislang nur eine Studie mit Rinderzähnen publiziert, so daß über Bürstabrasionen bei erodiertem menschlichen Dentin bislang keine Informationen vorliegen.

Ziel der folgenden in vitro Versuche war, den Einfluß von zwei verschiedenen Fluoridierungsmaßnahmen, unterschiedlich langen Remineralisationszeiten, verschiedenen Bürstdrücken und von Zahnpasten unterschiedlicher Abrasivität sowohl bei Schmelz als auch bei Dentin zu untersuchen.

7.2 Material und Methoden

7.2.1 Herstellung der Proben

Die Versuche wurden nacheinander für Schmelz- und Dentinproben in identischer Weise durchgeführt. Es wurden jeweils 75 vormals impaktierte frisch extrahierte menschliche dritte Molaren verwendet, die von eventuell anhaftendem Weichgewebe und den Wurzeln befreit und unter einem Stereomikroskop (Nikon SMZ-2T, Japan) auf Unversehrtheit überprüft worden waren, verwendet.

Die Zähne wurden bis zu Beginn der Versuche in gesättigter Thymollösung (Thymol, Fluka Chemie AG, Buchs, Schweiz) aufbewahrt. Von den Glattflächen wurden vier Schmelzscheiben von etwa 1,5 mm Dicke abgetrennt.

Die natürliche Oberfläche wurde mit Schleifpapier der Körnung P 800 (Leco, St. Joseph, USA; nominale Korngröße 22 µm) um etwa 300 µm reduziert, so daß ein planes Versuchsfeld von etwa 2 x 4 mm entstand. Diese Versuchsfläche wurde mit Schleifpapier der Körnung P 1200 (Leco, St. Joseph, USA; nominale Korngröße 14 µm) 60 Sekunden lang bis zum Hochglanz poliert. Zur Herstellung der Dentinproben wurde der Schmelz von den Glattflächen entfernt. Der resultierende Dentinwürfel wurde unter dem Stereomikroskop sorgfältig in

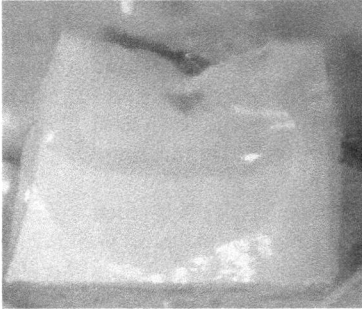

Abb. 28 Fertige Probe mit dem planen Versuchsfeld, das zur Hälfte mit lichthärtendem Kunststoff abgedeckt ist

Hinblick auf Schmelzreste kontrolliert. Von den vier Seiten wurden wiederum je eine Scheibe von einer Dicke von etwa 1,5 mm abgetrennt, deren zum Schmelz hin gerichtete Oberfläche mit Schleifpapier der Körnung P 1200 60 Sekunden lang bis zum Hochglanz poliert wurde.

Alle Trenn- und Schleifprozeduren wurden unter ausreichender Wasserkühlung durchgeführt (Exact Trennschleifsystem und Exact Mikroschleifsystem, Exact Apparatebau, Norderstedt, Deutschland). Das Versuchsareal wurde mit einem lichthärtenden Kunststoff (Technovit 7230 VLC, Kulzer-Exact, Wehrheim, Deutsch-

land) zur Hälfte abgedeckt (Abb. 28) und die Proben mit demselben Material auf handelsübliche mattierte Glasobjektträger aufgeklebt. Die Proben wurden longitudinal auf die jeweils vier Versuchsgruppen jeder Versuchsreihe aufgeteilt und bis zu Versuchsbeginn in feuchten Kammern aufbewahrt.

Für einen Nebenversuch zur Beurteilung des Substanzverlusts durch alleiniges Bürsten wurden zusätzlich je 25 Schmelz- und Dentinproben hergestellt.

7.2.2 Durchführung der Versuche

Der Versuchszeitraum betrug 5 Tage, die Proben wurden täglich einmal erodiert und gebürstet und in der Zeit dazwischen in der Remineralisationslösung (siehe auch Kapitel 4.2.2) im Schüttelbad aufbewahrt.

Zur Erzeugung der Bürstabrasion wurden die Proben mit einer Klemmvorrichtung auf einer elektrischen Waage (Leifheit AG, Frankfurt/Main, Deutschland) befestigt und mit jeweils 1 ml Zahnpastenlösung (Zahnpaste/Wasser im Verhältnis 1:3 Gew.%) beschickt.

Zum Bürsten wurde eine handelsübliche elektrische Zahnbürste (Braun Oral-B Plak Control Ultra, Braun AG, Frankfurt/Main, Deutschland) verwendet. Um eine gleichmäßige Putzleistung zu gewährleisten, wurde der Akku entfernt und die Bürste mit einer Spannungsquelle verbunden. Der Betrieb der Zahnbürste erfolgte bei 2,3 V. Die Bürste wurde so in einer Haltevorrichtung befestigt, daß der Bürstkopf in der Vertikalen frei beweglich war und problemlos auf die Proben gesenkt werden konnte. Auf die Bürste konnte wiederum eine Vorrichtung zur Aufname verschiedener Gewichte abgesenkt werden. Die Proben wurden je einzeln für 3 Minuten gebürstet, wobei der Bürstdruck auf der

Waage kontrolliert werden konnte. Sofort nach dem Bürsten wurden die Proben für 10 Sekunden unter fließendem Wasser abgespült, so daß makroskopisch keine Reste des Zahnpastengemisches mehr zu erkennen waren, und in eine feuchte Kammer gegeben. Der Bürstkopf wurde nach jedem Bürsten ebenfalls unter fließendem Wasser gereinigt. Für jeweils eine Probengruppe (n=25) wurde ein fabrikneuer Bürstkopf verwendet, die Proben wurden täglich in umgekehrter Reihenfolge (1 bis 25 und 25 bis 1) gebürstet. Um für alle Proben eine gleiche Remineralisationszeit zu gewährleisten, wurden alle Proben zu Beginn des Bürstens aus der Remineralisationslösung entfernt, in eine feuchte Kammer gegeben und nach dem Bürsten der letzten Proben gleichzeitig wieder in die Remineralisationslösung zurückgestellt.

Je nach Versuchsgruppe wurden folgende Produkte verwendet:

- fluoridfreie Zahnpaste mittlerer Abrasivität (REA 3,0±0,8; RDA 70±3)
- Fluoridzahnpaste mittlerer Abrasivität (0,15% F⁻ aus NaF; REA 2,2±0,1; RDA 78±4)
- Abrasive Zahnpaste (0,14% F⁻ aus Natriummonofluorphosphat; REA nicht bekannt; RDA 180±4)
- Fluoridgel (0,23% F⁻ aus Olaflur, 0,02 % F⁻ aus Dectaflur und 1,00% F⁻ aus NaF, zusammen 1,25% F⁻)

Zur erosiven Demineralisation wurde die Proben für 30 Minuten in 0,05 molare Zitronensäure (pH 2,3) eingelegt und abschließend für 15 Sekunden unter fließendem Wasser abgespült.

7.2.3   Versuchsreihen

Versuchsreihe 1 (Variation des Bürstdrucks)

Die Proben wurden mit unterschiedlichem Auflagegewicht und fluoridfreier Zahnpaste gebürstet:

Gruppe 1   300 g Auflagegewicht, keine Erosion (Kontrolle).
Gruppe 2   100 g Auflagegewicht
Gruppe 3   200 g Auflagegewicht
Gruppe 4   300 g Auflagegewicht

Die Proben der Gruppen 2 bis 4 wurden für 30 Minuten erodiert und direkt anschließend gebürstet. Als weitere Kontrollgruppe dienten die Proben der

Gruppe 1 in der zweiten Versuchsreihe, die nur erodiert und nicht gebürstet wurden.

Versuchsreihe 2 (Variation des Putzzeitpunkts)

Gruppe 1   nur Erosion, keine Bürstabrasion (Kontrolle)
Gruppe 2   Bürstabrasion vor der Erosion (entspricht 22 Stunden Remineralisation)
Gruppe 3   Erosion und 1 Stunde in der Remineralisationslösung, danach Bürstabrasion
Gruppe 4   Erosion und 2 Stunden in der Remineralisationslösung, danach Bürstabrasion

Die Proben der Gruppen 2 bis 4 wurden mit der fluoridfreien Zahnpaste und einem Bürstdruck von 300 g gebürstet.
Als weitere Kontrollgruppe dienten die Proben der Gruppe 4 der ersten Versuchsreihe, die direkt nach der Erosion gebürstet wurden.

Versuchsreihe 3 (Variation der Fluoridapplikation und der Abrasivität der Zahnpaste)

Die Proben wurden mit einem Bürstdruck von 300 g direkt nach dem Erodieren gebürstet.

Gruppe 1   Bürsten ohne Zahnpaste nur mit Wasser
Gruppe 2   Bürsten mit der abrasiven Zahnpaste
Gruppe 3   Bürsten mit der fluoridhaltigen Zahnpaste
Gruppe 4   Bürsten mit der fluoridhaltigen Zahnpaste, zusätzlich anschließend Applikation des Fluoridgels für 5 Minuten ohne zu bürsten

Zusätzlich wurden die Proben der Gruppe 4 aus der ersten Versuchsreihe, die mit der fluoridfreien Zahnpaste mittlerer Abrasivität gebürstet wurden, mit einbezogen.
Als Kontrollgruppe dienten die Proben der Gruppe 1 der Versuchsreihe 2, die nur erodiert, jedoch nicht gebürstet wurden.

Zur Bestimmung des Substanzverlusts durch das alleinige Bürsten wurden je 25 Schmelz- und Dentinproben mit der fluoridfreien Zahnpaste ohne Erosion gebürstet.

7.2.4 Bestimmung des Substanzverlusts

Nach dem Versuchszeitraum von 5 Tagen wurde die Kunststoffabdeckung auf dem Versuchsfeld vorsichtig mit einem Skalpell entfernt, so daß der Substanzverlust als vertikale Stufe von der Referenzebene zur Versuchsfläche bestimmt werden konnte. Die Probenoberfläche wurde unter dem Stereomikroskop (Nikon SMZ-2T, Japan) sorgfältig in Hinblick auf Kunststoffreste oder sonstige Verunreinigungen kontrolliert. Bis zur Auswertung verblieben die Proben in feuchten Kammern. Die Bestimmung des Substanzverlusts erfolgte profilometrisch.

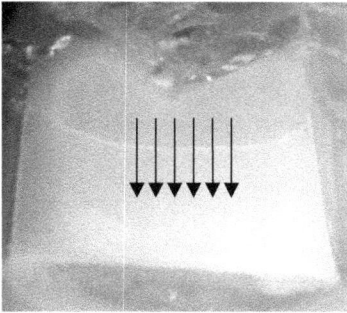

Abb. 29 Probe nach Entfernen der Kunststoffabdeckung, der stufenförmige Übergang von der Referenzebene (oben) zu der Versuchsebene (unten) ist deutlich zu erkennen. Die Pfeile kennzeichnen Richtung und Anzahl der Profilschriebe

Dabei wurde zur Abtastung der Probenoberfläche das in Kapitel 3.1.3.2 beschriebene Perthometer S8P mit dem mechanischen Taster FRW-750 verwendet. Von jeder Probe wurden 6 parallele Profilschriebe von der Referenzfläche auf die Versuchsfläche im Abstand von 0,2 mm und einer Länge von 1,75 mm hergestellt, so daß ein Areal von 1 x 1,75 mm beurteilt wurde (Abb. 29). Dieses Areal wurde arbiträr in der Mitte der Probenoberfläche positioniert. Die Profilschriebe wurden mit einer speziellen Software (Perthometer Concept 4.0, Perthen Mahr, Göttingen, Deutschland) ausgewertet. Zur genaueren Beschreibung siehe ebenfalls Kapitel 3.1.3.2. Der Substanzverlust wurde als Mittelwert aus den 6 Messungen in μm beschrieben.

7.2.5 Statistik

Die statistische Auswertung erfolgte mit dem Statistical Package of Social Sciences (SPSS 10.0) für Windows 98. Für die Daten wurde zunächst mit dem Kolmogorov-Smirnov-Test hinreichende Normalverteilung festgestellt. Der Vergleich zwischen den Gruppen wurde mit der einfachen Varianzanalyse (ANOVA) mit dem Anschlußtest nach Tukey durchgeführt, dabei wurde das Signifikanzniveau auf 0,05 festgesetzt.
Im folgenden gelten die in Abschnitt 3.1.4 beschriebenen Abkürzungen.

7.2.6 Übersicht über den Versuchsablauf

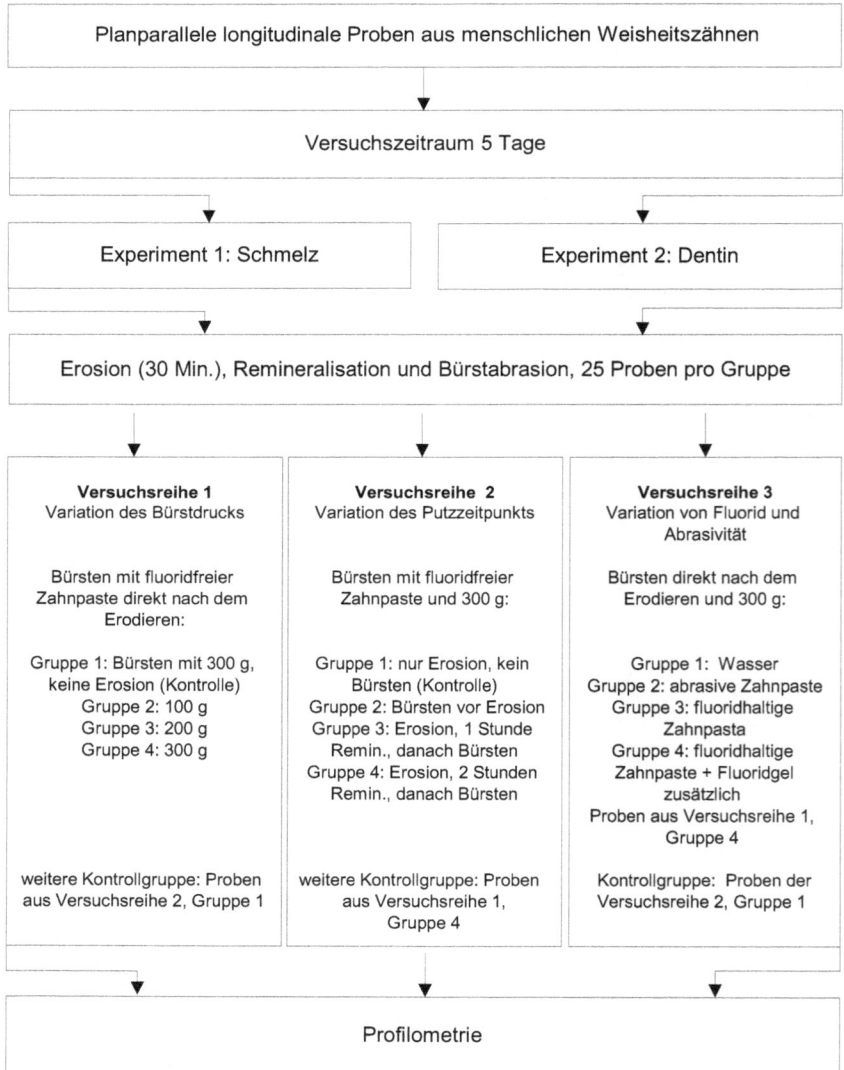

Planparallele longitudinale Proben aus menschlichen Weisheitszähnen

▼

Versuchszeitraum 5 Tage

Experiment 1: Schmelz	Experiment 2: Dentin

Erosion (30 Min.), Remineralisation und Bürstabrasion, 25 Proben pro Gruppe

Versuchsreihe 1 Variation des Bürstdrucks	**Versuchsreihe 2** Variation des Putzzeitpunkts	**Versuchsreihe 3** Variation von Fluorid und Abrasivität
Bürsten mit fluoridfreier Zahnpaste direkt nach dem Erodieren: Gruppe 1: Bürsten mit 300 g, keine Erosion (Kontrolle) Gruppe 2: 100 g Gruppe 3: 200 g Gruppe 4: 300 g	Bürsten mit fluoridfreier Zahnpaste und 300 g: Gruppe 1: nur Erosion, kein Bürsten (Kontrolle) Gruppe 2: Bürsten vor Erosion Gruppe 3: Erosion, 1 Stunde Remin., danach Bürsten Gruppe 4: Erosion, 2 Stunden Remin., danach Bürsten	Bürsten direkt nach dem Erodieren und 300 g: Gruppe 1: Wasser Gruppe 2: abrasive Zahnpaste Gruppe 3: fluoridhaltige Zahnpasta Gruppe 4: fluoridhaltige Zahnpaste + Fluoridgel zusätzlich Proben aus Versuchsreihe 1, Gruppe 4
weitere Kontrollgruppe: Proben aus Versuchsreihe 2, Gruppe 1	weitere Kontrollgruppe: Proben aus Versuchsreihe 1, Gruppe 4	Kontrollgruppe: Proben der Versuchsreihe 2, Gruppe 1

Profilometrie

7.3 Ergebnisse

Alle Schmelz und Dentinproben konnten ausgewertet werden. Bereits makroskopisch zeigte sich bei allen Proben eine deutlich abgegrenzte Stufe zwischen Referenz- und Versuchsfläche, die zudem ihren Hochglanz verloren hatte und nun weißlich matt erschien.

7.3.1 Ergebnisse der Versuchsreihen mit Schmelz

Versuchsreihe 1 (Variation des Bürstdrucks)

Die alleinige Bürstabrasion ohne Erosion erzeugte nur einen Substanzverlust von 1,3±0,6 µm, nach der alleinigen Erosion ohne Bürstabrasion fand sich dagegen ein Substanzverlust von 32,5±8,3 µm (p≤0,001). Dieser Substanzverlust wurde durch die zusätzliche Bürstabrasion direkt nach dem Erodieren in allen Versuchsgruppen um deutlich mehr als den Substanzverlust bei alleiniger Bürstabrasion von gesundem Schmelz erhöht (Abb. 30; p für alle Bürstdrücke gegenüber den nur erodierten Proben ≤0,001). Dabei hatte der Bürstdruck jedoch keine Bedeutung, bei einem Auflagegewicht von 100 g betrug der Substanzverlust 55,1±10,5, bei 200 g 49,6±10,3 und bei 300 g 53,7±9,0. Diese Unterschiede waren nicht signifikant.

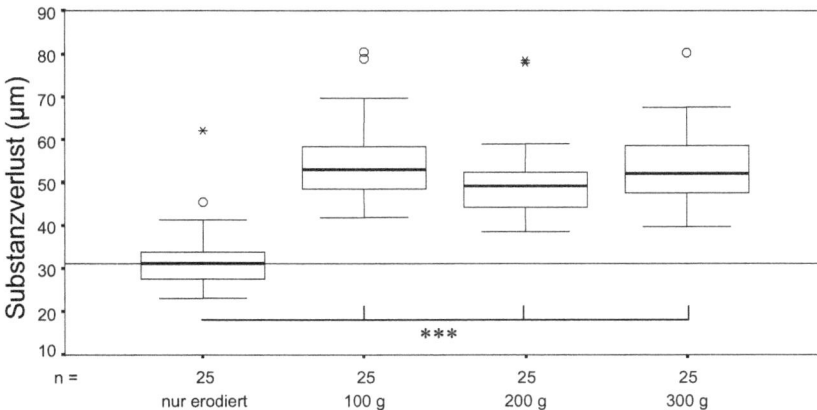

Abb. 30 Substanzverlust im Schmelz (µm) nach 5 Tagen Erosion und Bürstabrasion mit verschiedenen Auflagegewichten. Zwischen 100, 200 und 300 g fand sich kein signifikanter Unterschied

Versuchsreihe 2 (Variation des Putzzeitpunkts)

Der Substanzverlust durch Bürstabrasion konnte mit zunehmender Remineralisationszeit zwischen erosiver Demineralisation und Bürsten verringert werden (Abb. 31), dieser Effekt war jedoch erst nach der längsten Remineralisationszeit deutlich.

Während der Substanzverlust bei Bürsten direkt nach der Erosion 53,7±9,0 µm betrug, fanden sich nach einer Remineralisationszeit von 1 Stunde 48,5±7,2 und von 2 Stunden 46,0±8,9 µm (n.s.). Erst bei Bürsten vor Erodieren (entspricht etwa 22 Stunden Remineralisationszeit) reduzierte sich der Substanzverlust gegenüber dem Bürsten direkt nach Erosion signifikant auf 41,8±11,1 µm (p≤0,01) und lag nur geringfügig über dem rein erosiv bedingten Substanzverlust (n.s.).

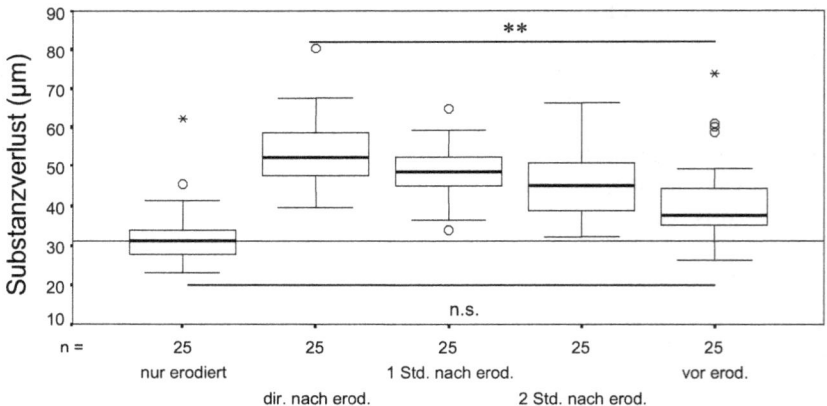

Abb. 31 Substanzverlust im Schmelz (µm) nach 5 Tagen Erosion und Bürstabrasion mit verschiedenen Remineralisationszeiten. Zwischen dem Substanzverlust bei Bürsten direkt nach dem Erodieren und nach 1 bzw. nach 2 Stunden Remineralisationszeit fand sich kein signifikanter Unterschied

Versuchsreihe 3 Variation von Fluorid und Abrasivität)

Mit zunehmender Menge an appliziertem Fluorid konnte der Substanzverlust nach Erodieren und Bürsten reduziert werden (Abb. 32).
Während nach Bürsten mit fluoridfreier Zahnpaste 53,7±9,0 µm Schmelz verloren ging, konnte der Substanzverlust durch Anwendung der Fluoridzahnpaste um etwa 9 µm auf 44,8±10,2 µm reduziert werden (n.s.), was aber noch signifikant höher als der Substanzverlust nach alleinigem Erodieren war (p≤0,05). Nach zusätzlicher Verwendung des Fluoridgels verringerte sich der Substanzverlust auf 40,5±13,7 µm (gegenüber der fluoridfreien Zahnpaste p≤0,001). Dieser Wert war zwar gegenüber dem rein erosiven Substanzverlust noch 8 µm höher, der Unterschied war jedoch nicht mehr signifikant.
Im Gegensatz zu der Verwendung fluoridhaltiger Produkte hatte die Abrasivität der Zahnpasten keinen Einfluß auf den Substanzverlust (Abb. 33). Sowohl das Bürsten ohne Zahnpaste, also nur mit Wasser, als auch mit den Zahnpasten mit mittlerer und hoher Abrasivität hatte den Substanzverlust gegenüber dem alleinigen Erodieren signifikant erhöht (p jeweils ≤0,001). Dabei fanden sich Wert von 49,7±13,4 sowie 53,7±9,0 und 52,5±13,8 µm. Die Unterschiede zwischen den verschiedenen Bürstgruppen waren nicht signifikant.

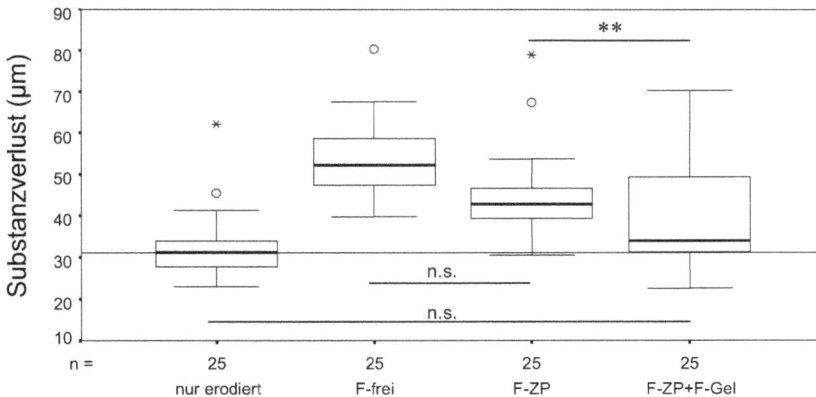

Abb. 32 Substanzverlust im Schmelz (µm) nach 5 Tagen Erosion und Bürstabrasion mit fluoridfreier Zahnpaste (F-frei), Fluoridzahnpaste (F-ZP) und Fluoridzahnpaste + Fluoridgel (F-ZP + F-Gel)

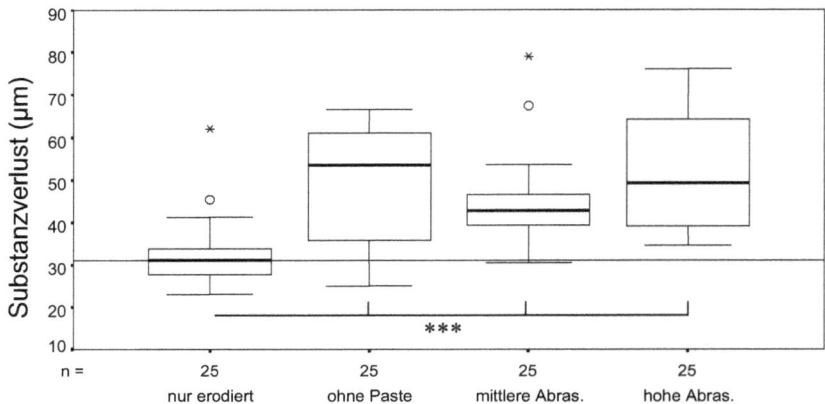

Abb. 33 Substanzverlust im Schmelz (μm) nach 5 Tagen Erosion und Bürstabrasion mit verschiednener Abrasivität. Zwischen den Bürstgruppen fand sich kein signifikanter Unterschied

7.3.2 Ergebnisse der Versuchsreihen mit Dentin

Versuchsreihe 1 (Variation des Bürstdrucks)

Bei den Dentinproben kam es durch die alleinige Bürstabrasion ohne Erosion zu einem Substanzverlust von 2,2±0,6 μm, nach dem alleinigen Erodieren ohne Bürstabrasion fand sich ein Substanzverlust von 42,2±3,8 μm (p≤0,001). Durch Bürsten direkt nach dem Erodieren wurde der Substanzverlust in allen Gruppen deutlich erhöht (Abb. 34). Dabei fand sich bei einem Auflagegewicht von 100 g nur ein geringfügig höherer Substanzverlust gegenüber dem alleinigen Erodieren (46,4±3,1 gegenüber 42,2±3,8 μm; p≤0,01). Bei einem Bürstdruck von 200 g stieg der Substanzverlust dagegen deutlich auf 60,7±3,7 und von 300 g auf 71,1±5,0 μm an (p gegenüber dem Substanzverlust bei alleinigem Erodieren jeweils ≤0,001). Alle Unterschiede im Substanzverlust bei den drei verschiedenen Auflagegewichten waren hochsignifikant.

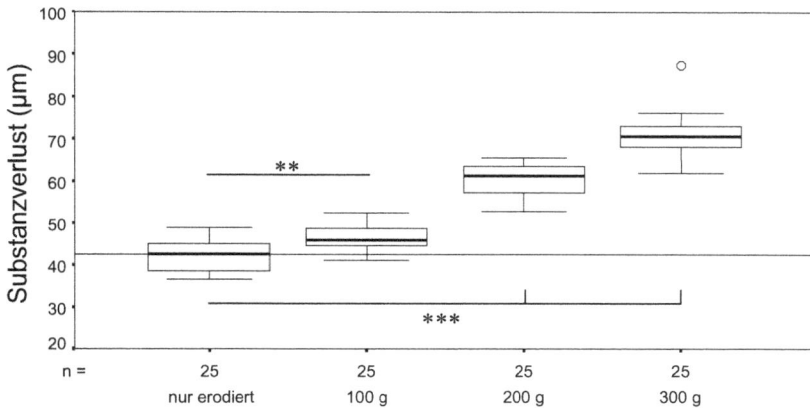

Abb. 34 Substanzverlust im Dentin (µm) nach 5 Tagen Erosion und Bürstabrasion mit verschiedenen Auflagegewichten. Zwischen 100, 200 und 300 g fanden sich jeweils hochsignifikante Unterschiede

Versuchsreihe 2 (Variation des Putzzeitpunkts)

Gegenüber dem Bürsten direkt nach dem Erodieren (Substanzverlust 71,1±5,0 µm) konnte der Substanzverlust durch die verschiedenen Remineralisationszeiten signifikant reduziert werden (Abb. 35). Dabei zeigte sich der deutlichste Effekt bei der längsten Remineralisationszeit. Hier betrug der Substanzverlust 48,4±3,7 µm (p≤0,001), während beim Bürsten 1 Stunde nach dem Erodieren 66,4±6,1 (p≤0,001) und 2 Stunden nach dem Erodieren 63,1±4,1 µm (p≤0,001) gemessen wurden. Dabei fand sich jedoch kein Unterschied zwischen 1 und 2 Stunden Remineralisationszeit.

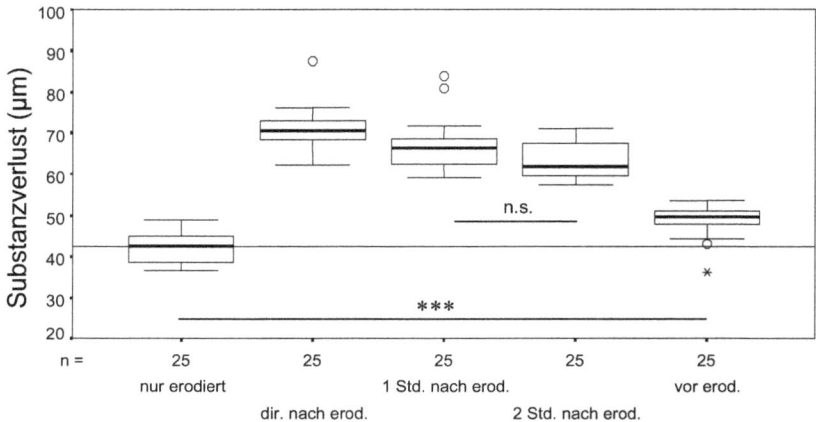

Abb. 35 Substanzverlust im Dentin (μm) nach 5 Tagen Erosion und Bürstabrasion mit verschiedenen Remineralisationszeiten. Alle Remineralisationzeiten konnten den Substanzverlust gegenüber dem Bürsten direkt nach der Erosion reduzieren (p jeweils ≤0,001

Versuchsreihe 3 (Variation von Fluorid und Abrasivität)

Der Substanzverlust konnte nur durch die Verwendung der fluoridhaltigen Zahnpaste in Kombination mit dem Fluoridgel signifikant reduziert werden (Abb. 36). Während das Bürsten mit der fluoridfreien Zahnpaste einen Substanzverlust von 71,1±5,0 μm erzeugte, betrug der Substanzverlust bei hochdosierter Fluoridapplikation nur noch 57,0±3,4 μm (p≤0,001). Der Substanzverlust war aber immer noch deutlich höher als bei alleiniger Erosion (p≤0,001).

Bürsten mit fluoridhaltiger Zahnpaste allein konnte den Substanzverlust gegenüber dem Bürsten mit fluoridfreier Paste nicht verringern (71,0±4,3 gegenüber 71,1±5,0 μm, n.s.).

127

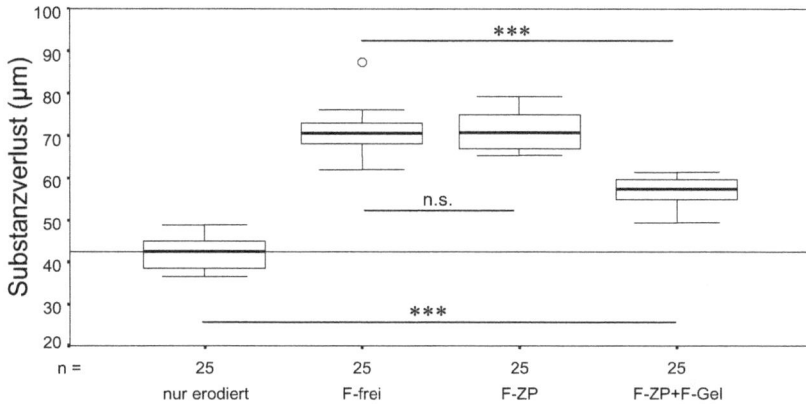

Abb. 36 Substanzverlust im Dentin (µm) nach 5 Tagen Erosion und Bürstabrasion mit fluoridfreier Zahnpaste (F-frei), Fluoridzahnpaste (F-ZP) und Fluoridzahnpaste + Fluoridgel (F-ZP+ F-Gel)

Ähnlich wie der Bürstdruck hatte auch die Abrasivität der Zahnpaste einen deutlichen Effekt. Während das Bürsten mit Wasser gegenüber dem alleinigen Erodieren nur einen geringfügig höheren Substanzverlust zur Folge hatte ($46,1\pm3,0$ gegenüber $42,2\pm3,8$ µm; $p\leq0,05$), nahm der Substanzverlust mit zunehmender Abrasivität deutlich zu (Abb. 37). Bei der Zahnpaste mit mittlerer Abrasivität (RDA 104 ± 3) fanden sich $71,1\pm5,0$ µm (p gegenüber dem alleinigen Erodieren $\leq0,001$) und bei der Zahnpaste mit hoher Abrasivität (RDA 180 ± 4) sogar mit $80,5\pm3,6$ µm der höhste Wert überhaupt (p gegenüber dem alleinigen Erodieren und gegenüber der Zahnpaste mit mittlerer Abrasivität $\leq0,001$).

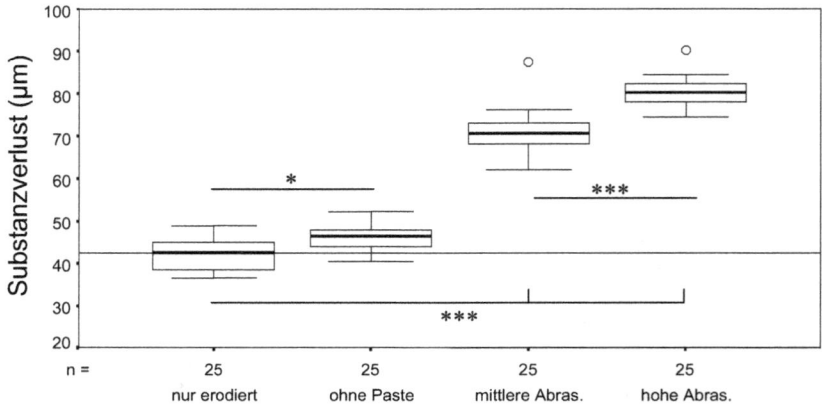

Abb. 37 Substanzverlust im Dentin (µm) nach 5 Tagen Erosion und Bürstabrasion mit verschiedener Abrasivität. Mit zunehmender Abrasivität nahm der Substanzverlust signifikant zu

7.4 Diskussion

Mit Bezug auf die folgenden in situ Versuche wurde für das Bürsten eine handelsübliche elektrische Bürste verwendet, die für den Dauergebrauch an eine externe Spannungsquelle angeschlossen war. Dies gewährleistete einerseits eine ausreichende Funktionszeit, vor allem aber bei gleichbleibender Betriebsspannung eine konstante Bewegung des Bürstkopfes, der mit einer Frequenz von 63 Hertz oszillierte. Die Bürstzeit wurde mit 3 Minuten relativ lang gewählt, was sicherlich weit von der klinischen Situation entfernt ist. Selbst bei dem Patienten, der in den Kapiteln 1.2 und 10 vorgestellt ist, und der mehrmals täglich für jeweils 20 Minuten geputzt hatte, wäre jede Fläche (angenommen es wären immer 2 Zähne gleichzeitig geputzt worden) nur 30 Sekunden gebürstet worden. Die in anderen Studien verwendeten Bürstzeiten waren demgegenüber mit über einer halben Stunde [Valk et al., 1986] und 10 Minuten [Attin et al., 1998; Attin et al., 1999] entweder deutlich länger oder aber mit 30 Sekunden deutlich kürzer [Attin et al., 2000]. Andere Autoren geben nur die Anzahl der Bürststriche, nicht jedoch die Bürstzeit an. Da aber für eine maximale Erweichung der Zahnhartsubstanzen eine relative lange Erosionszeit notwendig ist, sollte im vorliegenden Versuch auch eine Bürstzeit gewählt werden, die einen im Vergleich zum erosiv bedingten Zahnhartsubstanzverlust angemessenen abrasiv bedingten Zahnhartsubstanz-verlust erzeugte. Vorversuche hatten dabei ergeben, daß eine Bürstzeit von 3 Minuten für die insgesamt große Anzahl der Proben praktikabel war und außerdem ein meßbarer Substanzverlust erzeugt werden konnte.

Insgesamt wurden die Proben 56.700 Bürststrichen ausgesetzt. Bei Verwendung einer Zahnpaste mittlerer Abrasivität wurde dadurch bei gesundem Schmelz ein Substanzverlust von 1,3±0,6 und bei gesundem Dentin von 2,2±0,6 µm erzeugt. Für Schmelz liegen diese Resultate zwischen den Schätzungen von Van der Weijden und Danser [2000] (0,5 µm nach 50.000 Bürstenstrichen) und den Werten aus der oben zitierten Studie mit Rattenschmelz [Attin et al., 2000]. Hochgerechnet auf die Anzahl der Bürststriche, die im vorliegenden Versuch eingewirkt hatten, wäre dabei ein Substanzverlust von etwa 12 µm zu erwarten gewesen. Für Dentin dagegen konnten die hohen Abrasionswerte aus der Literatur (11 µm nach 10.000 Bürststrichen [Attin et al., 1998] bzw. 0,1 µm nach 50 Bürststrichen [Davis und Winter, 1980]) trotz vergleichbarem Bürstdruck und ähnlicher Abrasivität der Zahnpaste nicht bestätigt werden. Der Vergleich zu diesen Angaben ist aber allein schon deswegen schwierig, weil in den zitierten Studien Handzahnbürsten verwendet worden sind. Es ist jedoch wenig darüber bekannt, wie das Abrasionsverhalten von elektrischen

Zahnbürsten gegenüber Handzahnbürsten einzuschätzen ist. Die verwendete Braun Plaque Control Ultra scheint im Vergleich zu anderen elektrischen Bürsten ein eher mittleres Abrasionspotential zu haben [McLey et al., 1997]. Im Vergleich zu der ADA Referenzhandzahnbürste (Abrasivität gesetzt als 100) scheint die relative Abrasivität der Braun Plaque Control Ultra auf Dentin mit einem Wert von 16 sogar recht niedrig zu sein, was die in der vorliegenden Untersuchung gefundenen niedrigen Substanzverluste im Dentin nach alleinigem Bürsten erklären könnte.

Die Ergebnisse dieser Versuchsgruppen zeigen jedoch, daß die Versuchsbedingungen so gewählt waren, daß auf gesunden Zahnhartsubstanzen nur geringe Substanzverluste aufgetreten sind. Die beobachteten Effekte sind somit allein auf die gewählten erosiven Bedingungen zurückzuführen.

Für die erosive Demineralisation wurde eine Einwirkzeit von 30 Minuten pro Tag gewählt. Entsprechend dieser langen Erosionszeit fand sich im Verhältnis zum alleinigen Bürsten ein hoher Substanzverlust. Zumindest für Rinderschmelz konnte jedoch experimentell gezeigt werden, daß eine maximale Erweichung erst nach einer bestimmten Demineralisationszeit erreicht werden kann. Nach der Applikation von 1%iger Zitronensäure nimmt die Vickershärte (ursprüngliche Härte 308 bis 334) über 20 Minuten auf ein Minimum (etwa 172) ab. Bei längerer Einwirkung kommt es zwar weiterhin zu einem Mineralverlust, die Mikrohärte wird dabei jedoch nicht weiter reduziert [Stösser und Nekrashevych, 1998]. Mit der Erosionszeit von 30 Minuten war also eine deutliche Reduktion der Mikrohärte gewährleistet und, wie auch bei den vorhergehenden Versuchen, ein „worst case" Szenario zu erwarten, das auch extreme klinische Situationen abbildet.

In der ersten Versuchsreihe wurde untersucht, ob das Bürsten mit unterschiedlichem Druck einen Einfluß auf den Substanzverlust erodierter Zahnoberflächen hat. Auf gesundem Schmelz und Dentin dürfte der Bürstdruck keinen großen Einfluß auf den abrasiv bedingten Substanzverlust haben. Auf erweichten Zahnoberflächen dagegen könnte ein Zusammenhang zwischen Bürstdruck und Substanzverlust durchaus vermutet werden. Bislang sind jedoch zu dieser Frage keine Studien publiziert.

In den bisherigen Untersuchungen sind jeweils einheitliche Bürstdrücke in der Größenordnung von 20 g [Bartlett et al., 1994], 125 g [Valk et al., 1986], 200g [Davis und Winter, 1980], 250 g [Attin et al., 1999], 275 g [Attin et al., 1998] und 400 g [Attin et al., 2000] verwendet worden. Klinische Messungen des mittleren Bürstdrucks in einer umfangreichen Studie mit 208 Personen im Alter zwischen 4 und 65 Jahren ergaben erhebliche interindividuelle Unterschiede, die für elektrische Bürsten zwischen 23 und 557 und für Handzahnbürsten zwischen 195 und 666 g lagen. Zumindest für Handzahnbürsten sind dabei sogar Werte bis 1300 g beobachtet worden. Insgesamt lag der Bürstdruck bei elektrischen Bürsten etwas niedriger als bei Handzahnbürsten [Fraleigh et al., 1967]. Diese Tendenz konnte in einer weiteren Studie bestätigt werden. Beim Gebrauch einer Handzahnbürste (Oral B P 40) fanden sich für den Bürstdruck in vertikaler Richtung etwa 300 und in horizontaler Richtung etwa 100 g, während bei drei verschiedenen elektrischen Bürsten (Rota-dent, Braun Oral-B, Interplak) Werte zwischen 80 und 120 bzw. 36 und 46 g gemessen wurden [Boyd et al., 1997]. Die im vorliegenden Versuch gewählten Bürstdrücke von 100, 200 und 300 g umschließen somit sowohl den bei der klinischen Anwendung beobachteten als auch den bei in vitro Versuchen verwendeten Druckbereich.

Bei den Schmelzproben hatte das Bürsten den Substanzverlust gegenüber dem alleinigen Erodieren in allen Gruppen deutlich erhöht. Der abrasiv bedingte Substanzverlust war außerdem auf dem erodierten Schmelz etwa 20mal höher als auf gesundem Schmelz. Dieses Ergebnis bestätigt bereits publizierte Daten. Bei Rinderschmelz konnte nach alleinigem Bürsten für 10 x 30 Sekunden ein Substanzverlust von 0,2 μm gemessen werden. Abzüglich des Substanzverlusts aufgrund der Erosion erhöhte sich dieser Wert beim Bürsten nach intermittierender Einwirkung eines sauren Getränks für jeweils eine Minute ebenfalls um das 20-fache auf etwas über 4 μm [Attin et al., 2000]. Auch andere Formen der mechanischen Einwirkung können den Substanzverlust nach Erosion deutlich erhöhen. Die erosive Demineralisation menschlicher Schmelzproben mit einer 0,3%igen Zitronensäurelösung führte nach 2 bis 4 Stunden zu einem Substanzverlust von 15 bis 35 μm, der nach der Anwendung von Ultraschall für nur 5 Sekunden um 2 bis 4 μm erhöht werden konnte. Eine längere Ultraschallanwendung hatte dagegen keinen weiteren Effekt mehr [Eisenburger et al., 2000]. Diese Werte stimmen gut mit dem in der vorliegenden Untersuchung beobachteten Substanzverlust von 20 μm nach 5maligem Bürsten überein. Die Variation des Bürstdrucks hatte jedoch keinen Einfluß auf das Ausmaß der Bürstabrasion. So fand sich beim Bürsten mit einem Auflagegewicht von 100 g ein Substanzverlust von 55,1±10,5 und beim Bürsten mit 300 g von 53,7±9,0 μm. Offenbar war die partiell demineralisierte Schicht bereits bei dem geringsten Bürstdruck entfernt worden, während auf dem darunterliegenden weitgehend gesunden Schmelz auch bei dem höchsten Bürstdruck kein weiterer nennenswerter Substanzverlust aufgetreten ist.

Angaben zur Dicke einer solchen teilweise demineralisierten Schicht schwanken und hängen natürlich von der Erosionszeit ab. Nach der einmaligen Einwirkung eines sauren Getränks (pH 2,9) für 15 Minuten konnte lichtmikroskopisch eine strukturell veränderte Schicht von etwa 20 μm Dicke beobachtet werden [Attin et al., 1997b]. Mit der konfokalen Laser-Scanning-Mikroskopie konnten dagegen bereits nach Applikation einer 37%igen Phosphorsäure für 60 Sekunden Strukturveränderungen bis zu einer Tiefe von 100 μm nachgewiesen werden [Zentner und Duschner, 1996]. Da in der vorliegenden Studie wesentlich längere Erosionszeiten verwendet und außerdem 5 Erosions-/Abrasionszyklen durchgeführt wurden, wäre damit eigentlich ein wesentlich höherer abrasiv bedingter Zahnhartsubstanz-verlust zu erwarten gewesen. Allerdings ist nicht bekannt, ob der Mineralgehalt und damit die Mikrohärte von der Oberfläche in Richtung zum gesunden Schmelz linear zunimmt oder ob unterhalb der Zone des klassischen Ätzmusters eine relativ rasche Zunahme der Mikrohärte trotz noch vorhandener Demineralisation zu beobachten ist. Einzelne REM-Aufnahmen von Proben aus den

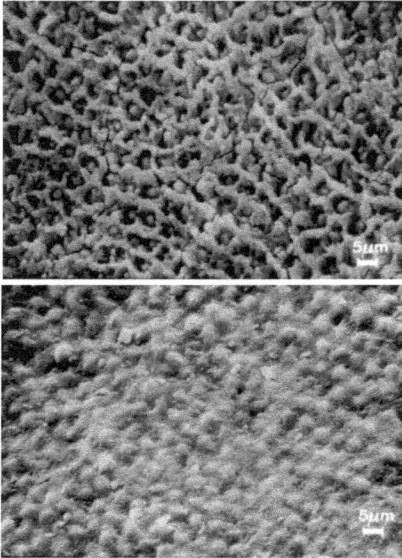

Abb. 38 _Oben:_ Schmelzprobe mit typischem Ätzmuster nach fünf Tagen Erosion mit 0,05 molarer Zitronensäure für 30 Minuten.
Unten: Schmelzprobe desselben Zahnes nach fünf Tagen Erosion und Bürstabrasion für drei Minuten und 300 g Bürstdruck, das Ätzmuster ist teilweise eingeebnet

Vorversuchen zeigen, daß die teilweise demineralisierte Schicht auch bei einem Bürstdruck von 300 g nicht vollständig abgetragen worden ist. Offenbar werden die prominenten Prismenzentren oder -peripherien des klassischen Ätzmusters bereits durch geringe Krafteinwirkungen abgetragen, während die dann resultierende Oberfläche bereits hart genug ist, um auch von höheren Bürstdrücken nicht mehr weiter eingeebnet zu werden (Abb. 38).

Auch im Dentin wurde der Substanzverlust nach erosiver Demineralisation durch Bürsten vergrößert. Hier zeigte sich jedoch im Gegensatz zum Schmelz eine deutliche Abhängigkeit vom Bürstdruck. Das Auflagegewicht von 100 g hatte nur eine Bürstabrasion von etwa 4 μm erzeugt, was jedoch immer noch doppelt so hoch war wie der abrasiv bedingte Substanzverlust auf gesundem Dentin bei 300 g. Mit zunehmendem Bürstdruck erhöhte sich der Substanzverlust deutlich, bei 200 g konnten etwa 20 µm und bei 300 g sogar 30 µm gemessen werden. Der abrasiv bedingte Substanzverlust lag damit bei einem Bürstdruck von 300 g bei erodiertem 13 mal höher als bei gesundem Dentin. Ähnliche Resultate fanden sich bei Bürstversuchen mit einem Bürstdruck von 200 g und 50 bzw. 1000 Bürststrichen. Dabei waren auf gesundem Dentin 0,1 bzw. 1,85 µm verlorengegangen, nach Erosion mit einem Grapefruit-Speichelgemisch für 3 Minuten dagegen 0,4 bzw. 2,5 µm [Davis und Winter, 1980]. Damit war der Substanzverlust auf erodiertem gegenüber gesundem Dentin um das 1,3- bis 4-fache erhöht. Hochgerechnet auf 5 Zyklen entsprechen diese Werte in etwa den vorliegenden Ergebnissen.

Wie bereits beschrieben, findet neben der oberflächlichen Demineralisation entlang der Dentintubuli auch eine Penetration der Säuren in tiefere Schichten statt. Bis zu welcher Tiefe Strukturveränderungen und Veränderungen in der Mikrohärte stattfinden, ist bislang allerdings nicht quantifiziert worden. Möglicherweise nimmt die Mikrohärte jedoch im Gegensatz zum Schmelz mit der Tiefe eher linear zu, so daß es bei zunehmendem Bürstdruck auch zu einem Anstieg des Substanzverlusts kommt. Allerdings muß auch bedacht werden, daß durch Säureeinwirkungen organische Strukturen exponiert werden, die das Ausmaß des erosiv bedingten Substanzverlusts deutlich beeinflussen können (siehe auch Kapitel 4.4). Dabei ist unklar, ob und in welchem Maße diese Oberflächenschicht durch mechanische Einwirkungen entfernt werden kann. Organische Auflagerungen können gegenüber Bürstabrasionen erstaunlich stabil sein. Selbst das Pellikel kann durch Bürsten nur bedingt entfernt werden. So sind nach dem Bürsten mit einem Auflagegewicht von 50 g und einer mittel abrasiven Zahnpaste nach 60 Sekunden Bürstzeit nur 20 bis 30% der Zahnoberfläche frei von Pellikelstrukturen, die ansonsten noch als 20 bis 50 nm dicke Schicht nachweisbar sind [Hannig und Bößmann, 1988a]. Bei den im vorliegenden Versuch gewählten höheren Drücken könnte die organische Deckschicht jedoch zumindest teilweise entfernt worden sein, so daß es bei zunehmendem Bürstdruck neben der Zunahme des abrasiv bedingten auch zu einer Zunahme des erosiv bedingten Substanzverlusts gekommen sein könnte.

In einer weiteren Versuchsreihe wurde der Einfluß der Abrasivität der verwendeten Zahnpaste untersucht. Die substanzabtragende Potenz einer Zahnpaste kann profilometrisch bestimmt werden. Dabei wird eine plangeschliffene Schmelz- oder Dentinprobe bis auf ein Testareal abgedeckt und unter standardisierten Bedingungen mit verschiedenen Zahnpasten gebürstet. Der Substanzverlust wird dann aus dem Profilschrieb als Fläche über der Kurve planimetrisch bestimmt, wobei die obere Begrenzung der Kurve das ursprüngliche Niveau der Probenoberfläche darstellt [Ashmore et al., 1972; Davis und Winter, 1976]. Die Abrasivität einer Testzahnpaste wird relativ zu einem Standardabrasiv (als 100 gesetzt) angegeben. Neben der Quantifizierung der Abrasivität kann mit dieser Methode auch die Oberflächencharakteristik gebürsteter Zahnhartsubstanzen beschrieben werden.

Als Standardmethode hat sich jedoch die sogenannte „radiotracer dentin abrasion" (RDA) beziehungsweise die „radiotracer enamel abrasion" (REA) durchgesetzt. Dabei wird die Intensität von radioaktiver Strahlung im Zahnpastengemisch nach dem Bürsten von radioaktiv markierten Wurzel- oder Schmelzoberflächen bestimmt. Die Proben werden mit einer Bürste mit Nylonborsten mittlerer Härte mit 1500 Bürststrichen und verschiedenen Testzahnpasten gebürstet. Als Referenzabrasiv ist Kalziumpyrophosphat definiert [Hefferren, 1976]. Dessen Abrasivität wird für Dentin als 100 und für Schmelz als 10 gesetzt [Barbakow et al., 1989]. RDA Werte von 0 bis 50 können als gering, 50 bis 100 als mittel und über 100 als hoch eingestuft werden.

Diese Werte sind wenig anschaulich, scheinen jedoch recht gut mit einem Substanzverlust gemessen in μm zu korrelieren. In einer Laborstudie konnte gezeigt werden, daß ein RDA-Wert von 100 etwa einem Substanzverlust von 50 μm und ein RDA-Wert von 20 etwa einem Substanzverlust von 10 μm entspricht [Saxton und Cowell, 1981]. Da Dentin einem höheren abrasiv bedingten Substanzverlust unterliegt als Schmelz, werden in der Regel die RDA-Werte angegeben. Ein niedriger RDA-Wert ist aber nicht unbedingt auch mit einem niedrigen REA-Wert verbunden. In einer Untersuchung über die Abrasivität verschiedener Zahnpasten auf dem Schweizer Markt fand sich beispielsweise für Candida Anti Plaque mit 203 der höchste RDA-Wert der 32 untersuchten Produkte, jedoch nur ein mittlerer REA-Wert von 3,2 [Barbakow et al., 1989]. Allerdings finden sich unterschiedliche Angaben zur Abrasivität eines bestimmten Produkts. Für das in der vorliegenden Versuchsreihe verwendete Präparat schwanken die Werte zwischen 70 (Herstellerangaben) und 104 [Barbakow et al., 1989]. Allein aus diesem Grunde wurden für die Versuchsreihe 3 drei sehr verschiedene Abrasivmedien gewählt. In der Gruppe mit der geringsten Abrasivität wurde nur mit Wasser gebürstet, während als Zahnpaste mit mittlerer Abrasivität ein fluoridfreies und ein fluoridhaltiges Produkt mit RDA-Werten von 70 bzw. 78 und als Zahnpaste mit hoher Abrasivität ein Produkt mit einem RDA-Wert von 180 gewählt, so daß hinreichend große Unterschiede gewährleistet waren.

Der Einfluß der Abrasivität der Zahnpasten auf den abrasiv bedingten Substanzverlust auf erodierten Zahnoberflächen ist ebenfalls bislang nicht untersucht worden. Bei den Schmelzproben zeigte sich, wie bei dem Bürstdruck, jedoch kein Einfluß der Abrasivität des Putzmediums auf den abrasiv bedingten Substanzverlust. Wieder wurde der erosiv bedingte Substanzverlust (33 µm) in allen Gruppen durch das Bürsten um etwa 20 µm erhöht, wobei bei Putzen mit Wasser 50 µm und bei Putzen mit der abrasiven Zahnpaste 53 µm gemessen wurden. Dieser Versuch bestätigt die Ergebnisse in der Versuchsreihe 1, wobei auch hier sicherlich derselbe Erklärungsansatz zutrifft.

Bei den Dentinproben wiederum fand sich eine sehr deutliche Abhängigkeit von der Abrasivität des Putzmediums. Trotz eines Bürstdrucks von 300 g fand sich bei Bürsten mit Wasser nur ein Substanzverlust von 46 gegenüber 42 µm beim alleinigen Erodieren, was in etwa dem Substanzverlust bei Bürsten mit der mittel abrasiven Zahnpaste bei einem Bürstdruck von 100 g entspricht. Mit zunehmender Abrasivität stieg der Substanzverlust sehr deutlich auf 71 bzw. 81 µm an. Auch diese Ergebnisse stimmen gut mit den Resultaten für den Bürstdruck überein und können ebenfalls ähnlich erklärt werden.

Neben dem abradierenden Medium, sei es die Bürste oder das Putzmedium, ist natürlich auch die Oberflächencharakteristik des abradierten Mediums von Bedeutung. Nach einer erosiven Demineralisation kann die Mikrohärte entweder durch die Präzipitation von Ca-P- Niederschlägen aus remineralisierenden Lösungen oder durch CaF_2-ähnliche Niederschläge nach Anwendung von Fluoridpräparaten erhöht werden.

In der Versuchsreihe 2 wurde untersucht, ob die Remineralisation mit einer gesättigten Ca/P-Lösung den abrasiv bedingten Substanzverlust reduzieren kann. Wie lange diese Remineralisationsphase dauern sollte, ist bislang unklar [Imfeld, 1996a; Kelleher und Bishop, 1999], jedoch wird eine Wartezeit von 1 bis 2 Stunden nach einer Säureeinwirkung

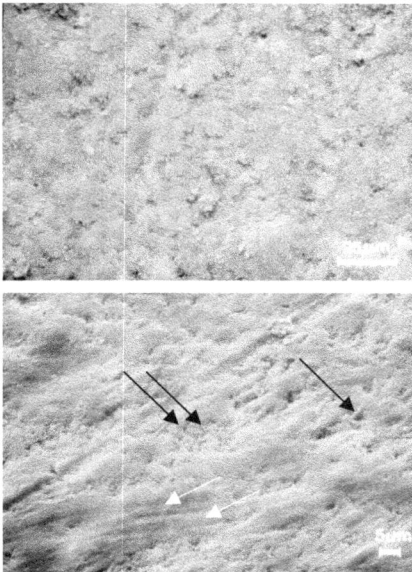

Abb. 39 *Oben: Schmelzprobe nach 5 Tagen Erosion für 30 Minuten in 0,05 molarer Zitronensäure und Remineralisation mit deutlichen amorphen Präzipitaten. Unten: Schmelzprobe nach 5 Tagen Erosion und Bürsten nach 2 Stunden Remineralisation, das Präzipitat ist teilweise abradiert, dabei sind Bürstspuren (weiße Pfeile) und darunterliegende erodierte Bereiche (schwar-ze Pfeile) zu erkennen*

empfohlen. Diese Zeitspanne wurde in der vorliegenden Versuchsreihe gewählt. Zusätzlich wurde in der Gruppe „Bürsten vor Erodieren" eine maximal lange Remineralisationszeit von 22 Stunden untersucht.

In vitro hängt die Präzipitation von Kalzium und Phosphat aus gesättigten Lösungen auf geätzten Schmelz unter anderem von der Größe der Oberfläche, der Anwesenheit von Fluoridionen und dem Grad der Übersätti-gung ab. Nach verschieden langen Ätzzeiten (HCl für 3, 20, 60 oder 120 Minuten) findet sich nach der Einwirkung einer gesättigten Ca/P-Lösung in den ersten 100 Minuten eine nahezu konstante Präzipitationsrate, die sich dann in Abhängigkeit von der Verkleinerung der Oberfläche abflacht. Insgesamt präzipitiert um so mehr Mineral, je länger die Ätzzeit war. Ebenso findet sich eine um so höhere Präzipitationsrate, je übersättigter die Lösungen sind [Amjad et al., 1981].

In der vorliegenden Untersuchung zeigte sich für Schmelz mit zunehmender Remineralisationszeit zwar auch eine Verringerung des abrasiv bedingten Substanzverlusts, allerdings erwiesen sich Wartezeiten von 1 und 2 Stunden mit einer Verringerung des Substanzverlusts um 5 bzw. 8 µm als nicht ausreichend. Bei der längsten Remineralisationszeit (22 Stunden) war der Substanzverlust gegenüber dem Bürsten direkt nach der Erosion signifikant um 11 µm reduziert, war aber immer noch 9 mal höher als nach Bürsten auf gesundem Schmelz. Daß der Effekt der Remineralisation eher begrenzt war, ist nicht einfach zu erklären. Rasterelektronenoptische Bilder aus Vorversuchen haben nämlich gezeigt, daß sich ausgeprägte amorphe Präzipitate auf der Zahnoberfläche niederschlagen, die auch durch die Bürstabrasion nicht völlig entfernt zu werden scheinen (Abb. 39). Die Präzipitation von Kalzium und Phosphat muß jedoch nicht unbedingt mit einem deutlichen Anstieg der Mikrohärte verbunden sein. In einem Versuch mit menschlichem Schmelz zeigte sich nach dem Ätzen mit 37%iger Phosphorsäure für 30 Sekunden eine Verringerung der Knoop-Härte um etwa 43 Einheiten, nach der Remineralisation für 8 Stunden in zwei verschiedenen Lösungen (1,5 mmol/l $CaCl_2$ und 1,2 mmol/l KH_2PO_4 sowie 1,5 mmol/l $CaCl_2$ und 2,4 mmol/l KH_2PO_4) kam es jedoch nur zu einen Wiederanstieg um 7 bzw. 19 Einheiten [Collys, et al. 1993], so daß die ursprüngliche Mikrohärte trotz der relativ langen Remineralisationszeit nicht wieder erreicht wurde.

Daß eine Remineralisation den Substanzverlust durch Bürstabrasion in vitro verringern kann, ist bislang, allerdings bei wesentlich kürzeren Erosions- und Bürstzeiten, nur in einer Studie und nur für Schmelz gezeigt worden. Dabei wurden Proben von Rinderschmelz in 10 Zyklen jeweils für 1 Minute mit einem sauren Getränk erodiert und dann entweder direkt oder nach 10, 60 oder 240 Minuten Remineralisationszeit in künstlichem Speichel mit einer fluoridfreien Zahnpaste (RDA 50) für 30 Sekunden bei einem Bürstdruck von 400 g gebürstet. Das Bürsten direkt nach dem Erodieren hatte den Substanzverlust gegenüber dem alleinigen Erodieren ebenfalls deutlich erhöht (5,16±1,26 gegenüber 1,04±0,31 μm), nach einer Remineralisationszeit von 10, 60 und 240 Minuten konnte der Substanzverlust auf 2,47±0,68 bzw. 1,72±0,75 und 1,11±0,42 μm gesenkt werden, dabei fand sich nach der längsten Remineralisationszeit kein signifikanter Unterschied mehr zu der alleinigen Erosion ohne Bürstabrasion [Attin et al., 2000]. Der im Vergleich zur vorliegenden Studie deutlich bessere Effekt der Remineralisation ist im wesentlichen mit der sehr viel kürzeren Erosionszeit zu erklären, da die Mikrohärte mit abnehmender Demineralisation zu- und der Substanzverlust durch Bürstabrasion entsprechend abnimmt.

Wenn man auch einwenden mag, daß eine Erosionszeit von 30 Minuten unrealistisch lang sei und die resultierenden Mikrohärtewerte klinisch nicht erreicht würden, führen jedoch beide Studien zu der Schlußfolgerung, daß der Substanzverlust mit zunehmender Remineralisationszeit abnimmt. Ebenso haben beide Studien ergeben, daß eine Remineralisationszeit von 1 Stunde nicht ausreicht, um den abrasiv bedingten Substanzverlust zu verhindern, mithin also eine möglichst lange Remineralisationszeit zwischen Erosion und Bürstabrasion verstreichen sollte.

Für Dentin zeigten sich ähnliche Resultate wie für Schmelz. Das Bürsten nach 1 Stunde Remineralisationszeit konnte den Substanzverlust gegenüber dem Bürsten direkt nach Erosion um 5 μm, das Bürsten nach 2 Stunden um 8 μm reduzieren. Dabei zeigte sich zwischen 1 und 2 Stunden Wartezeit ebenfalls kein signifikanter Unterschied. Erst die längste Remineralisationszeit erbrachte einen deutlichen Effekt, hier konnte der Substanzverlust durch Bürsten um fast 23 μm reduziert werden und lag damit nur noch etwa 3 mal so hoch wie der Substanzverlust auf gesundem Dentin. Bislang sind keine Studien über den Effekt verschiedener Remineralisationszeiten auf Bürstabrasionen publiziert. Die vorliegenden Ergebnisse zeigen jedoch, daß auch bei Dentinerosionen eine möglichst lange Wartezeit zwischen Säureeinwirkung und Bürstabrasion sinnvoll sein kann.

Festzuhalten bleibt aber, daß der abrasiv bedingter Substanzverlust auf erodierten Zahnhartsubstanzen im vorliegenden Versuch auch bei sehr langen Remineralisationszeiten offenbar nicht gänzlich verhindert werden konnte.

Die Verwendung von Fluoridpräparaten konnte den Substanzverlust durch Bürstabrasion mit Zahnpasten vergleichbarer Abrasivität ebenfalls verringern. Für die Zahnpastenfluoridierung wurde eine handelsübliche NaF-Zahnpaste mit neutralem pH-Wert und für die Intensivfluoridierung ein saures Fluoridgel ver-wendet. Die Einwirkzeit entsprach bei der alleinigen Zahnpastenfluoridierung

der Bürstzeit von 3 Minuten, das Fluoridgel wirkte ohne Bürsten für 5 Minuten ein, was klinisch etwa der Applikationszeit mit einer Fluoridierungsschiene entspricht.
Bei Schmelz war der zusätzliche Substanzverlust durch Bürsten nach Verwendung der Fluoridzahnpaste bereits etwa um 40% und nach der zusätzlichen Verwendung des Fluoridgels um etwa 60% reduziert. Im Vergleich zu gesundem Schmelz war der Substanzverlust auf erodiertem Schmelz aber immer noch 12 bzw. 8 mal höher. Diese Resultate entsprechen trotz unterschiedlicher Versuchsprotokolle gut den Angaben aus der Literatur. In einer Studie an extrahierten Prämolaren konnte gezeigt werden, daß der Substanzverlust nach 720 Zyklen von Erosion (5 Minuten 6%ige Zitronensäure) und Abrasion (200 Bürststriche) bei einem Bürstdruck von 20 g bei der Verwendung einer MFP-Zahnpaste gegenüber einer fluoridfreien Zahnpaste ebenfalls um 40% verringert werden konnte [Bartlett et al., 1994]. Ein guter Effekt konnte bei Rinderschmelz für das in der vorliegenden Versuchsreihe verwendete Fluoridgel gezeigt werden. Nach 4 Zyklen Erosion für 5 Minuten in einem sauren Getränk (pH 2,8) und 2000 Bürststrichen mit einem Bürstdruck von 250 g fand sich nach der Applikation des Fluoridgels ein Substanzverlust von 0,25 µm, während nach Anwendung eines fluoridfreien Gels 0,96 µm gemessen wurden [Attin et al., 1999]. Dies entspricht einer Reduktion des Substanzverlustes durch das Fluoridgel um 75%.

Als Wirkungsmechanismus kann auch hier die Ausbildung einer CaF_2-ähnlichen Deckschicht diskutiert werden, die zu einer Erhöhung der Mikrohärte und damit zu einer verbesserten Abrasionsresistenz führt. Zur Größenordnung dieses Effekts liegen wenig Hinweise vor. Nach der Einwirkung einer NaF-Zahnpaste scheint die Verbesserung der Mikrohärte zwischen 7 und 12% zu betragen [Munoz et al., 1999]. Ob höher konzentrierte Präparate hier einen besseren Effekt erzielen, ist bislang nicht untersucht. Es konnte aber gezeigt werden, daß saure Fluoridpräparate bei gleicher Fluoridkonzentration wesentlich effektiver sind als neutrale. In dem oben zitierten Bürstversuch von Attin et al. [1999] betrug der Substanzverlust nach Verwendung eines neutralen Fluoridgels 0,71 µm, nach Bürsten mit einem sauren Fluoridgel (pH 4,5) jedoch nur 0,25 µm. Der Substanzverlust bei Verwendung eines fluoridfreien Präparats lag, wie erwähnt, bei 0,96 µm. Wie bereits dargestellt, kann die CaF_2-ähnliche Deckschicht aber auch den säurebedingten Zahnhartsubstanzverlust verringern, so daß hier sicherlich ein additiver Effekt zu erwarten ist. Wie bereits in Kapitel 4 gezeigt worden ist, kann dieser Effekt bei der Zahnpastenfluoridierung etwa 10% und bei einer Intensivfluoridierung etwa 20% betragen, was in der vorliegenden Versuchsreihe annäherungsweise einem um 3 bzw. 6 µm geringeren säurebedingten Substanzverlust entsprechen würde. Die Verringerung des abrasiv bedingten Substanzverlustes würde dann sowohl bei der Zahnpastenfluoridierung als auch nach zusätzlicher Gelfluoridierung etwa 6 bis 7 μm (30%) betragen.

Bei Dentin war der Fluorideffekt geringer ausgeprägt als bei Schmelz. Nach Verwendung des Fluoridgels war der Substanzverlust durch Bürsten gegenüber der fluoridfreien Zahnpaste zwar um 50% reduziert, lag aber noch über 7 mal höher als auf gesundem Dentin. Dabei war es zu einem Substanzverlust von 15 μm gekommen. Die alleinige Verwendung der Fluoridzahnpaste hatte dagegen keinerlei Effekt. Bei kürzeren Erosionszeiten scheinen jedoch auch geringere Fluoridkonzentrationen effektiv zu sein.
An Rinderdentin konnte gezeigt werden, daß der Substanzverlust nach 5 Zyklen Erosion mit einem sauren Getränk (pH 2,8) für 5 Minuten und 2000 Bürststrichen mit einem Bürstdruck von 250 g nach der Applikation einer Fluoridspüllösung mit einer Fluoridkonzentration von 2000 ppm (Fluoridkonzentration der im vorliegenden Versuch verwendeten Fluoridzahnpaste 1500 ppm) nahezu verhindert werden konnte. Eine Konzentration von 250 ppm reichte dagegen nicht mehr aus; um einen signifikanten Effekt zu erzielen [Attin et al., 1998].
Bei Dentin ist der Wirkungsmechanismus von Fluorid im Zusammenhang mit Bürstabrasionen sehr schwierig zu erklären. Wie in Kapitel 4 beschrieben, kann eine Intensivfluoridierung den säurebedingten Zahnhartsubstanzverlust nach einer bestimmten Zeit vollständig verhindern, wobei vor allem die Ausbildung einer organischen Deckschicht eine Rolle zu spielen scheint. Wenn auch bekannt ist, daß eine solche Deckschicht unter Mundbedingungen enzymatisch degradiert werden kann [van Strijp et al., 1992], so ist nichts über das Schicksal organischer Deckschichten unter mechanischer Einwirkung bekannt. Wenn diese jedoch leicht mechanisch entfernt werden kann, würde daraus wieder ein erhöhter säurebedingter Zahnhartsubstanzverlust resultieren. Andererseits entsteht bei der mechanischen Bearbeitung von Dentin beispielsweise mit Endo-Instrumenten, Sandpapier oder Hartmetallbohrern eine sogenannte Schmierschicht, die als amorphe Auflagerung aus globulären Partikeln und Kollagenfibrillen in einer strukturlosen Matrix beschrieben werden kann [Kockapan, 1987; Pashley et al., 1988]. Ob solche Auflagerungen den säurebedingten Zahnhartsubstanzverlust ebenfalls beeinflussen können, ist bislang nicht untersucht. Nach der Einwirkung von Zahnbürsten und -pasten auf gesundem Dentin können verschiedene Szenarien entworfen werden. Entweder kann der abrasive Effekt von Bürste und Paste ebenfalls eine Schmierschicht erzeugen, oder es kommt zur Anhaftung von Abrasivstoffen auf der Dentinoberfläche mit einem Verschluß der Dentintubuli oder zu einer Entfernung aller amorphen Auflagerungen mit Eröffnung der Tubuli und

Erhöhung der Dentinpermeabilität [West et al., 1998b]. Welchen Effekt das Bürsten auf erodiertem Dentin hat, müßte durch ultrastrukturelle Untersuchungen geklärt werden. In jedem Falle wird der erosiv bedingte Substanzverlust durch mechanische Veränderungen der Dentinoberfläche in weitaus größerem Maße beeinflußt werden als bei Schmelz, so daß damit nicht nur der beobachtete Fluorideffekt, sondern auch die Resultate aus den anderen Versuchsreihen schwierig zu interpretieren sind.

Zusammenfassend kann festgehalten werden, daß ein zusätzlicher mechanisch bedingter Substanzverlust auf säurebedingt erweichten Zahnoberflächen auch unter dem in den vorliegenden Versuchsreihen gewählten „worst case" Szenario beeinflußt werden konnte. Dabei wurden Maßnahmen, die die Mikrohärte verbessern (Remineralisation und Fluoridapplikation) und Maßnahmen zur Verringerung der mechanischen Einwirkung (Bürstdruck und Abrasivität der Zahnpaste) untersucht.
Bei Schmelz zeigten die remineralisierenden Maßnahmen den größten Erfolg, wobei die hochdosierte Anwendung von Fluorid am effektivsten war. Die Verringerung des Putzdrucks oder der Abrasivität des Putzmediums erwies sich dagegen als unwirksam.
Bei Dentin waren Maßnahmen, die die mechanische Einwirkung verringern, am wirksamsten. So konnte der Substanzverlust durch Putzen mit Wasser oder durch einen geringen Putzdruck nahezu verhindert werden. Eine Wartezeit zwischen Erosion und Bürstabrasion hatte ebenso wie die Verwendung von Fluorid nur einen begrenzten Effekt.
Als Empfehlung für Patienten mit aktiven Erosionen kann aus den Ergebnissen abgeleitet werden, daß bei Schmelzerosionen intensiv fluoridiert und bei Dentinerosionen auf eine wenig abrasive Putztechnik geachtet werden sollte.

Sicherlich hätte noch eine Vielzahl von Versuchsreihen hinzugefügt werden können. So kann beispielsweise bei Schmelz ein additiver Effekt von Fluoridanwendung und Remineralisationszeit und bei Dentin von niedrigem Bürstdruck und wenig abrasiver Paste erwartet werden. Der Einfluß der grundsätzlichen Variablen im Zusammenhang mit Bürstabrasionen konnte jedoch untersucht werden.
Die folgenden in situ Versuche sollen nun zeigen, welchen Einfluß das Mundmilieu, hier besonders der Speichel, auf die Bürstabrasion erodierter Zahnhartsubstanzen hat.

8 Prävention von Bürstabrasionen auf erodierten Schmelz- und Dentinoberflächen- Versuche in situ

8.1 Einleitung

Ähnlich wie in vitro können Zahnhartsubstanzen auch in situ durch die Einwirkung von Säuren verändert werden. In einem cross over Versuch mit 8 Probanden zeigte sich bereits nach dem Genuß eines sauren Bonbons (Happy Citron, pH 2,5) ebenso wie nach dem einmaligen Verzehr von 30 ml Orangensaft (pH 3,2) bei poliertem Schmelz ein Verlust an Mikrohärte um durchschnittlich 15 Knoop-Härte Einheiten (Ausgangshärte 320) [Lussi et al., 1997]. Eine wesentlich größere Erweichung wurde dagegen nach Genuß eines Colagetränks über einen längeren Zeitraum beobachtet. An dieser Studie nahmen 10 Probanden teil, die im Verlaufe einer Stunde nach gusto 4 Gläser dieses Getränks (pH 2,3) verzehrten und dabei vor dem Schlucken mit der Flüssigkeit ein wenig im Munde spülten. Die Vickers-Härte sank deutlich von ursprünglich 320 auf 270 Einheiten [Gedalia et al., 1991b]. Für Dentin liegen dagegen nur wenig Daten vor. In der oben zitierten Studie von Lussi [1997] konnte für poliertes Dentin zwar zumindest nach der kurzfristigen Säureeinwirkung keine signifikante Erweichung der Oberfläche nachgewiesen werden (Verlust an Mikrohärte bei dem Bonbon 1,4 und bei Orangesaft 3,7 Knoop-Härte Einheiten bei einem Ausgangswert von 60). Dennoch zeigten sich nach dem Verzehr des Orangensafts strukturelle Veränderungen mit einer Eröffnung der Dentintubuli [Lussi et al., 1997].
Auch auf natürlichen Zahnoberflächen finden sich nach Säureeinwirkung in vivo strukturelle Veränderungen, wobei jedoch große interindividuelle Unterschiede vorkommen. In einer rasterelektronenoptischen Untersuchung an 12 Personen mit und 12 Personen ohne säurebedingte Zahnhartsubstanzverluste zeigte sich bereits nach der Applikation von frischem Zitronensaft für 5 Minuten bei den gesunden Probanden im Schmelz Strukturveränderungen bis hin zu einem klassisches Ätzmuster. Bei Personen mit Erosionen wurden erodierte Areale, die kein klassisches Ätzmuster mehr aufwiesen, weiter demineralisiert. Bei Dentinläsionen fanden sich auch ohne zusätzliche Säureeinwirkung vereinzelt eröffnete Dentinkanälchen, die jedoch nach der Applikation der Zitronensäure in großer Zahl freigelegt waren [Noack, 1989].
Da der Verlust an Mikrohärte in vivo aufgrund verschiedener Faktoren wie der Ausbildung des Pellikels, der geringeren Säurelöslichkeit natürlicher Oberflächen im Vergleich zu bearbeiteten und auch wegen der kürzeren und

wahrscheinlich weniger heftigen Säureangriffe insgesamt geringer sein dürfte als bei den in vitro und in situ Studien, ist es schwierig, die Bedeutung von Bürstabrasionen bei Personen mit aktiven säurebedingten Zahnhartsubstanzverlusten abzuschätzen. In Einzelfällen kann sicherlich ein Zusammenhang zwischen Putzgewohnheiten und Schweregrad solcher Läsionen gezeigt werden (siehe auch Abb. 5). Auch in einer Kohortenstudie mit Personen mit Eßstörungen konnte nachgewiesen werden, daß diejenigen, die nach dem Erbrechen putzten, einen größeren Substanzverlust aufwiesen als solche, die nur spülten [Scheutzel, 1996]. Andere Studien konnten diesen Zusammenhang dagegen nicht belegen [Robb et al., 1995; Rytömaa et al., 1998; Öhrn et al., 1999]. Wenn auch in dieser Frage noch Forschungsbedarf besteht, werden für Personen mit aktiven Erosionen auch immer Empfehlungen für wenig abrasive Mundhygienemaßnahmen gegeben, die Maßnahmen zur Wiedererhärtung der erweichten Zahnoberflächen und eine wenig abrasive Putztechnik umfassen [Schweizer-Hirt et al., 1978; Imfeld, 1996a; Gandara und Truelove, 1999; Milosevic, 1999].

In den vorher beschriebenen Versuchsreihen konnte gezeigt werden, daß solche Maßnahmen den mechanisch bedingten Substanzverlust auf erodierten Zahnhartsubstanzen verringern können. Allerdings kann die Funktion des Speichels in vitro mit einer künstlichen Remineralisationslösung, aber auch mit nativem Speichel nur begrenzt simuliert werden. So haben sich ja beispielsweise bei den Versuchsreihen zur Wirksamkeit von Fluorid und zur Stabilität von CaF_2-ähnlichen Deckschichten sehr deutliche Unterschieden zwischen der in vitro und in situ Situation gezeigt.

Ziel der vorliegenden Versuche war es zu klären, ob der Substanzverlust nach Erosion und Abrasion auch in situ durch eine Wartezeit zwischen Erodieren und Bürsten sowie durch die Verwendung fluoridhaltiger Präparate mit unterschiedlicher Dosierung verringert werden kann.

8.2 Material und Methoden

8.2.1 Herstellung der Proben und Probenträger

Die Versuche wurden nacheinander für Schmelz- und Dentinproben in identischer Weise durchgeführt. Die Herstellung der Proben entsprach dem in Kapitel 7.2.1 beschriebenen Vorgehen. Die 4 Proben aus den 4 Glattflächen wurden zusätzlich in koronal-zervikaler Richtung mit einer diamantierten Trennscheibe (ISO 806 104 358514 220, Komet, Lemgo, Deutschland) in einem blauen Winkelstück (40.IS, Micro Mega, Oberursel, Deutschland) unter Wasserkühlung halbiert. Von den resultierenden 8 Proben wurden die 6 größten longitudinal auf die Versuchsgruppen verteilt.

Zur Aufnahme der Proben wurden für jeden Probanden für den Unterkiefer Trägerplatten aus Autopolymerisat (Palapress, Kulzer, Wehrheim, Deutschland) mit gebogenen Klammern im Bereich der Prämolaren und Molaren und mit Sublingualbügel hergestellt. In den bukkalen Pelotten wurden in Höhe der eigenen Zähne Einlassungen gefräst, in die die Proben mit Wachs (Vorbereitungswachs, Bego, Bremen, Deutschland) fixiert und mit lichthärtendem Kunststoff (Technovit 7230 VLC, Kulzer, Wehrheim, Deutschland) eingebettet wurden. Dabei wurde auch die nach okklusal gerichtete Hälfte der Versuchsfläche mit dem Kunststoff abgedeckt, so daß eine Referenz- und eine Versuchsfläche resultierte. In jeder Platte wurden 8 Proben paarweise angeordnet, damit für die Probanden gut unterscheidbare Probenareale entstanden und immer zwei Proben gleichzeitig gebürstet werden konnten (Abb. 40). Abschließend wurde der

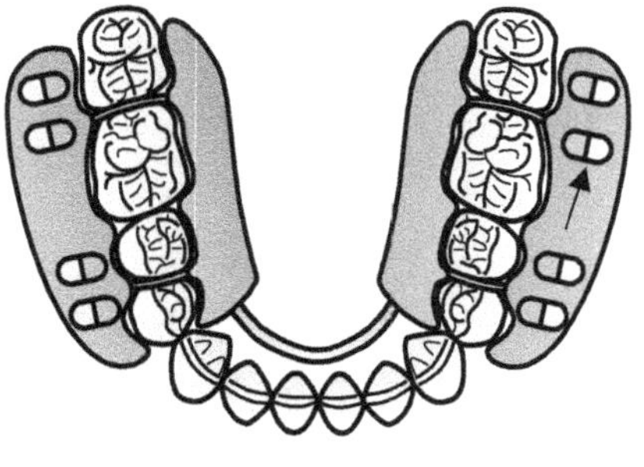

Abb. 40 Unterkieferzahnbogen mit der eingegliederten Trägerplatte. Die Proben (Pfeil) sind zur Hälfte mit Kunststoff abgedeckt (rosa) und paarweise angeordnet, so daß immer zwei Proben gleichzeitig gebürstet werden konnten

gesamte Probenträger zur Desinfektion für 20 Minuten in 80%igen unvergällten Alkohol gelegt, danach kurz mit Wasser abgespült und bis zu Versuchsbeginn in einer feuchten Kammer aufbewahrt.

8.2.2 Probanden und Versuchsablauf

Für den Versuch mit Schmelz konnten 6 und für den Versuch mit Dentin 5 Probanden gewonnen werden. Einschlußkriterien waren „informed consent" und gute Mundverhältnisse (kein herausnehmbarer Zahnersatz, keine offenen kariösen Läsionen oder offensichtlich defekte Füllungen, keine sichtbare Plaque). Ausschlußkriterien waren schwere Allgemeinerkrankungen und Einnahme von Medikamenten, die die Speichelsekretion beeinflussen könnten. Bei allen Probanden wurden die Speichelparameter Fließrate für unstimulierten und stimulierten Speichel, pH-Wert und Pufferkapazität bestimmt. Die Speichelproben wurden wie in Kapitel 5.2.2 beschrieben in Anlehnung an die Empfehlungen von Birkhed und Heintze [1989] verarbeitet und analysiert. Dabei konnten für alle Probanden Werte im Normbereich festgestellt werden (Tab. 7).

Tab. 7 Minima und Maxima für die verschiedenen Speichelparameter für alle Probanden und Normalwerte [Birkhed und Heintze, 1989]

	Speichelfließrate (ml/min)		pH-Werte		Pufferkapazität (End-pH-Werte)	
	unstimuliert	stimuliert	unstimuliert	stimuliert	unstimuliert	stimuliert
Probanden	0,4-0,5	1,6-4,0	6,8-8,1	7,6-7,9	4,3-5,8	6,0-7,5
Normalwert	0,25->0,35	1->3	6,5-6,9	7,0-7,5	4,3-4,8	5,8->7,0

Die Studie wurde im cross over Design durchgeführt und umfaßte für jeden Probanden 6 Versuchsperioden von jeweils 5 Tagen. Die Reihenfolge der Versuchsgruppen war für jeden Probanden unterschiedlich und wurde vor Versuchsbeginn nach Zufall festgelegt.

Vor Versuchsbeginn und zwischen den verschiedenen Versuchsperioden lag jeweils eine Woche „wash out", in der sämtliche Mundhygienemaßnahmen mit fluoridfreien Mundpflegemitteln durchgeführt wurden. Zudem vermieden die Probanden während des gesamten Versuchs bestmöglich den Verzehr von fluoridhaltigen Lebensmitteln wie fluoridhaltige Mineralwässer, Fisch, schwarzer/grüner Tee oder fluoridiertes Speisesalz.

Während der Versuchsphasen wurden die Trägerplatten ganztags getragen und nur während der Mahlzeiten und zur eigenen Mundpflege entnommen und in der feuchten Kammer aufbewahrt. Nach dem Genuß von Speisen oder Getränken wurden die Trägerplatten erst nach 15 Minuten wieder eingesetzt.

8.2.3 Erzeugung der Erosionen

Die erosive Demineralisierung erfolgte wie im in vitro Bürstversuch mit 0,05 molarer Zitronensäure (pH 2,3). Daß Zitronensäure über mindestens 5 Tage einen stabilen pH-Wert hat, wurde bereits in Kapitel 5.2.2 beschrieben. Jeder Proband erhielt vor jeder Versuchsperiode 1 Liter Zitronensäure, die Probenträger wurden zweimal täglich für 20 Minuten in jeweils 40 ml Säure (frisch aus der Vorratsflasche entnommen) eingelegt und anschließend kurz unter fließendem Wasser abgespült. Für jede Versuchsperiode wurde frisch angesetzte Zitronensäure verwendet.

8.2.4 Bürstabrasion

Für das Bürsten wurden fabrikneue elektrische Zahnbürsten (Braun Oral-B Plak Control Ultra, Braun AG, Frankfurt/Main, Deutschland) verwendet. Da der Bürstdruck zumindest bei den Dentinproben den Substanzverlust deutlich

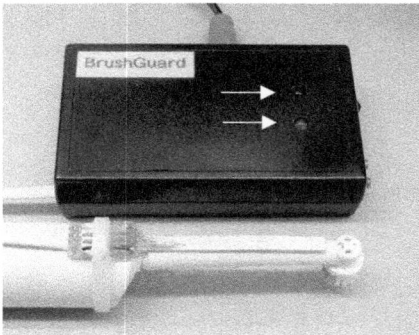

Abb. 41 Elektrische Bürste mit Dehnungsmeßstreifen und Leuchtdioden (Pfeile) zur Kontrolle des Bürstdrucks

beeinflussen kann, war eine Standardisierung notwendig. Dazu wurden die Bürsten mit einer Apparatur ausgestattet, die den Bürstdruck bei jedem Probanden auf einen bestimmten Bereich begrenzten (an dieser Stelle sei Herrn Dipl.-Phys. Erik Lins für die fachmännische Anfertigung dieses Teils des Versuchsaufbaus herzlich gedankt). An den Griff der Bürste wurde eine Aluminiumschiene befestigt, die bis zum Bürstkopf reichte und dessen Auslenkung aufnahm. Auf der Vorder- und Rückseite dieser Schiene waren zwei Dehnungsmeßstreifen (BLH, Heilbronn, Deutschland) befestigt, die mit einem Verstärker, zwei Potenziometern und zwei verschiedenfarbigen Leuchtdioden verbunden waren (Abb. 41).

Mit den Potenziometern konnte ein oberer und unterer Grenzbereich eingestellt werden. Die wesentlichen Komponenten der Schaltung sind in Abb. 42 dargestellt. Zu Kalibrierung wurden zwei Gewichte (170 und 240 g) verwendet. Der Abstand von 70 g war notwendig, um das Vibrieren der Bürste zu überdecken. Mit angehängten Gewichten wurden die Potenziometer so lange verstellt, bis die jeweilige Diode (grün für das niedrige und rot für das hohe Gewicht) leuchtete. Die Probanden hatten damit während des Bürstens eine optische Kontrolle, wann der gewünschte Bürstdruck (um 200 g) erreicht (grünes Licht beginnt zu leuchten) bzw. überschritten (grünes Licht verlischt, rotes Licht beginnt zu leuchten) war. Die Kalibrierung wurde zu Beginn jeder Versuchsperiode durch-geführt, dann wurde auch immer ein fabrikneuer Bürstkopf verwendet.

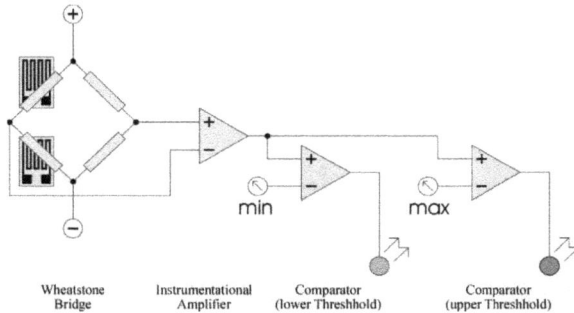

Jedes Probenpaar wurde zweimal täglich für 30 Sekunden geputzt. Der Bürstkopf wurde reichlich mit Zahnpaste beschickt. Zuerst wurden alle vier Probenpaare betupft, so daß die Zahnpaste auf alle Proben gleich lang einwirken konnte. Nach Plan wurde reihum jeweils ein anderes Probenpaar zuerst geputzt. Das

| Wheatstone Bridge | Instrumentational Amplifier | Comparator (lower Threshhold) | Comparator (upper Threshhold) |

Abb. 42 Wesentliche Komponenten und Schaltung der Apparatur zur Begrenzung des Bürstdrucks (n. Dipl. Phys. E. Lins)

Bürsten wurde vor Versuchsbeginn mit jedem Probanden geübt, zusätzlich wurde eine schriftliche Anleitung und ein Plan für die Putzreihenfolge ausgeteilt.

Je nach Versuchsgruppe wurden folgende Produkte verwendet:

- Fluoridzahnpaste mittlerer Abrasivität (0,125% F⁻ aus Olaflur; REA 4,2±0,3; RDA 77±2; pH 4,6)
- Fluoridfreie Zahnpaste, gleiche Zusammensetzung wie Fluoridzahnpaste (pH 7,2)
- Fluoridgel (0,23% F⁻ aus Olaflur, 0,02% F⁻ aus Dectaflur und 1,00% F⁻ aus NaF, zusammen 1,25 % F⁻; pH 4,8)
- Fluoridhaltige Spüllösung (0,0125% F⁻ aus Olaflur; 0,0125% F⁻ aus Zinnfluorid; pH 4,2)

8.2.5 Versuchsreihen

Versuchsreihe 1 (Variation des Putzzeitpunkts)

Gruppe 1   nur Erosion, kein Bürsten (Kontrolle)
Gruppe 2   Bürsten direkt nach der Erosion
Gruppe 3   Bürsten 2 Stunden nach der Erosion
Gruppe 4   Bürsten direkt vor der Erosion

In dieser Versuchsreihe wurde mit fluoridfreier Zahnpaste gebürstet.

Versuchsreihe 2 (Variation der Fluoridmenge)

Gruppe 1   Zahnpastenfluoridierung, Bürsten mit Fluoridzahnpaste direkt nach der Erosion
Gruppe 2   Intensivfluoridierung, Bürsten mit Fluoridzahnpaste, zusätzlich Spülen mit 10 ml der Fluoridspüllösung für 30 Sekunden vormittags und nachmittags sowie am ersten und dritten Versuchstag abends Bürsten mit dem Fluoridgel anstelle der Fluoridzahnpaste.

Als Kontrollgruppen dienten die Proben der Gruppe 1 und 2 aus der ersten Versuchsreihe.

8.2.6 Statistik

Die statistische Auswertung erfolgte mit dem Statistical Package of Social Sciences (SPSS 10.0) für Windows 98. Die Daten wurden zunächst mit dem Kolmogorov-Smirnov-Test in Bezug auf Normalverteilung geprüft. Bei dem Versuch mit Dentin fanden sich bei den Gruppen „nur erodiert" und „Bürstabrasion direkt nach der Erosion" keine hinreichende Normalverteilung.
Der Vergleich zwischen den Gruppen wurde mit der einfachen Varianzanalyse (ANOVA) mit dem Anschlußtest nach Tukey durchgeführt, die Ergebnisse der einzelnen Probanden wurden nur mit der ANOVA betrachtet.
Bei Gruppenvergleichen, bei denen keine hinreichende Normalverteilung vorlag, wurden zusätzlich nicht parametrische Tests (Kruskal-Wallis- und Mann-Whitney-U-Test) verwendet.
Das Signifikanzniveau wurde auf 0,05 festgesetzt.

Im folgenden gelten die in Kapitel 3.1.4 beschriebenen Abkürzungen.

8.2.7 Übersicht über den Versuchsablauf

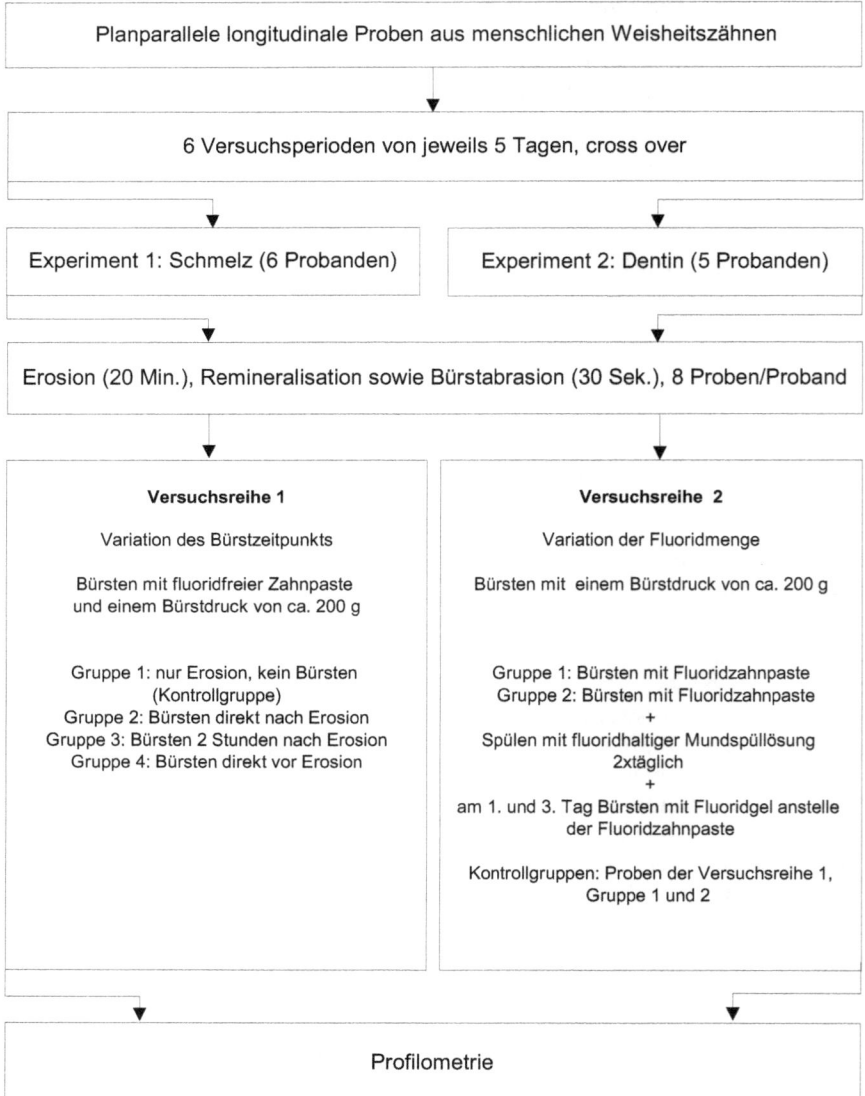

Planparallele longitudinale Proben aus menschlichen Weisheitszähnen

↓

6 Versuchsperioden von jeweils 5 Tagen, cross over

↓

| Experiment 1: Schmelz (6 Probanden) | Experiment 2: Dentin (5 Probanden) |

↓

Erosion (20 Min.), Remineralisation sowie Bürstabrasion (30 Sek.), 8 Proben/Proband

↓

Versuchsreihe 1

Variation des Bürstzeitpunkts

Bürsten mit fluoridfreier Zahnpaste
und einem Bürstdruck von ca. 200 g

Gruppe 1: nur Erosion, kein Bürsten
(Kontrollgruppe)
Gruppe 2: Bürsten direkt nach Erosion
Gruppe 3: Bürsten 2 Stunden nach Erosion
Gruppe 4: Bürsten direkt vor Erosion

Versuchsreihe 2

Variation der Fluoridmenge

Bürsten mit einem Bürstdruck von ca. 200 g

Gruppe 1: Bürsten mit Fluoridzahnpaste
Gruppe 2: Bürsten mit Fluoridzahnpaste
+
Spülen mit fluoridhaltiger Mundspüllösung
2xtäglich
+
am 1. und 3. Tag Bürsten mit Fluoridgel anstelle
der Fluoridzahnpaste

Kontrollgruppen: Proben der Versuchsreihe 1,
Gruppe 1 und 2

↓

Profilometrie

8.3 Ergebnisse

Die Durchführung des Versuchs erwies sich für alle Probanden als unproblematisch, Druckstellen wurden umgehend beseitigt, andere Schleimhautreizungen beispielsweise durch die verwendeten Mundpflegeprodukte traten nicht auf. Alle Teilnehmer führten den Versuchsplan vollständig aus.

Allerdings konnten bei den Versuchen mit Schmelz die Ergebnisse eines Probanden nicht berücksichtigt werden, weil in einer Versuchsperiode ein schwerwiegender Fehler beim Erodieren gemacht wurde. Bei den Versuchen mit Dentin zeigte ein Proband eine schlechte Mitarbeit, diese Proben wurden ebenfalls nicht ausgewertet. Zudem konnten auch bei den übrigen Teilnehmern nicht alle Proben beurteilt werden. Einige Proben wurden beim Herausnehmen aus dem Probenträger zerstört oder hatten sich während der Tragezeit gelöst, bei anderen war die Kunststoffabdeckung während der Versuchszeit weggebürstet worden, so daß kein Referenzareal mehr vorhanden war. Insgesamt konnten pro Versuchsperiode nach den Versuchen mit Schmelz mindestens 36 und höchstens 40 und nach den Versuchen mit Dentin mindestens 29 und höchstens 32 Proben ausgewertet werden.

Ähnlich wie bei den in vitro Versuchen fand sich auch nach den Versuchsreihen in situ bereits eine makroskopische Veränderung der Probenoberfläche mit einer deutlichen Stufe zwischen Referenz- und Versuchsareal. Die Oberfläche des Versuchsareal hatte ihren Hochglanz verloren und erschien weißlich matt.

8.3.1 Ergebnisse der Versuchsreihen mit Schmelz

Versuchsreihe 1 (Variation des Putzeitpunkts)

Die Ergebnisse zeigen, daß durch die Bürstabrasion unabhängig vom Putzzeitpunkt immer deutlich mehr Zahnhartsubstanz verloren ging als bei der alleinigen Säureeinwirkung.

Der Substanzverlust durch Erodieren betrug 45,5±13,6 μm. Durch das Bürsten direkt nach Erosion erhöhte sich dieser Wert um 33,5 μm (73,5%) auf 79,0±11,5 μm (p≤0,001) und lag auch beim Bürsten 2 Stunden nach der Erosion mit 81,8±13,2 μm in derselben Größenordnung. Erst die längere Remineralisationszeit (etwa 10 Stunden) bei Bürsten vor dem Erodieren konnte den Substanzverlust auf 68,1±14,4 μm verringern (p gegenüber Bürsten direkt und 1 Stunde nach Erodieren ≤0,001). Der Substanzverlust lag allerdings immer noch um 22,6 μm (49,5%) höher als nach alleinigem Erodieren (p≤0,001, Abb. 43).

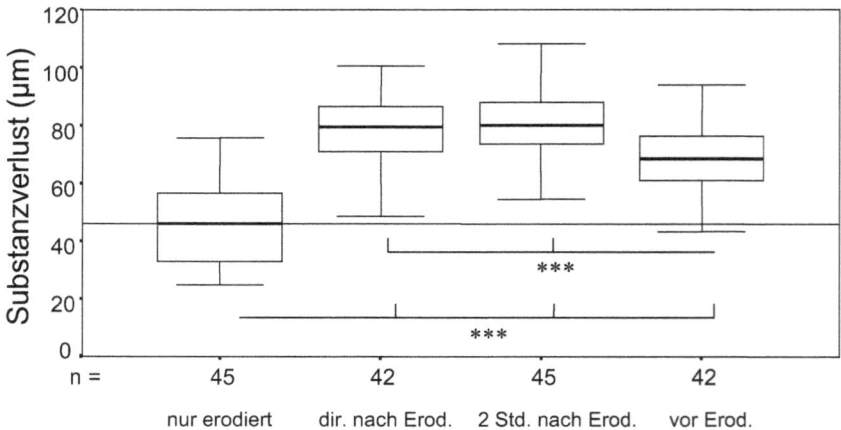

Abb. 43 Substanzverlust im Schmelz (μm) nach 5 Tagen Erosion und Bürstabrasion mit verschiedenen Remineralisationszeiten. Zwischen dem Bürsten direkt und 1 Stunde nach Erosion fand sich kein signifikanter Unterschied

Versuchsreihe 2 (Variation der Fluoridmenge)

Durch die Verwendung von fluoridhaltigen Produkten konnte der Substanzverlust nach Erosion und Bürstabrasion deutlich verringert werden (Abb. 44). Während der Substanzverlust nach alleiniger Säureeinwirkung 45,5±13,6 µm betrug und durch das Bürsten mit fluoridfreier Zahnpaste auf 79,0±11,5 µm erhöht wurde, fand sich nach Bürsten mit der Fluoridzahnpaste nur noch ein Substanzverlust von 51,2±13,2 µm (p gegenüber der alleinigen Erosion ≤0,01 und gegenüber Bürsten mit fluoridfreier Zahnpaste ≤0,001). Durch die zusätzliche Fluoridierung mit dem Fluoridgel und der Fluoridspüllösung konnte der Substanzverlust sogar auf 41,1±6,7 µm gesenkt werden. In dieser Gruppe bestand kein signifikanter Unterschied mehr zu der Kontrollgruppe.

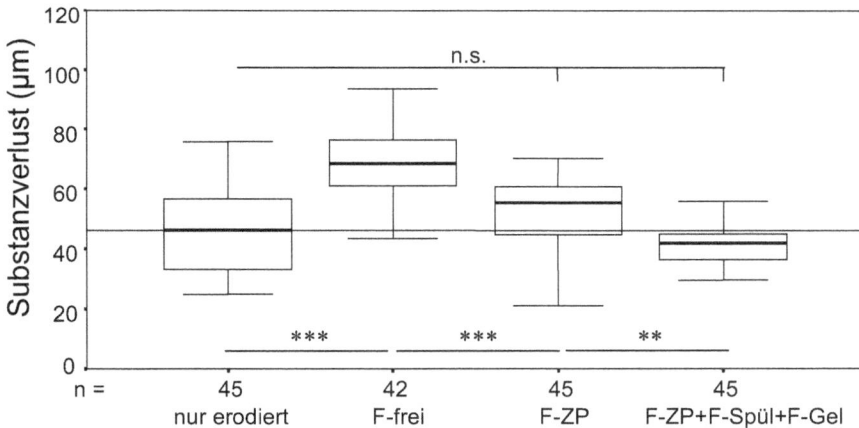

Abb. 44 Substanzverlust im Schmelz (µm) nach 5 Tagen Erosion und Bürstabrasion mit fluoridfreier Zahnpaste (F-frei), Fluoridzahnpaste (F-ZP) und Fluoridzahnpaste in Kombination mit der Fluoridspüllösung und dem Fluoridgel (F-ZP+F-Spül+F-Gel)

8.3.2 Ergebnisse der Versuchsreihen mit Dentin

Versuchsreihe 1 (Variation des Putzzeitpunkts)

Der Substanzverlust im Dentin wurde in dieser Versuchsreihe durch die Bürstabrasion insgesamt wenig beeinflußt (Abb. 45), wobei allerdings eine große Streuung besonders in den Gruppen „nur erodiert" und „Bürstabrasion direkt nach der Erosion" zu beobachten ist. Diese Streuung entstand durch sehr hohe Werte bei Proband 4. In diesen beiden Gruppen lag dann auch keine Normalverteilung vor, die nicht-parametrischen Tests (Kruskal-Wallis- und Mann-Whitney-U-Test) ergaben dieselben Resultate wie der t-Test (alle n.s.). Der Substanzverlust nach Erosion betrug 62,6±40,4 µm (Median 47,7 µm), bei Bürsten direkt nach Erodieren 71,7±49,0 µm (Median 49,9 µm), nach 2 Stunden Remineralisation 57,4±28,5 µm und bei Bürsten vor dem Erodieren 40,9±12,0 µm. Aber auch wenn Proband 4 ausgeschlossen wird, zeigt sich kein anderes Ergebnis (Abb. 46).

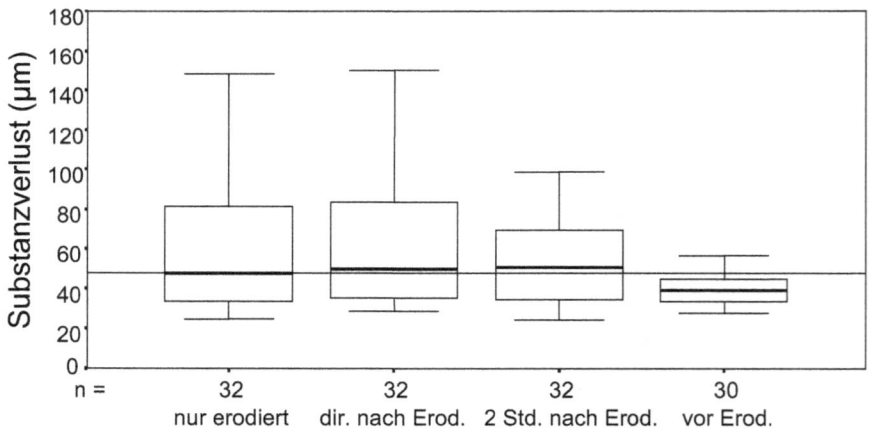

Abb. 45 Substanzverlust im Dentin (µm) für alle Probanden nach 5 Tagen Erosion und Bürstabrasion mit verschiedenen Remineralisationszeiten. Zwischen den Gruppen finden sich keine signifikanten Unterschiede

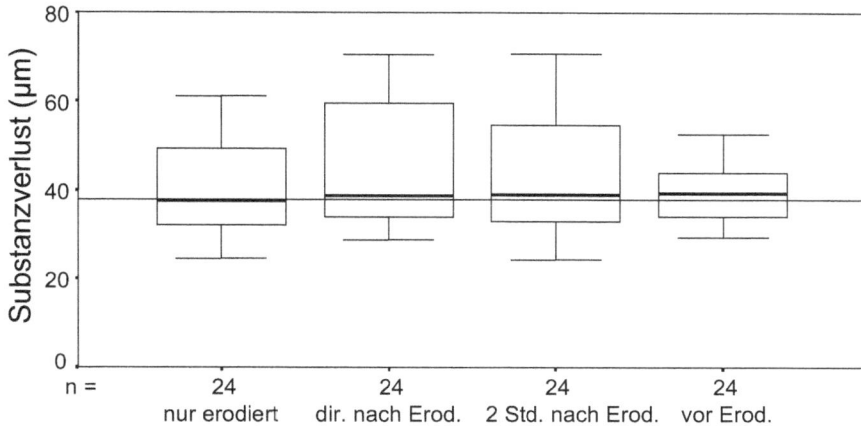

Abb. 46 Substanzverlust im Dentin (µm) ohne Proband 4 nach 5 Tagen Erosion und Bürstabrasion mit verschiedenen Remineralisationszeiten. Zwischen den Gruppen finden sich ebenfalls keine signifikanten Unterschiede

Versuchsreihe 2 (Variation der Fluoridmenge)

Durch die Verwendung von fluoridhaltigen Produkten konnte der Substanzverlust nur in der Gruppe mit der höchsten Fluoridkonzentration verringert werden (Abb. 47). Durch alleinige Säureeinwirkung betrug der Substanzverlust 62,6±40,4 µm (Median 47,7 µm), nach zusätzlicher Bürstabrasion mit der fluoridfreien Zahnpaste direkt danach 71,7±49,0 µm (Median 49,9 µm) und nach Verwendung der Fluoridzahnpaste 51,8±27,9 µm (n.s.). Nach der zusätzlichen Verwendung von Spüllösung und Gel reduzierte sich der Substanzverlust auf 34,6±12,8 µm (p gegenüber der alleinigen Erosion ≤0,05 und dem Bürsten mit fluoridfreier Zahnpaste ≤0,001). Die nicht-parametrischen Tests (Kruskal-Wallis- und Mann-Whitney-U-Test) ergaben hier ebenfalls dieselben Resultate wie der t-Test.
Wenn Proband 4 ausgeschlossen wird, zeigt sich der Fluorideffekt etwas deutlicher (Abb. 48).

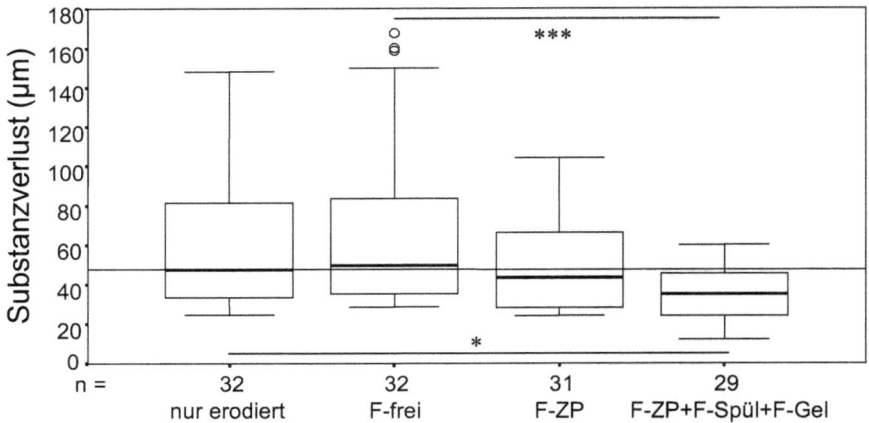

Abb. 47 Substanzverlust im Dentin (µm) für alle Probanden nach 5 Tagen Erosion und Bürstabrasion mit fluoridfreier Zahnpaste (F-frei), Fluoridzahnpaste (F-ZP) und Fluoridzahnpaste + Fluoridgel (F-ZP+F-Spül+F-Gel)

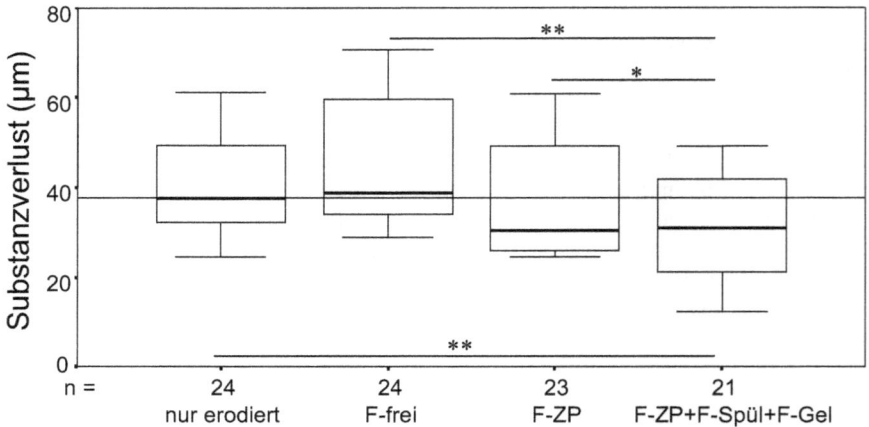

Abb. 48 Substanzverlust im Dentin (µm) ohne Proband 4 nach 5 Tagen Erosion und Bürstabrasion mit fluoridfreier Zahnpaste (F-frei), Fluoridzahnpaste (F-ZP), Fluoridzahnpaste und Fluoridgel (F-ZP+F-Spül+F-Gel)

155

8.3.3 Betrachtung der einzelnen Probanden

Versuche mit Schmelz

Außer nach Intensivfluoridierung fanden sich in allen Gruppen signifikante Unterschiede zwischen den Probanden (p zwischen ≤0,05 und ≤0,001). Wie bereits im Kapitel 5 beschrieben, fanden sich auch in dieser Versuchsreihe bereits Unterschiede beim allein säurebedingten Substanzverlust. Zwei Probanden zeigten Werte von 32 bzw. 38 µm, während ein Proband mit fast 60 µm nahezu doppelt so viel Substanz verloren hatte. Allerdings war dieser hohe säurebedingte Zahnhartsubstanzverlust nicht mit hohen Werten für die Bürstabrasion verbunden.

Bei allen Probanden hatte die Bürstabrasion den Substanzverlust deutlich erhöht, jedoch war der Einfluß der Remineralisationszeit sehr uneinheitlich. Deutlicher waren die Resultate nach Verwendung der Fluoridpräparate. Bei allen Probanden war der Substanzverlust nach Verwendung der Fluoridzahnpaste deutlich geringer als nach Bürsten mit der fluoridfreien Zahnpaste, die zusätzliche Verwendung der Spüllösung und des Gels hatte bei 4 der 5 Probanden noch einen zusätzlichen Effekt (Tab. 8).

Versuche mit Dentin

Auch bei den Versuchen mit Dentin waren zwischen den Probanden (außer bei Bürsten vor Erosion) signifikante Unterschiede zu beobachten (p immer ≤0,001), darüber hinaus fanden sich auch zwischen den Versuchsperioden eines jeden Probanden große Unterschiede (Tab. 8). Schon bei der alleinigen Erosion schwankten die Werte für den Substanzverlust zwischen 35 und 128 µm. Das Bürsten direkt nach der Erosion hatte den Substanzverlust bei 3 der 4 Probanden erhöht, bei einem Teilnehmer dagegen fand sich hier ein niedriger Wert. Darüber hinaus hatten die verschiedenen Remineralisationszeiten recht unterschiedliche Effekte. Einheitlicher hingegen erwiesen sich wieder die Resultate nach der Verwendung der fluoridhaltigen Produkte. Bei 3 der 4 Probanden war der Substanzverlust sowohl bei Anwendung der fluoridhaltigen Zahnpaste als auch nach der zusätzlichen Verwendung der Spüllösung und des Gels niedriger als nach Bürsten mit der fluoridfreien Zahnpaste. In der Intensivfluoridierungsgruppe traten die geringsten Schwankungen zwischen den Probanden auf (Substanzverluste zwischen 19 und 44 µm).

Tab. 8 Substanzverlust (µm) durch Erosion und Bürstabrasion in den Versuchsreihen für Schmelz und Dentin für jeden Probanden(P)(x±sd und Minimum-Maximum)

P	nur erodiert, kein Bürsten	Bürsten nach Erod. (F-frei)	Bürsten 2 Std. nach Erod. (F-frei)	Bürsten vor Erod. (F-frei)	Bürsten nach Erod. (F-ZP)	Bürsten nach Erod.(F-ZP+ F-Spül+F-Gel)
	Schmelz					
1	52,6±6,7 (42,8-61,6)	83,0±5,7 (74,9-91,8)	74,5±5,8 (66,0-80,0)	74,1±4,3 (68,5-81,5)	52,3±5,2 (44,0-58,6)	43,5±7,1 (35,5-53,6)
2	44,2±13,5 (25,2-61,1)	75,2±9,3 (61,7-91,0)	80,9±15,6 (54,4-108,3)	89,6±4,6 (82,5-93,7)	54,5±8,4 (43,1-70,3)	40,0±6,0 (31,8-49,1)
3	58,9±12,5 (41,9-75,9)	85,5±15,2 (48,6-93,8)	72,3±6,6 (63,4-83,9)	51,8±8,0 (43,4-65,8)	63,7±2,9 (60,0-68,0)	42,6±6,1 (31,2-49,1)
4	31,9±4,8 (25,6-39,8)	85,2±8,3 (76,2-100,6)	84,0±7,2 (73,6-95,4)	65,3±5,8 (59,0-76,4)	29,6±7,5 (21,0-40,5)	40,5±8,9 (29,6-55,6)
5	38,3±9,5 (24,9-50,3)	67,4±3,7 (62,8-71,2)	96,4±13,1 (82,1-121,8)	67,6±15,9 (34,8-81,0)	57,5±6,2 (44,5-63,0)	39,3±5,6 (31,7-46,5)
	Dentin					
1	34,9±5,5 (24,6-43,2)	42,6±9,9 (32,7-65,3)	61,3±7,4 (52,6-70,7)	38,9±6,7 (29,950,5)	28,5±7,0 (24,5-43,6)	19,1±5,6 (12,3-27,2)
2	35,7±8,7 (27,6-50,9)	61,1±10,4 (38,8-70,6)	34,2±6,2 24,3-46,2	41,8±6,6 30,8-52,1	29,1±3,3 24,7-34,9	33,6±9,0 21,3-49,1
3	51,9±6,4 (42,6-61,1)	32,6±2,6 (28,8-35,5)	36,0±7,8 (25,1-48,4)	44,2±19,5 (29,5-89,1)	53,5±7,3 (40,8-60,8)	44,4±2,3 (41,8-47,0)
4	128,3±17,9 (101,4-148,2)	149,4±26,6 (96,6-186,1)	98,0±19,9 (67,5-128,9)	38,2±11,8 (27,9-56,6)	93,5±10,3 (72,3-104,3)	43,7±9,7 (26,5-60,1)

8.4 Diskussion

Zahnputzgewohnheiten sind nicht nur in Hinblick auf den Bürstdruck, sondern auch in Bezug auf die Bürstbewegungen und -reihenfolge interindividuell sehr unterschiedlich [Mierau et al., 1989]. Für Bürstversuche in situ ergibt sich daraus die Notwenigkeit, das Bürsten so weit wie möglich zu standardisieren.

In Bezug auf die Bürstbewegungen erschien die Verwendung einer elektrischen Bürste am besten geeignet, da der Bürstkopf nur auf die Proben aufgesetzt werden mußte und Frequenz und Bürstrichtung damit schon einheitlich waren. Zur Standardisierung des Bürstdrucks wurde eine Apparatur angebracht, die den Druck auf etwa 200 g begrenzte. Dieser Wert entspricht dem mittleren Druck, den Erwachsene mittleren Alters aufwenden [Fraleigh et al., 1967]. Bei einem Bürstdruck unter 200 g kommt es klinisch nicht zu Abrasionen an gesunder Zahnhartsubstanz, während Werte über 200 g mit dem Auftreten von Bürstläsionen verbunden sein können [Völk et al., 1987]. Es konnte aber auch nachgewiesen werden, daß der Reinigungseffekt sowohl bei Hand- als auch bei elektrischen Zahnbürsten mit zunehmendem Druck ansteigt. So erhöhte sich in einem in vitro Versuch der Anteil plaquefreier Flächen bei verschiedenen elektrischen Zahnbürsten bei einem Bürstdruck von 200 g gegenüber 100 g etwa um 30% und bei einzelnen Produkten sogar über 50% [Carter et al., 2001]. Auch in einer kontrollierten Probandenstudie zeigte sich, daß sich die Plaquemenge mit zunehmendem Bürstdruck, wenn auch nicht so deutlich wie in vitro, verringern kann. Während sich der Plaque-Index (Silness und Löe) bei der Verwendung einer Handzahnbürste bei einem Druck von 100 g um 31% verringerte, zeigten sich bei 150 und 200 g eine Reduktion um 36 bzw. 46%. Mit 40, 45 und 52% fanden sich ähnliche Resultate für eine elektrische Bürste. Über 200 g dagegen scheint kein wesentlich besserer Reinigungseffekt mehr einzutreten [Van der Weijden et al., 1996]. Insgesamt erschien ein Bürstdruck von 200 g für den in situ Versuch angemessen, zumal im in vitro Versuch mit diesem Bürstdruck sowohl bei Schmelz als auch bei Dentin ein deutlicher Substanzverlust erzeugt werden konnte.

Die Bürstzeit wurde gegenüber dem in vitro Versuch deutlich gekürzt und auf 30 Sekunden pro Probenpaar festgelegt. Diese Bürstzeit ist gegenüber der klinischen Situation immer noch relativ lang. In einer Untersuchung mit Probanden einer Zahnklinik und mit Rekruten hat sich gezeigt, daß die mittlere Bürstzeit bezogen auf das gesamte Gebiß nur zwischen 70 und 80 Sekunden zu liegen scheint [Saxer et al., 1998]. Ähnliche Werte fanden sich bereits in älteren Studien mit Personen, die sich beim Zähneputzen unbeobachtet wähnten. Erwachsene bürsteten dabei im Durchschnitt 33, Schulkinder immerhin etwa 60 Sekunden lang [Mcgregor und Rugg-Gunn, 1979; Mcgregor und Rugg-Gunn, 1985]. Bei besonders motivierten Personen können dagegen sicherlich wesentlich längere Putzzeiten zustande kommen, wie bereits in dem Fallbeispiel in Kapitel 1.2 und 10 erwähnt. Darüber hinaus wird mit zunehmender Putzzeit mehr Plaque entfernt. Eine Studie mit 20 Probanden hat ergeben, daß der Plaque-Index (Silness und Loe) bei Verwendung elektrischer Bürsten und einer Putzzeit von 7,5 Sekunden pro Quadrant um 40 bis 60%, nach einer Putzzeit von 90 Sekunden dagegen um 75 bis 92% reduziert wurde [Van der Weijden et al., 1993].

Letztendlich sollte die Putzzeit aber auch für die Probanden praktikabel und nicht übermäßig belastend sein. Insgesamt erschien die Putzdauer von 30 Sekunden bei einem Bürstdruck von etwa 200 g gut anwendbar, klinischen Empfehlungen angemessen und auch hinreichend effektiv, um einen meßbaren Substanzabtrag zu erzielen.

Die Erosionszeit hingegen wurde ähnlich wie im in vitro Versuch gewählt, so daß wieder einerseits eine maximale Erweichung der Zahnoberflächen [Stösser und Nekrashevych, 1998] und andererseits ein hinreichender Substanzverlust erzeugt werden konnte. Die Versuche wurden zweimal täglich durchgeführt, was den allgemeinen Empfehlungen zur Mundhygiene entspricht.

Ähnlich wie bei den in vitro Versuchen wurde der Substanzverlust bei den Schmelzproben durch das Bürsten deutlich erhöht (um 34 µm von 45 µm auf 79 µm), obwohl die Bürstzeit wesentlich kürzer war. Dies zeigt erneut, daß erodierter Schmelz gegenüber Bürstabrasionen sehr empfindlich ist. Offenbar werden die prominenten Prismenzentren oder -peripherien des Ätzmusters nicht nur wie in vitro bereits durch einen geringen Druck und durch Bürsten ohne Zahnpaste abgetragen, sondern auch schon nach sehr kurzer Bürstzeit. Einen noch deutlicheren Effekt ergab eine in situ Studie mit 8 Teilnehmern, die jeweils 6 Rinderschmelzproben über 21 Tage zweimal täglich für 90 Sekunden extraoral in einem sauren Getränk erodiert und dann ebenfalls extraoral für 15 Sekunden gebürstet hatten. Bei der alleinigen Erosion zeigte sich ein Substanzverlust von nur 0,66±1,11 µm, der durch das Bürsten direkt nach der Erosion jedoch auf 6,78±2,71 µm erhöht wurde [Attin et al., 2001b]. Mit diesem Versuch konnte die Anfälligkeit von erodiertem Schmelz gegenüber Bürstabrasion auch mit viel kürzeren Erosions- und Bürstzeiten deutlich gezeigt werden.

Bei den Dentinproben dagegen fand sich im Gegensatz zu den in vitro Versuchen überraschenderweise kein Anstieg des Substanzverlusts durch das

Bürsten. Da keinerlei Daten aus der Literatur vorliegen, bleibt die Frage, wie dieses Ergebnis interpretiert werden kann. Wie bereits ausgeführt, bildet sich bei fortschreitender Demineralisation wahrscheinlich eine organische Deckschicht aus, die als Diffusionsbarriere die weiteren De- und Remineralisationsvorgänge bestimmt. Möglicherweise ist diese Deckschicht gegenüber kurzen mechanischen Einwirkungen relativ resistent, so daß bei der kurzen Bürstzeit von 30 Sekunden kein weiterer Substanzverlust eingetreten ist. Dafür spricht, daß selbst das Pellikel durch Bürstabrasion nicht ohne weiteres entfernt wird [Hannig und Bößmann, 1988b]. Die in situ Ergebnisse werden eigentlich aber auch durch die in vitro Experimente gestützt, da hier bei einer Bürstzeit von 3 Minuten beim Bürstdruck von 100 g und auch beim Bürstdruck von 300 g bei Verwendung von Wasser als Putzmedium ebenfalls nur ein sehr geringer Substanzverlust (um 4 µm) zu messen war. Dagegen scheint die organische Deckschicht bei einer insgesamt stärkeren mechanischen Einwirkung, sei es durch höheren Bürstdruck oder eine abrasivere Paste, entfernt zu werden, so daß die dadurch wieder exponierte mineralisierte Dentinoberfläche dann auch wieder vermehrt Erosion und Bürstabrasion unterliegt.

In den weiteren Versuchen wurde nun der Faktor untersucht, der in vitro am schlechtesten simuliert werden kann, nämlich der Effekt von Speichel sowohl auf die De- und Remineralisation als auch auf die Wirkung von Fluorid.

In den vorher beschriebenen in vitro Studien hatte sich gezeigt, daß sowohl 1 als auch 2 Stunden Remineralisationszeit den Substanzverlust nicht effektiv verringern konnten. Aus diesem Grunde wurde im vorliegenden Versuch auf eine Versuchsgruppe mit 1 Stunde Remineralisationszeit verzichtet. Andererseits könnte die Remineralisation in situ im Vergleich zur in vitro Situation effektiver sein, so daß eine Versuchsperiode mit einer Remineralisationszeit von 2 Stunden eingeschlossen wurde, obwohl sich im in vitro Versuch auch nach dieser Zeit kein Effekt gezeigt hatte.

Bei den Schmelzproben fand sich, ähnlich wie in vitro, nach dieser relativ kurzen Remineralisationszeit kein Effekt. Erst nach der maximal langen Wartezeit von etwa 10 Stunden konnte der Substanzverlust signifikant um etwa ein Drittel verringert werden. Dieses Ergebnis entspricht etwa den Resultaten der in vitro Versuchsreihe, in der der Substanzverlust durch die maximal lange Wartezeit (22 Stunden) etwa halbiert wurde.

Daß eine relativ kurze Remineralisationszeit nur einen geringen protektiven Effekt zu haben scheint, konnte auch in der bereits oben beschriebenen in situ Studie von Attin et al. [2001b] mit wesentlich kürzeren Erosions- und Bürstzeiten (90 bzw. 15 Sekunden) gezeigt werden. Bei diesem Versuch wurden Wartezeiten von 10, 20, 30 und 60 Minuten untersucht. Es fand sich zwar eine Tendenz zu geringeren Substanzverlusten mit zunehmender Remineralisationszeit, obwohl...

sationszeit, die Unterschiede waren aber nicht immer signifikant. Darüber hinaus betrug der Substanzverlust selbst nach 60 Minuten Wartezeit immer noch 4,78±2,57 µm gegenüber 6,78±2,71 µm bei Bürsten direkt nach der Erosion. Der säurebedingte Zahnhartsubstanzverlust betrug dagegen wie erwähnt nur 0,66±0,11 µm.

Eine weitere Studie mit 7 Teilnehmern ergab dagegen zumindest statistisch gesehen ein deutlicheres Resultat. Menschliche Schmelzproben wurden mit 10 Eindrücken eines Knoop-Diamanten versehen, für 3 Minuten mit 0,1 molarer Zitronensäure (pH 3,5) erodiert und nochmals mit 10 Eindrücken des Knoop-Diamanten versehen. Anschließend wurde intraoral mit der gewohnten Putztechnik für 30 Sekunden entweder direkt nach der Erosion oder nach 30 bzw. 60 Minuten gebürstet. Jeder Proband hatte pro Durchgang 4 Proben getragen und jeder Versuch wurde dreimal wiederholt. Der Substanzverlust nach Erosion und Bürsten wurde als Differenz der Tiefe der Knoop-Eindrücke bestimmt. Der säurebedingte Substanzverlust war mit 0,03 bis 0,09 µm eher gering. Nach Bürstabrasion direkt nach Erosion fand sich ein Substanzverlust von 0,258±0,141 µm, nach 30 bzw. 60 Minuten von 0,224±0,087 µm und 0,195±0,075 µm. Diese Unterschiede waren zwar alle signifikant, jedoch zeigte sich auch nach 60 Minuten ein im Vergleich zur alleinigen Erosion immer noch sehr hoher Substanzverlust [Jaeggi und Lussi, 1999].

In vitro hängt die Präzipitation von Kalzium und Phosphat aus gesättigten Lösungen auf geätztem Schmelz von verschiedenen Faktoren ab [Amjad et al., 1981], jedoch kann leicht ein Kristallwachstum nachgewiesen werden. In situ dagegen wird die Übersättigung des Speichels durch Proteine wie Statherin, prolinreiche Proteine oder histidinreiche Polypeptide aufrechterhalten, so daß auf Zahnoberflächen normalerweise keine Präzipitation von Ca/P-Salzen stattfindet (siehe auch Kapitel 6.4).

Wenn jedoch für diese großen Moleküle ein Diffusionshindernis besteht, wie beispielsweise die pseudointakte Deckschicht einer Initialläsion oder Plaque, kann es zu Mineralsisierungsvorgängen kommen (Remineralisation der Initialläsion oder die Bildung von Zahnstein). Da im Falle von säurebedingten Zahnhartsubstanzverlusten kein solches Diffusionshindernis besteht, stellt sich die Frage, in welcher Form Reparaturvorgänge stattfinden können. Klinisch kann angeätzter Schmelz seine ursprünglichen optischen Eigenschaften zurückgewinnen. Dabei bleibt zunächst offen, ob es sich dabei um eine Auflagerung organischer Speichelbestandteile, um Abrasion der teilweise demineralisierten Areale oder tatsächlich um eine Präzipitation von anorganischem Material handelt. Daß letzteres möglicherweise gar nicht der Fall ist, konnte in einer in vivo Studie an Zähnen, die aus kieferorthopädischer Indikation entfernt werden sollten, gezeigt werden. Dabei wurden die bukkalen

Flächen von oberen Prämolaren für 2 Minuten mit 50%iger Phosphorsäure angeätzt. Vier Zähne wurde direkt nach dem Ätzen extrahiert, 6 Zähne dagegen noch für 90 Tage in situ belassen. Ultrastrukturell fand sich direkt nach dem Ätzen ein deutliches Ätzmuster. Nach den 3 Monaten zeigten die geätzten Zahnoberflächen ein unregelmäßiges Bild mit abgerundeten Erhebungen und Einsenkungen sowie netz- und plaqueartigen Strukturen. Nach der Entfernung organischer Auflagerungen mit Natriumhypochlorid kam jedoch wieder ein klassisches Ätzmuster zutage, so daß offenbar keine Präzipitation von anorganischem Material stattgefunden hatte [Garberoglio und Cozzani, 1979]. Zu einem ähnlichen Resultat kam eine weitere ultrastrukturelle Studie mit 6 Teilnehmern. Dabei wurde die distale Hälfte eines unteren Prämolaren für 30 Sekunden mit 37%iger Phosphorsäure angeätzt und vorher, direkt nachher, sowie nach 6 Stunden, 1, 2, 3, 4 Tagen und 1, 2, 3 und 12 Wochen ein Replika hergestellt. Vor der Replikaabformung wurden die Zähne mit einem Detergenz und 10%igem Natriumhypochlorid gereinigt. Nach 6 Stunden zeigten sich die Strukturen des Ätzmusters zwar abgerundet, blieben jedoch dann bis zur letzten Analyse nach 3 Monaten unverändert [Allin et al., 1985].

Eine andere Arbeitsgruppe konnte dagegen deutliche Veränderungen der Oberflächenstruktur von geätztem Schmelz nachweisen. Dabei wurden menschliche Schmelzproben in situ für 1 Minute mit 50%iger Phosphorsäure angeätzt und 28 Tage in situ getragen. Als Vergleich dienten Proben, die zuerst 28 Tage in situ waren und dann angeätzt wurden [Gängler und Hoyer, 1984]. Vor der elektronenoptischen Analyse wurden die Proben mit Wasser abgespült und mit Azeton behandelt, wobei nicht klar ist, ob damit alle organischen Auflagerungen entfernt werden konnten. Nach den 28 Tagen in situ fanden sich entweder prismenorientierte oder homogene, glatte Strukturen, die die Autoren als mineralische Präzipitate interpretierten. Aber auch in dieser Studie waren die angeätzten Areale nach den 4 Wochen vielfach noch zu erkennen. Diesen strukturellen Befunden entsprechen auch die Ergebnisse von Mikrohärtemessungen, wobei im Gegensatz zur Remineralisation in vitro nach einer intraoralen Tragezeit für 24 und 48 Stunden keine wesentliche Verbesserung der Mikrohärte zu messen war [Collys et al., 1991; Collys et al., 1993]. Nach diesen Befunden ist es fraglich, ob nicht statt von einer Remineralisationszeit besser von Wartezeit gesprochen werden sollte.

Dennoch konnte in der vorliegenden Untersuchung ebenso wie in den aus der Literatur zitierten Studien wenigstens ein geringer Effekt durch die Wartezeit nachgewiesen werden. Wenn auch die strukturellen Befunde zum Teil dagegen sprechen, könnte dennoch eine, wenn auch wenig ausgeprägte, Mineralisation stattgefunden haben. Eine Präzipitation von Kalzium oder Phosphat könnte dabei dadurch erleichtert werden, daß die Polarität der Schmelzoberfläche durch die Behandlung mit Zitronensäure deutlich zunimmt [Baier, 1992].

Andererseits könnte auch das Pellikel ein Rolle spielen. Das Pellikel wird durch Bürsten in seiner Dicke reduziert, wenn auch nicht ohne weiteres entfernt. In einem Versuch mit frisch extrahierten plaquefreien Zähnen mit vollständig ausgereiftem Pellikel wurde gezeigt, daß die Ausgangsdicke des Pellikels durch Bürsten (für 30 Sekunden und einem Auflagegewicht von 100 g) mit Wasser auf etwa ein Drittel und durch Bürsten mit Schlämmkreide ($CaCO_3$) auf ein Fünftel reduziert werden kann. Der Anteil der pellikelfreien Flächen betrug 5 bzw. 35%. Erst nach Bürsten mit Bimssteinpulver zeigten sich größere pellikelfreie Bereiche [Hannig und Bößmann, 1987].

Sicherlich ist das Pellikel im vorliegenden Versuch durch Bürsten und Erodieren verändert und damit auch seiner Schutzwirkung zum Teil beraubt worden. Offenbar ist dann eine Wartezeit von einer oder zwei Stunden nicht ausreichend, um eine gute Schutzwirkung zu entfalten. Bei der de novo Ausbildung eines Pellikels kommt es nämlich erst innerhalb der ersten Stunden zu einer wesentlichen Dickenzunahme. Bei Schmelz, der ein Ätzmuster aufweist, wird das angerauhte Relief bei palatinaler Lokalisation innerhalb von 2 Stunden zunächst nur aufgefüllt, wobei die Prismenenden auch nach 6 Stunden noch immer deutlich zu erkennen sind. Erst nach längerer Expositionszeit stellt sich die Oberfläche als glatt und eben dar. Bei bukkal lokalisierten Proben findet allerdings ein schnelleres Pellikelwachstum statt, wobei auch schon nach 2 Stunden eine relativ glatte Oberfläche entsteht [Hannig, 1998]. Allerdings kann sicherlich auch bei bukkaler Lokalisation von einer zunehmenden Strukturierung und Reifung ausgegangen werden. Möglicherweise kann dann ein über mehrere Stunden ausgereiftes Pellikel (in der vorliegenden Untersuchung etwa 10 Stunden) nicht nur eine Schutzwirkung gegenüber der Säure sondern auch gegenüber mechanischen Einwirkungen entfalten, während ein zwei Stunden altes Pellikel dergleichen noch nicht vermag.

Daß das Bürsten den Substanzverlust bei Dentin bei kurzen Bürstzeiten nicht wesentlich erhöht, fand sich auch in den Versuchsperioden mit den längeren Wartezeiten. Nach 2 Stunden Remineralisation betrug der Median für den Substanzverlust 57,4 µm (gegenüber 47,6 µm nach alleinigem Erodieren) und bei Bürsten vor Erosion von 39,2 µm. Bei diesen Werten finden sich jedoch große Schwankungen, die nicht nur durch die hohen Werte bei Proband 4 bedingt waren (siehe Abb. 45 und 46). Da der Substanzverlust durch Bürstabrasion bei Dentin in vitro sehr druckabhängig war, könnten Schwankungen im Bürstdruck, die ja trotz der Begrenzung durch die Druckbereichsanzeige auftreten konnten, eine Ursache sein. Insgesamt müssen die Ergebnisse für Dentin in dieser Versuchsreihe vorsichtig interpretiert werden, so daß weitere Versuche notwendig erscheinen.

In der zweiten Versuchsreihe wurde der Effekt zweier Fluoridierungs-maßnahmen untersucht.

Die Fluoridierung erfolgte entweder als Zahnpastenfluoridierung durch das Bürsten mit der fluoridhaltigen Zahnpaste oder als Intensivfluoridierung mit der zusätzlichen Anwendung der fluoridhaltigen Spüllösung und des Fluoridgels. Alle Produkte hatten saure pH-Werte, da hier eine besonders ausgeprägte CaF_2-ähnliche Deckschicht zu erwarten war. Darüber hinaus hat sich im Zusammenhang mit Bürstversuchen auch experimentell (in vitro) gezeigt, daß saure Fluoridprodukte effektiver sind als neutrale [Attin et al., 1999]. Die fluoridfreie Zahnpaste dagegen hatte einen neutralen pH-Wert, da bei sauren Produkten ohne Fluorid durchaus ein höherer Substanzverlust auftreten kann als bei Produkten gleicher Abrasivität und neutralem pH-Wert [Attin et al., 1999]. Die Fluoridierungszeit entsprach den Empfehlungen für die häusliche Anwendung, nämlich einerseits der Dauer des Bürstens (2 Minuten) und bei der Mundspüllösung den Empfehlungen des Herstellers (30 Sekunden). Außerdem wurden alle Proben vor dem Bürsten mit der Zahnpaste bzw. dem Fluoridgel betupft und dann in abwechselnder Reihenfolge gebürstet, so daß gewährleistet war, daß alle Proben gleich lang fluoridiert wurden (täglich insgesamt 4 Minuten beim Bürsten und 1 Minute durch Spülen), und der durchschnittliche Zeitraum zwischen Fluoridapplikation und Bürsten gleich lang war.

Bei Schmelz konnte die Fluoridierung den Substanzverlust durch Bürsten und Erodieren in Abhängigkeit von der Fluoridmenge deutlich verringern. Bereits die Zahnpastenfluoridierung reduzierte den Substanzverlust um 82%, die Intensivfluoridierung sogar um 100%. Damit war der Effekt gegenüber den in vitro Versuchen (40 und 60%) trotz geringerer Einwirkzeit deutlich besser. Wenn als Wirkungsmechanismus die Ausbildung einer CaF_2-ähnlichen Deckschicht angenommen wird, so zeigt sich wie in allen anderen in situ Experimenten auch in dieser Versuchsreihe wieder die außerordentlich gute Stabilität solcher Präzipitate unter Mundbedingungen. Wie in Kapitel 5 gezeigt werden konnte, wurde der säurebedingte Zahnhartsubstanzverlust (Säureeinwirkung 6 x 5 Minuten täglich für 5 Tage) durch die Intensivfluoridierung nahezu verhindert (5 µm mit Fluoridierung gegenüber 41 µm ohne Fluoridierung). Zwar war die Einwirkzeit der Präparate in diesem Versuch länger, dennoch ist das Ergebnis des vorliegenden Bürstversuchs vor diesem Hintergrund nicht mehr ganz so günstig, da es insgesamt immer noch zu einem deutlichen Substanzverlust gekommen ist. Dabei muß bedacht werden, daß das Fluorid (außer nach Applikation durch die Mundspüllösung) beim

Bürsten auf die Zahnoberflächen eingewirkt hat. Es ist jedoch nicht bekannt, welche Auswirkung eine solche mechanische Einwirkung auf die Ausbildung einer CaF_2-ähnlichen Deckschicht hat. Bereits bestehende Deckschichten können zudem, wie bereits in Kapitel 6.4 angemerkt, durch die mechanische Einwirkung beim Bürsten abradiert werden.

In einem in vitro Versuch wurde Rinderschmelz zur Erzeugung eines Pellikels für 72 Stunden in menschlichem Ruhespeichel inkubiert und anschließend für 4 Minuten mit verschiedenen Präparaten fluoridiert. Zum Bürsten wurde eine fluoridfreie Zahnpaste (RDA 55) verwendet, die im Verhältnis 1:5 mit muzinhaltigem künstlichen Speichel verdünnt war. Für das im vorliegenden Versuch verwendete Präparat konnte nachgewiesen werden, daß die Menge an KOH-löslichem Fluorid von anfänglich 82 µg/cm² nach 150 Bürststrichen bei einem Bürstdruck von 400 g auf etwa 18 µg/cm² verringert war [Attin et al., 2001a]. In dem Versuch wurde zwar ein Pellikel erzeugt, die Bürstabrasion wurde aber extraoral mit einem Gemisch aus künstlichem Speichel und Zahnpaste durchgeführt. Es bleibt dabei offen, ob die CaF_2-ähnliche Deckschicht in situ nicht nur gegenüber chemischen sondern auch gegenüber mechanischen Einwirkungen stabilisiert wird.

Bei Dentin konnte der Substanzverlust gegenüber der alleinigen Erosion (Median 42,2 µm) nach der Intensivfluoridierung signifikant um 7 µm auf 35,1 µm (Median) gesenkt werden. Dieses Ergebnis entspricht etwa den Resultaten der in vitro Studie. Hier war der Substanzverlust durch Bürstabrasion bei höherem Bürstdruck und längerer Bürstzeit zwar deutlich erhöht, die Intensivfluoridierung hatte den Substanzverlust aber in ähnlicher Größenordnung um 14 µm von 71 auf 57 µm reduziert. Die alleinige Zahnpastenfluoridierung hatte, ähnlich wie in allen anderen Versuchen, keinen deutlichen Effekt. Das Ergebnis der vorliegenden Versuchsreihe zeigt wieder, daß das intraorale Milieu bei Dentin einen wesentlich geringeren Effekt auf die Wirksamkeit von Fluoridierungsmaßnahmen hat als bei Schmelz. Wie bereits oben diskutiert, scheint das Ausmaß des Substanzverlusts hier eher von der Ausbildung einer organischen Deckschicht abzuhängen, während Fluorid in tiefere Dentinschichten penetriert und dort seine Wirkung über die Verringerung der Säurelöslichkeit mineralisierter Dentinareale entfaltet.

Bei der Betrachtung der einzelnen Probanden zeigten sich bei Schmelz in der Versuchsperiode mit alleiniger Erosion ähnliche Schwankungen wie bereits in der in situ Studie zur Frage der Effektivität von Fluoridierungsmaßnahmen (Kapitel 5). In diesem Experiment fanden sich nach einer Säureeinwirkung von 6 x 5 Minuten für 5 Tage Werte zwischen 28 und 53 µm, während in der vorliegenden Untersuchung nach Erosion für 2 x 20 Minuten für 5 Tage Werte zwischen 32 und 53 µm vorkamen. Gründe für solche Unterschiede sind bereits diskutiert worden (siehe auch Kapitel 5.4 und 6.4).

Das Bürsten hatte den Substanzverlust bei allen Teilnehmern deutlich erhöht, wobei die individuellen intraoralen Bedingungen wegen der zeitlichen Nähe zwischen Erosion und Bürsten nicht zu Tragen kommen konnten. Da bei allen Teilnehmern bei alleinigem Erodieren ein deutlicher Substanzverlust zu messen war, sollte sich bei allen Schmelzproben auch ein deutliches Ätzmuster ausgebildet haben. Da diese Schmelzoberfläche besonders empfindlich gegenüber mechanischen Einwirkungen ist, dürften zudem Variationen beim Bürsten wenig Einfluß gehabt haben. Das Bürsten nach den verschiedenen Wartezeiten ergab dagegen unterschiedliche Resultate, wobei die geringsten Unterschiede bei der längsten Remineralisationszeit bestanden. Da wenig über interindividuelle Unterschiede in Bezug auf ein möglicherweise doch vorhandenes Remineralisationsvermögen oder die Pellikelbildung bekannt ist, muß dieses Ergebnis unerklärt bleiben. Sehr einheitlich waren dagegen die Ergebnisse nach der Fluoridapplikation. Hier fand sich bei allen Probanden schon nach der Verwendung der Fluoridzahnpaste eine deutliche Verringerung des Substanzverlusts, bei 4 Teilnehmern brachte die Intensivfluoridierung noch einen zusätzlichen Effekt. Nur bei einem Teilnehmer war bereits die Zahnpastenfluoridierung so effektiv, daß eine zusätzliche Fluoridapplikation keinen weiteren Nutzen mehr hatte. Diese Ergebnisse entsprechen sehr gut denen der in situ Studie zur Effektivität von Fluoridierungsmaßnahmen auf den säurebedingten Zahnhartsubstanzverlust (siehe auch Kapitel 5.3.1).

Bei Dentin fanden sich außer bei Proband 4 bei der Versuchsperiode mit alleiniger Erosion ebenfalls Werte, die mit dem in situ Versuch zur Effektivität von Fluoridierungsmaßnahmen vergleichbar waren. Zeigten sich in jenem Versuch Werte zwischen 38 und 65 µm, so wurden im vorliegenden Versuch bei drei Probanden Werte zwischen 35 und 52 µm gemessen. Bei Proband 4 dagegen betrug der Substanzverlust 128 µm. Fehler beim Erodieren scheinen eher unwahrscheinlich. Betrachtet man die anderen drei Probanden, so ist pro Säureeinwirkung ein Substanzverlust von etwa 4 µm aufgetreten. Bei einem Unterschied von etwa 76 µm würde das einer mindestens doppelt so langen Erosionszeit (täglich 2 x 40 anstellen von 2 x 20 Minuten) entsprechen, was der Proband glaubhaft verneinte. Da bei diesem Teilnehmer auch in den anderen Versuchsperioden jeweils ein hoher, in der Versuchsperiode „Bürsten vor Erodieren" dagegen ein besonders niedriger Wert vorkam, wurde zusätzlich eine Auswertung ohne ihn durchgeführt. Das Resultat wurde dadurch jedoch nicht verändert, weil die Bürstversuche mit unterschiedlichen Remineralisationszeiten auch bei den übrigen Probanden sehr unterschiedliche Ergebnisse gezeigt haben. Da die Standardabweichungen für die jeweils 8 Proben eines Probanden in jeder Versuchsperiode relativ gering waren, müssen wohl individuelle Faktoren eine

Rolle gespielt haben, die im Moment nur schwer erklärt werden können. Möglicherweise ist die Resistenz der organischen Deckschicht gegenüber mechanischen Einwirkungen nicht einfach linear. Dabei könnten die gewählten Bürstbedingungen in einem Grenzbereich gelegen haben, so daß auch relativ geringe Schwankungen im Bürstdruck bereits große Auswirkungen hatten. Die Verwendung von Fluorid hingegen hatte die Unterschiede zwischen den Teilnehmern wieder weitgehend verringert (Substanzverlust zwischen 19 und 44 µm), was wiederum den Ergebnissen der in situ Studie aus Kapitel 5.3.2 entspricht.

Insgesamt erscheint die Interpretation von kombinierten Abrasions- und Erosionsphänomenen auf Schmelz und Dentin sehr schwierig, so daß unbedingt ultrastrukturelle Untersuchungen folgen sollten. Bei Schmelz bleibt bislang besonders die Frage offen, ob und in welcher Form erodierte Oberflächen überhaupt remineralisieren können. Bei Dentin scheint die organische Deckschicht eine bedeutende Rolle zu spielen. Hier könnten neben ultrastrukturellen Untersuchungen auch Versuche mit einer gezielten Entfernung von organischen Bestandteilen hilfreich sein.

Wenn auch gerade aus diesen letzten Versuchsreihen viele offene Fragen bleiben, sollen dennoch einige Empfehlungen für Patienten mit aktiven Erosionen abgeleitet werden.
Wenn überwiegend Schmelz betroffen ist, sollten Maßnahmen zur Wiedererhärtung erodierter Zahnflächen im Vordergrund stehen, wobei sich die Intensivfluoridierung als effektivste Maßnahme erwiesen hat. Besonders bei rasch fortschreitenden Erosionen sollte zusätzlich eine möglichst lange Wartezeit zwischen Säureeinwirkung und Bürsten verstreichen. Das würde beispielsweise für Personen mit vegetarischer Ernährung und hohem Obstanteil bedeuten, die Zähne vor einem Obstfrühstück und abends vor einem sauren Abendessen anstatt vor dem Schlafengehen zu bürsten. Gerade die Empfehlung vor dem Frühstück zu putzen, scheint leicht zu verwirklichen, da etwa 55% der Erwachsenen mittleren Alters ohnehin zu diesem Zeitpunkt putzen [Micheelis und Reich, 1999]. Personen mit Eßstörungen sollten nach dem Erbrechen nicht bürsten, sondern nur mit einer erfrischenden fluoridhaltigen Mundspüllösung spülen.
Wenn auch das Dentin betroffen ist, sollte eine sanfte Putztechnik empfohlen werden. Erodiertes Dentin ist bei schwacher mechanischer Einwirkung eher unempfindlich gegenüber Bürstabrasionen, kann aber bei stärker abrasiver Bürsttechnik einen sehr hohen Substanzverlust erleiden. Das Bürsten sollte deshalb mit einer elektrischen Bürste erfolgen, da diese im Vergleich zu Handzahnbürsten weniger abrasiv ist, weniger Zahnpaste verbraucht und dabei

auch effektiver ist. Darüber hinaus wird mit einer elektrischen Bürste in der Regel auch ein relativ geringer Bürstdruck aufgewendet [Boyd et al., 1997; McLey et al., 1997; Walmsley, 1997; Van der Weijden et al., 1998]. Zusätzlich sollte eine Zahnpaste mit geringer Abrasivität benutzt werden. In jedem Falle muß aber unbedingt eine effektive Putztechnik erarbeitet werden, damit auch ausreichende Plaquefreiheit gewährleistet ist. Veränderungen der Putztechnik sind allerdings schwierig und nur bei wirklich motivierten Personen möglich, der Versuch dazu sollte dennoch nicht unterbleiben.

In jedem Falle sollte eine Intensivfluoridierung empfohlen werden. Diese Maßnahme hat sich in allen vorliegenden in situ Versuchen als sehr effektiv erwiesen. Außerdem scheint es hier auch die geringsten interindividuellen Unterschiede zu geben, so daß die hochdosierte Fluoridierung auch eine sichere Therapie darstellt. In Abstimmung mit den Lebensumständen der Betroffenen und in Abhängigkeit von der Ursache der säurebedingten Zahnhartsubstanzverluste sollte in der Mehrzahl der Fälle eine angemessene Applikationsform zu finden sein. So können Personen mit häufigen Säureeinwirkungen mehrmals täglich eine fluoridhaltige Mundspüllösung verwenden. Für Personen mit hoher beruflicher Belastung oder mit wenig Bereitschaft zur Mitarbeit scheint dagegen eine Fluoridierungsschiene geeignet. Dabei können auch die längsten Einwirkzeiten erreicht werden. In jedem Falle sollten saure Fluoridzubereitungen verwendet werden, da hier eine besonders ausgeprägte CaF_2-ähnliche Deckschicht und damit eine gute Effektivität zu erwarten ist.
Wenn diese Empfehlungen auch durch eine Reihe von in vitro und in situ Versuchen gestützt sind, müssen klinische Studien deren Berechtigung erst noch prüfen.

Mit dieser Versuchsreihe ist nun die letzte der verschiedenen Fragestellungen bearbeitet, so daß im folgenden Kapitel ein Therapiekonzept entworfen werden kann.

9 Therapiekonzept

Die vorliegende Arbeit beschäftigt sich mit Aspekten der symptomatischen Therapie von säurebedingten Zahnhartsubstanzverlusten. Die daraus entstandenen Empfehlungen können jedoch nicht für sich alleine stehen, sondern müssen in ein Therapiekonzept eingebettet werden, das formal aus Diagnose, Feststellung der Ursache, Quantifizierung des Substanzverlusts, Empfehlungen zur kausalen und symptomatischen Therapie und schließlich der Überprüfung des Therapieerfolgs durch erneute Quantifizierung des Substanzverlusts besteht. Säurebedingte Zahnhartsubstanzverluste sind ein Problem, das erst in neuerer Zeit klinisches und wissenschaftliches Interesse gefunden hat. Da in diesem Zusammenhang viele Fragen offen sind, sollen einige allgemeine Aspekte vorausgeschickt werden.

Bei der allgemeinen zahnärztlich-klinischen Untersuchung müssen nicht kariesbedingte Zahnhartsubstanzverluste zunächst einmal wahrgenommen und entsprechend den (vorläufigen) diagnostischen Kriterien (siehe auch Kapitel 1.1) beurteilt werden.
Diese Vorbemerkung erscheint lapidar. Allerdings ist der diagnostische Blick zunächst einmal durch den etablierten Befundkatalog konstituiert und damit in seiner Wahrnehmung bereits beschränkt. Als Beispiel sei die Situation des in den Kapiteln 1.2 und 10 erwähnten Patienten angeführt. Die Befunde schließlich werden zu Krankheitsbildern (an)geordnet, die aufgrund ihrer Modellhaftigkeit unterschiedlichen Sichtweisen und Definitionen unterliegen müssen.

So ist bereits der allgemeine Krankheitsbegriff sehr unterschiedlich definiert:

"Disease is a harmful deviation from the normal structural or functional state of an organism. A diseased organism commonly exhibits signs or symptoms indicative of its abnormal state. Thus, the normal condition of an organism must be understood in order to recognize the hallmarks of disease. Nevertheless, a sharp demarcation between disease and health is not always apparent" [Encyclopaedia Britannica Online],

oder

„Krankheit im engeren Sinne ist das Vorhandensein von subjektiv vorhandenen bzw. objektiv feststellbaren körperlichen und geistigen Veränderungen bzw. Störungen" [Pschyrembel, 1990], oder

„Krankheit ist jede auch nur unerhebliche oder vorübergehende Störung der normalen Beschaffenheit oder der normalen Tätigkeit des Körpers, die geheilt oder gelindert werden kann. Sie muß einer ärztlichen Behandlung zugänglich und nach außen wahrnehmbar sein" [Hoffmann-Axthelm von, 1995],

oder

"Krankheit ist jede von der Norm abweichende Erscheinung im Bereich des Mundes und der Kiefer einschließlich der Anomalien der Zahnstellung und des Fehlens von Zähnen" (Gesetz über die Ausübung der Zahnheilkunde, 1995 zitiert nach Walther und Micheelis [2000]).

Wenn diese Definitionen von Krankheit auch sehr unterschiedlich eng gefaßt sind, so gründen sie jedoch alle auf der Vorstellung von einer Norm und von normalem Funktionieren, die zunächst beschrieben werden müssen. Ausgehend von einer Art von „Urmodell" können Abweichungen oder Störungen schließlich als Krankheit definiert werden.
In Bezug auf die Zahnhartsubstanzen steht Karies als zentrales Krankheitsbild im Vordergrund, es besteht Übereinstimmung darin, daß (Initial)karies ein pathologischer Zustand ist und eine Abweichung von der Norm darstellt. Ebenso ist unumstritten, daß ab einem bestimmten Krankheitsstadium eine Behandlung notwendig ist.

Nicht kariesbedingte Zahnhartsubstanzverluste dagegen sind bislang nicht im allgemeinen Kanon der zahnmedizinischen Erkrankungen etabliert, zumal nur ungenaue Vorstellungen über die Abgrenzung von normaler „Abnutzung" im Sinne von physiologischen Gebrauchsspuren und pathologischem Substanzverlust bestehen.
In diesem Zusammenhang ist formuliert worden:
„Tooth wear can be regarded as pathological if the teeth become so worn that they do not function effectively or seriously mar appearance before they are lost through other causes or the patient dies. The distinction between acceptable and pathological tooth wear at a given age is based on the prediction of whether the tooth will survive the rate of wear" [Smith und Knight, 1984].
Diese Definition ist auf den ersten Blick hinreichend formuliert. Bei genaueren Hinsehen erweist sich aber bereits die Beschreibung einer „effektiven Funktion" als problematisch, sofern es sich nicht um extreme Zustände handelt. Ähnlich verhält es sich mit der Frage einer ästhetischen Beeinträchtigung. Beide Aspekte können von den betroffenen Personen sehr unterschiedlich wahrgenommen

werden, ebenso wie die zahnärztliche Perspektive von einer Vielzahl von Aspekten wie beispielsweise einer restaurativ-prothetisch ausgerichteten Behandlungsstrategie geprägt sein kann. Hier besteht erheblicher Diskussions- und Forschungsbedarf sowohl in Bezug auf Therapieentscheidungen als auch im Rahmen von epidemiologischen Fragestellungen.

Insgesamt eröffnet sich mit diesen Fragen zu Krankheit und Gesundheit ebenso wie zur Notwendigkeit einer Therapie von Erosionen ein komplexes Feld, das im Folgenden jedoch nur im (zahn)medizinischen Paradigma betrachtet werden soll.

Wenn säurebedingte Zahnhartsubstanzverluste diagnostiziert werden, so kann zunächst die Form und das Ausmaß der Defekte beschrieben werden. Der klinische Befund erlaubt aber nur bedingt eine Aussage über die Progression der Läsionen. Um über den Status quo hinausgehend einschätzen zu können, ob ein pathologischer Zustand vorliegt, muß der Substanzverlust daher zunächst quantifiziert werden. Dabei besteht die Schwierigkeit, Zahnhartsubstanzverluste im Mikrometerbereich in vertretbaren Untersuchungszeiträumen zu beobachten. Eine allein klinische Nachuntersuchung oder der makroskopische Vergleich zweier Studienmodelle ist dazu ungeeignet. Präzisere optische, volumetrische oder physikalische Meßverfahren scheitern meist daran, daß einmal beurteilte Areale nicht ausreichend reproduzierbar re-identifiziert werden können.

Da bislang keine eingeführte Methode zum Monitoring von säurebedingten Zahnhartsubstanzverlusten zur Verfügung stand, haben wir ein neues Verfahren entwickelt, das hier nur kurz umrissen werden soll. Das Prinzip besteht in der Applikation eines Markers, der als Referenzfläche dient, von der aus das umgebende Zahnhartsubstanzniveau beurteilt werden kann. Der Marker besteht aus einem kleinen sternförmigen Metallplättchen, das adhäsiv auf der betroffenen Zahnoberfläche befestigt wird (Abb. 49). Nach Abformung mit einem Präzisionsabformmaterial wird ein Modell aus Epoxidharz hergestellt, auf dem die Stufe vom Marker zur Zahnhartsubstanz profilometrisch gemessen werden kann. Dabei bedeutet eine Vergrößerung der Stufe ein Fortschreiten des Substanzverlusts. Die Sternform erlaubt 10 sehr gut reproduzierbare Messungen, welche die betroffene Fläche hinreichend genau charakterisieren. Studien zur Reproduzierbarkeit der Messung haben Standardabweichungen um 4 µm ergeben, die Anwendung am Phantom hat gezeigt, daß Substanzverluste ab 15 µm statistisch sicher erfaßt werden können [Ganss et al. 2002]. Erste klinische Anwendungen haben darüber hinaus bessere Resultate ergeben, da erodierte Zahnoberflächen in vivo wesentlich glatter sind, der Speichelfilm die Abformung erleichtert und damit die Herstellung präziserer Modelle möglich ist. Dieses Verfahren ist in den folgenden Fallberichten demonstriert.

Nach der Quantifizierung der Substanzverluste muß die klinische Bedeutung des Ergebnisses eingeschätzt werden. Säurebedingte Zahnhartsubstanzverluste können je nach Ätiologie sehr unterschiedlich schnell voranschreiten. Bislang ist nur eine Studie publiziert, die erste Daten zu dieser Frage darstellen konnte. Dabei wurden 13 Personen mit Erosionen unterschiedlicher Genese mit einem der oben beschriebenen Methode ähnlichen Verfahren untersucht. Innerhalb eines halben Jahres zeigte sich ein Substanzverlust von 37 µm (Median) mit einem Minimum von 17,6 und einem Maximum von 108,2 µm, während bei Personen ohne klinische Erosionen ein Substanzverlust von 4 µm (0,5 bis 15,8 µm) gemessen werden konnte [Bartlett et al., 1997]. Wie bereits erwähnt, sind Zahnhartsubstanzverluste nicht per se unphysiologisch, sondern gehören auch zu den normalen Gebrauchsspuren. Mithin können also physiologische Raten für den Substanzverlust nur schwierig von pathologischen abgegrenzt werden, zumal das Alter der betroffenen Personen eine große Rolle spielt.

Einen Anhalt geben dabei die durchschnittlichen Dicken der Zahnhartsubstanzen. So ist der Schmelz im Bereich der Glattflächen in der Kronenmitte bei Front- und Eckzähnen 0,6 bis 1,0 mm, bei Prämolaren 1,1 bis 1,5 mm und bei Molaren 1,3 bis 1,6 mm dick. Die entsprechenden Werte für Dentin liegen bei Front- und Eckzähnen bei 1,1 bis 2,0 mm. Auf Okklusalflächen werden Schmelzdicken von 1 bis 4 mm gemessen [Shillingburg et al., 1988]. Ein Substanzverlust von 100 µm pro Halbjahr hätte also innerhalb von etwa 5 Jahren den Verlust des gesamten labialen oder lingualen Schmelzes zur Folge, was bei jungen Erwachsenen sicherlich als pathologisch anzusehen und bei Personen mit Eßstörungen auch klinisch oft zu beobachten ist. Substanzverluste von unter 15 µm pro Halbjahr dagegen führten erst in 30 Jahren zu einem Substanzverlust von knapp 1 mm, was etwa die Grenze zu einem noch akzeptablen Wert darstellen könnte.

Wenn nun ein unphysiologischer Substanzverlust festgestellt worden ist, so steht in jedem Falle zunächst eine kausale Therapie im Vordergrund. Bei ernährungsbedingten Zahnhartsubstanzverlusten können hier bereits einfache Maßnahmen wie Verringerung der Häufigkeit von Säureeinwirkungen, Änderung von Trinkgewohnheiten oder Kombination saurer Lebensmittel mit kalzium- und phosphatreichen Produkten (siehe auch. Kapitel 1.2.1) ausreichen. Allerdings sollte bedacht werden, daß Veränderungen der Ernährung, auch wenn sie relativ einfach erscheinen, oftmals nicht durchgehalten werden können. Bei beruflicher Säureexposition sind Säureeinwirkungen womöglich gar nicht zu vermeiden und bei endogenen Erosionen ist eine kausale Therapie oftmals nicht oder nur nach Jahren möglich.

Wenn auch der kausalen Therapie absoluter Vorrang gilt, so muß in der Praxis die symptomatische Therapie doch oftmals doch die alleinige Therapieform bleiben.

Nach den Ergebnissen der vorliegenden Versuche stellt die Intensivfluoridierung mit Verwendung einer Spüllösung dreimal täglich und zusätzlich dem Bürsten mit einem Fluoridgel anstelle der Zahnpaste zweimal pro Woche sowohl zur Vermeidung eines erosiven als auch eines zusätzlichen abrasiven Substanzverlusts die effektivste Maßnahme dar. Wenn auch die Anwendung des Fluoridgels statistisch gesehen keine Absicherung gefunden hat, so zeigte sich doch eine Tendenz zu einer zusätzlichen Reduktion des Mineralverlusts, vor allem aber ein gleichmäßigerer Therapieerfolg bei den verschiedenen Probanden. Darüber hinaus wird eine Mundspüllösung möglicherweise nicht regelmäßig angewendet werden, so daß unter Alltagsbedingungen eine ergänzende Gelfluoridierung auch aus diesem Grunde angezeigt ist.

Damit kann in Bezug auf Fluorid den Empfehlungen von Imfeld [1996a] weitgehend gefolgt werden. Imfeld empfiehlt jedoch neutrale Fluoridpräparate. Saure Fluoridzubereitungen sind wahrscheinlich jedoch geeigneter, da sie eine dickere CaF_2-ähnliche Deckschicht erzeugen. Daß saure Fluoridprodukte selbst kein erosives Potential haben, ist unter anderen auch für die in der vorliegenden Studie verwendeten Produkte experimentell gezeigt worden [Lussi und Hellwig, 2001].

Die konkrete Fluoridanwendung muß mit dem Patienten besprochen werden. So empfiehlt sich die Verwendung der Spüllösung nach den Hauptmahlzeiten oder nach dem Erbrechen, möglicherweise läßt sich das Spülen aber auch zu ganz anderen Gelegenheiten besser in den Tagesablauf integrieren. Ebenso sollte bei der Wahl des Produkts neben dem pH-Wert vor allem auf den Geschmack und die Verträglichkeit (neben Schleimhautirritationen auch Neigung zu Zahnverfärbungen) geachtet werden.

Das Fluoridgel kann anstelle der Zahnpaste abends beim Zähneputzen verwendet werden. Mit dieser Methode wird im Gegensatz zu einer Schienenapplikation weniger Fluorid verschluckt und es sind weniger Schleimhautreizungen zu erwarten. Darüber hinaus sind Schienen nicht dauerhaft haltbar. Für manche Patienten dagegen könnten Schienenapplikationen geeigneter sein, weil sie diese Art der Fluoridierung weniger leicht vergessen oder weil die Schienen auch als Schutz vor der Säureeinwirkung während des Erbrechens verwenden können. Ebenso wie bei der Mundspüllösung sollte auch bei der Wahl des Fluoridgels auf Geschmack und Verträglichkeit geachtet werden.

Empfehlungen zu Mundhygienemaßnahmen sind schwieriger zu formulieren, da sich für Schmelz und Dentin unterschiedliche Ergebnisse gezeigt haben und Bürstversuche in situ schwierig durchzuführen sind. Die Empfehlung von Imfeld [1996a], generell eine weiche Zahnbürste mit einer wenig abrasiven Zahnpaste zu verwenden, muß nach den vorliegenden Ergebnissen differenziert werden.

Wie bereits erwähnt, hat sich die Intensivfluoridierung auch als die effektivste Maßnahme zur Vermeidung eines zusätzlichen abrasiv bedingten Substanzverlusts erwiesen. In den meisten Situationen wird also die ausreichende lokale Applikation von Fluorid auch in Bezug auf die Vermeidung zusätzlicher mechanischer Substanzverluste ausreichend sein.

Bei einem rasch fortschreitenden Substanzverlust sollten dagegen auch Putzzeitpunkt, Putzdruck und Abrasivität der Zahnpasten verändert werden.

Sofern vorwiegend Schmelzerosionen vorliegen, sollte der Schwerpunkt bei einer möglichst guten Wiedererhärtung der Zahnoberfläche vor dem Putzen liegen. Zusätzlich zur Fluoridierung sollte deshalb eine möglichst lange Zeit zwischen Säureeinwirkung und Putzen verstreichen, mithin also vor der Säureeinwirkung (bei Erosionen exogener Genese) geputzt werden. Wartezeiten von einer oder zwei Stunden haben sich als wenig effektiv erwiesen, zumal eine solche Empfehlung auch nicht sehr praxisnah erscheint.

Wenn bereits ausgedehnte Dentinerosionen bestehen, sollte neben der Fluoridierung eine möglichst sanfte Putztechnik beachtet werden. Dabei sollte eine elektrische Bürste mit geringem Bürstdruck und einer Zahnpaste mit niedrigem RDA-Wert verwendet werden.

Bei Veränderungen der Putzgewohnheiten sollte auf jeden Fall auf ausreichende Plaquefreiheit geachtet werden.

Wenn die empfohlene Therapie begonnen wurde, ist schließlich die Überprüfung des Therapieerfolgs notwendig. Dazu sollte der Substanzverlust je nach Progression zu Beginn der Therapie nach einem halben oder einem Jahr wiederum anhand eines Modells bestimmt werden. Je nach Ergebnis des Monitorings können die empfohlenen Maßnahmen modifiziert werden. Es muß an dieser Stelle aber nochmals betont werden, daß säurebedingte Zahnhartsubstanzverluste zum Stillstand kommen, wenn die Säureeinwirkung aufhört. Das Monitoring muß deshalb auch immer von einem sorgfältigen anamnestischen Gespräch begleitet sein.

In jedem Falle müssen Therapien in klinischen Studien überprüft werden. Die Resultate der vorliegenden in situ und in vitro Studien und ebenso die ersten klinischen Ergebnisse lassen bei ausreichend getesteten Untersuchungsmethoden die Implementierung einer solchen klinische Studie nun gerechtfertigt erscheinen.

Bislang haben wir die Therapieempfehlungen bei einer kleinen Gruppe von Patienten angewendet, von denen im folgenden Abschnitt drei als Fallbeispiele dargestellt werden.

10 Fallberichte

Im folgenden wird von drei Patienten berichtet, die sich mit ausgeprägten säurebedingten Zahnhartsubstanzverlusten unterschiedlicher Genese vorgestellt haben.

Bei der Behandlung stand zunächst die Identifikation der sauren Noxe und eine kausale Therapie im Vordergrund, die durch symptomatische Maßnahmen ergänzt wurde.

1. Patient

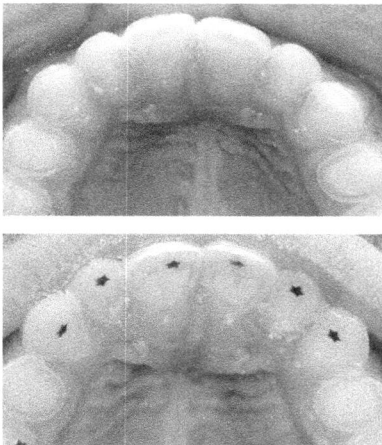

Abb. 49 Zustand beim ersten Besuch im Jahre 1998 (oben) und im Jahre 2000 (unten) nach zwei Jahren Therapie und den Markern in situ. Man beachte die Zahnverfärbungen als Hinweis auf inaktive Läsionen

Dieser Patient ist bereits in Kapitel 1.2 vorgestellt worden (Abb. 5). Er suchte im Jahre 1998 im Alter von 18 Jahren mit ausgedehnten generalisierten Zahnhartsubstanzverlusten unsere Sprechstunde auf. Die Anamnese ergab als Ursache den Verzehr großer Mengen eines Colagetränks in Verbindung mit ungewöhnlichen Mundhygienegewohnheiten. Motiviert durch seine kieferorthopädische Behandlung mit einer festsitzenden Apparatur verbrachte er mehrmals täglich mindestens 20 Minuten mit Zähneputzen, was er sehr konsequent über Jahre durchgehalten hatte.

Als kausale Therapie hatte er die Putzgewohnheiten auf ein normales Maß reduziert, dabei erfolgten regelmäßig Untersuchungen in Hinblick auf ausreichende Plaquefreiheit. Zudem hatte er weitgehend auf saure Getränke verzichtet und Obst nur zu den Hauptmahlzeiten verzehrt. Als Fluoridierungsmaßnahme wurde die Verwendung einer Mundspüllösung mehrmals täglich und eines Fluoridgels zweimal wöchentlich empfohlen.

Zur Kontrolle des Therapieerfolgs wurden im Abstand von einem Jahr zunächst nur Situationsmodelle angefertigt, wobei ein akuter Substanzverlust ausgeschlossen werden konnte.

Ende des Jahres 2000 wurden Marker aufgeklebt (Abb. 49), von denen nach 6 Monaten allerdings 2 verloren waren. Der Substanzverlust konnte an 4 Zähnen profilometrisch bestimmt werden (Tab. 9).

Tab. 9 Substanzverlust an den Zähnen 11, 12, 13 und 23 nach 6 Monaten ausgedrückt als Mittelwert aus den 5 größten Meßwerten pro Zahn (x±sd) sowie Substanzverlust insgesamt und Maximalwert

1. Patient

11	12	13	23	insgesamt	Maximum
3,8±1,3	2,4±3,2	5,2±3,4	2,5±3,0	3,4±2,8	10,0

Die Ergebnisse bestätigen den klinischen Eindruck. Mit einem Durchschnittswert von 3,4 µm kann auch bei dem jugendlichen Alter des Patienten in jedem Falle von einem physiologischen Substanzverlust ausgegangen werden. Obwohl die kausale Noxe wahrscheinlich beseitigt ist, wird die hochdosierte Fluoridtherapie aufgrund der extremen Substanzverluste weitergeführt, ebenso wird das Monitoring wird weiter fortgesetzt.

2. Patient

Ende des Jahres 2000 stellte sich eine 30jährige Patientin mit ausgedehnten generalisierten Läsionen mit freiliegendem Dentin im Bereich der Palatinalflächen der oberen Frontzähne und bei sämtlichen Kauflächen sowie geringgradigen Defekten der Labialflächen vor. Seit dem 12. Lebensjahr bestand eine Eßstörung, seit dem 24. Lebensjahr kam es zu regelmäßigem Erbrechen. Zum Zeitpunkt der Erstaufnahme betrug das Körpergewicht bei einer Größe von 167 cm etwa 40 kg, die Frequenz des Erbrechens lag bei 1,5 mal pro Tag. Das Ernährungsprotokoll ergab keine zusätzlichen ätiologischen Faktoren. An 6 Zähnen wurden Marker befestigt (Abb. 50).

Da eine kausale Therapie nicht möglich war, wurden nur symptomatische Maßnahmen vorgeschlagen. Zunächst wurde eine sanfte Putztechnik mit einer wenig abrasiven Zahnpaste und einem geeigneten Putzzeitpunkt empfohlen. Zusätzlich erfolgte die Applikation eines Fluoridgels als häusliche Schienenfluoridierung zweimal pro Woche.

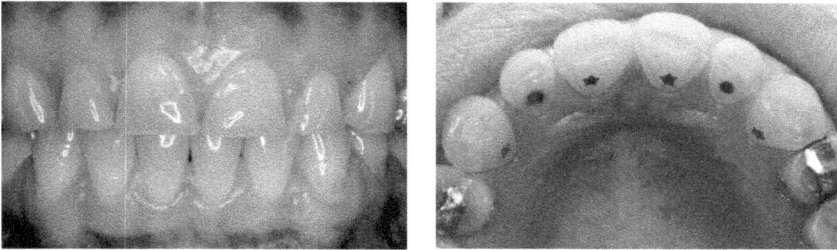

Abb. 50 Zustand nach 6 Jahren Eßstörung mit Erbrechen, labial nur geringgradige Defekte (oben), ausgeprägte Läsionen der inzisal/okklusalen und oralen Flächen, Marker 13, 11, 21, 23 und 24 in situ

Während des Untersuchungszeitraums wurde die Eßstörung so akut, daß die Patientin stationär aufgenommen werden mußte, das Gewicht war auf 36 kg gesunken.

Nach sechs Monaten waren noch drei Marker vorhanden, die Resultate für den Substanzverlust finden sich in Tab. 10.

Tab. 10 Substanzverlust an den Zähnen 14, 23 und 24 nach 6 Monaten ausgedrückt als Mittelwert aus den 5 größten Meßwerten pro Zahn (x±sd) sowie Substanzverlust insgesamt und Maximalwert

2. Patient

14	23	24	insgesamt	Maximum
16,6±4,0	13,7±2,6	15,2±7,6	15,2±5,0	27,6

Insgesamt konnte der Substanzverlust nicht ganz aufgehalten werden, allerdings war die Eßstörung sehr akut und die Patientin berichtete, sie habe die Fluoridierung während des längeren Klinikaufenthalts nicht konsequent durchführen können. Unter diesen Umständen kann ein Wert von 15 µm als guter Erfolg gewertet werden. Zusätzlich zu der Gelfluoridierung haben wir jetzt auch noch die Verwendung einer Spüllösung mehrmals täglich empfohlen.

3. Patient

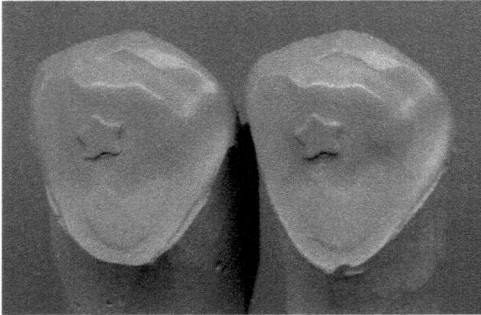

Abb. 51 Modell des Zahnes 13 direkt nach Aufkleben der Marker (links) und nach einem Jahr (rechts). Makroskopisch ist der Substanzverlust nicht ohne weiteres zu erkennen. Der größte Wert wurde an der rechten unteren Spitze des Sterns gemessen

Ein 20jähriger Patient stellte sich zu Beginn des Jahres 1999 erstmals mit multiplen Erosionen der Okklusalflächen der Molaren und der Palatinalflächen regio 15 bis 25 vor, die Ursache war nicht eindeutig festzustellen. Der Patient berichtete von häufigem Verzehr von Erfrischungsgetränken, war jedoch nicht bereit, ein Ernährungsprotokoll zu führen. Nach dem klinischen Aspekt ließ sich eher eine Eßstörung vermuten. Im Jahre 2000 wurden auf die Zähne 14 bis 24 Marker aufgeklebt. Der Patient hat danach keine weiteren Termine mehr wahrgenommen und auch keine therapeutischen Maßnahmen ergriffen. Ein Jahr später stellte er sich wieder vor, von den 8 Markern waren noch 4 vorhanden, an diesen Zähnen konnte der Substanzverlust bestimmt werden (Tab. 11). Die Abb. 51 zeigt das Modell von Zahn 13 direkt nach Aufkleben des Markers und nach einem Jahr.

Tab. 11 Substanzverlust an den Zähnen 12, 13, 21 und 22 nach 6 Monaten ausgedrückt als Mittelwert aus den 5 größten Meßwerten pro Zahn (x±sd) sowie Substanzverlust insgesamt und Maximalwert

3. Patient					
12	13	21	22	insgesamt	Maximum
19,6±10,8	65,8±34,1	1,8±2,7	54,5±13,3	25,4±31,7	126,6

Wenn sich auch im Durchschnitt nach einem Jahr nur ein Substanzverlust von 25 μm zeigte, so war doch an zwei Zähnen mit 66 bzw. 55 μm erheblich höhere Werte festzustellen. Besonders am Zahn 13 war der Substanzverlust deutlich fortgeschritten und betrug an einem Meßpunkt sogar über 100 μm. Interessant ist, daß dagegen am Zahn 21 kein Substanzverlust eingetretenist. Der Patient möchte sich zur Planung therapeutischer Maßnahmen nochmals vorstellen.

Wenn der Substanzverlust auch bei den ersten beiden Patienten vor Therapiebeginn nicht quantifiziert werden konnte, so kann doch aufgrund der Anamnese und der Ausprägung der Defekte im jungen Erwachsenenalter auf eine rasche Progression geschlossen werden.

Nach Therapie konnte bei dem ersten Patient ein Stillstand des Substanzverlusts erreicht werden. Leider waren die Defekte bereits beim ersten Besuch so weit fortgeschritten, daß in Zukunft wahrscheinlich doch eine prothetische Rekonstruktion notwendig sein wird. Immerhin kann aber noch einige Zeit, zumindest aber das Ende der kieferorthopädischen Behandlung abgewartet werden. Bei der zweiten Patientin konnte der Substanzverlust immerhin auf nahezu physiologische Werte reduziert werden, obwohl die Fluoridierung nicht ganz konsequent durchgeführt worden war. Möglicherweise kann der Substanzverlust bei täglicher Verwendung der fluoridhaltigen Mundspüllösung noch etwas verringert werden. Wir hoffen, daß damit eine prothetische Maßnahme auch bei weiter bestehender Eßstörung auch langfristig vermieden werden kann.

11 Zusammenfassung

Das Ziel der Arbeit war, ein experimentell gestütztes Konzept zur symptomatischen Therapie von säurebedingten Zahnhartsubstanzverlusten zu erarbeiten. Dazu wurden Versuche zur Effektivität von Fluoridierungsmaßnahmen, zur Stabilität von CaF_2-ähnlichen Deckschichten und zu verschiedenen Aspekten von Mundhygienemaßnahmen durchgeführt. Da im Rahmen von säurebedingten Zahnhartsubstanzverlusten bereits in frühem Stadium Dentin exponiert sein kann, wurden bei allen Experimenten neben Schmelz- auch Dentinproben untersucht. Alle Fragestellungen wurden darüber hinaus in *in vitro* ebenso wie in *in situ* Versuchen bearbeitet.

Zur Bestimmung eines Mineral- bzw. Substanzverlusts waren die longitudinale Mikroradiographie (LMR) und die Profilometrie (PM) für die vorliegenden Fragestellungen am besten geeignet, weil beide Methoden nicht destruktiv sind und sowohl für in vitro als auch für in situ Versuche verwendet werden können. Da beide Verfahren auf grundsätzlich unterschiedlichen Meßprinzipien beruhen, beginnt die vorliegende Arbeit mit einem Methodenvergleich. Die longitudinale Mikroradiographie ist bislang für die Bestimmung von säurebedingten Zahnhartsubstanzverlusten nicht eingesetzt worden, so daß beide Verfahren außerdem mit der Bestimmung des gelösten Kalziums im Erosionsmedium (Kalziumanalyse) als dritte Methode verglichen wurden.
Für die Versuche wurden Schmelzproben so präpariert, daß alle drei Meßverfahren angewendet werden konnten. Nach der erosiven Demineralisation in 0,05 molarer Zitronensäure für 30 Minuten wurde der Substanzverlust mikroradiographisch, profilometrisch und mit der Kalziumanalyse (KA) beurteilt. Alle drei Methoden ergaben mit 23,8±4,8 µm (LMR), 22,9±4,4 µm (KA) und 20,5±4,1 µm (PM) vergleichbare Werte. Damit können die LMR und die Profilometrie je nach Fragestellung alternativ verwendet und die Ergebnisse direkt miteinander verglichen werden.

In der ersten *in vitro Versuchsreihe* wurde untersucht, ob Fluoridapplikationen unterschiedlicher Konzentration den säurebedingten Zahnhartsubstanzverlust verringern können. Dazu wurden Schmelz- und Dentinproben über fünf Tage 6 x 10 Minuten täglich mit 0,05 molarer Zitronensäure erodiert und entweder mit einer Zahnpaste (3 x 5 Minuten täglich) oder mit einer Intensivfluoridierung (zusätzlich 3 x täglich 5 Minuten Mundspüllösung und am 1. und 3. Tag Fluoridgel anstelle der Zahnpaste) behandelt. Zwischen den Anwendungen wurden die Proben in einer Remineralisationslösung aufbewahrt. Der

Mineralverlust wurde nach jedem Versuchstag mikroradiographisch (μm) bestimmt.

Bei Schmelz konnte die Zahnpastenfluoridierung den Mineralverlust gegenüber den unfluoridierten Proben um 10% und die Intensivfluoridierung um 20% reduzieren. Bei Dentin dagegen fand sich eine Reduktion um 20% bzw. 55%, darüber hinaus konnte der Mineralverlust nach Intensivfluoridierung ab dem zweiten Versuchstag ganz verhindert werden. Als Wirkungsmechanismus kann die Präzipitation von CaF_2-ähnlichen Deckschichten angenommen werden, bei Dentin scheint zusätzlich die Ausbildung einer organischen Deckschicht eine Rolle zu spielen.

Da solche Deckschichten unter Mundbedingungen stabiler sein können als in vitro, ergab sich die Frage, ob Fluoridierungsmaßnahmen für Schmelz in situ nicht doch effektiv sein können und ob die guten Ergebnisse für Dentin auch unter Mundbedingungen reproduziert werden können.

Im folgenden *in situ Versuch* wurde der Effekt einer Zahnpastenfluoridierung (Anwendung wie oben), einer Zahnpastenfluoridierung mit zusätzlicher Verwendung einer Mundspüllösung (3 x täglich 5 Minuten) und einer Intensivfluoridierung (Anwendung wie oben) untersucht. Die erosive Demineralisation erfolgte extraoral für 6 x 5 Minuten täglich, die Fluoridanwendung wurde intraoral durchgeführt. Am Ende der Versuchsperiode von 5 Tagen wurde der Mineralverlust mikroradiographisch (μm) bestimmt. Bei Schmelz konnte der Mineralverlust gegenüber der Kontrollgruppe bereits nach Zahnpastenfluoridierung um 55% gesenkt und nach der zusätzlichen Anwendung der Mundspüllösung ebenso wie nach der Intensivfluoridierung nahezu verhindert werden. Bei Dentin war der Effekt vergleichbar mit den in vitro Versuchen. Nach Zahnpastenfluoridierung konnte der Mineralverlust um 29%, nach zusätzlicher Verwendung der Mundspüllösung um 47% und nach Intensivfluoridierung um 60% gesenkt werden. Sowohl bei Schmelz als auch bei Dentin zeigte sich eine Tendenz zu einem geringeren Mineralverlust bei zunehmender Fluoridmenge.

Aus diesen Resultaten ergab sich die Frage, wie stabil CaF_2-ähnliche Deckschichten unter erosiven Bedingungen sind. Da bei Schmelz in vitro und in situ sehr unterschiedliche Ergebnisse beobachtet werden konnten, sollte diese Frage ebenfalls unter Labor- und unter Mundbedingungen untersucht werden.

Für diese Versuchsreihe wurden Schmelz- und Dentinproben für 3 Minuten mit einem sauren Fluoridpräparat fluoridiert. Bei dem *in vitro Versuch* wurden diese Proben 3 x täglich mit einem erosiven Erfrischungsgetränk für 30 Sekunden erodiert und zwischenzeitlich in einer Remineralisationslösung aufbewahrt. Direkt nach der Fluoridierung, nach 2 und nach 4 Tagen wurde die noch verbliebene Fluoridmenge als Menge an KOH-löslichem Fluorid (Fluorid das nach Einlegen in KOH von der Probenoberfläche gelöst werden kann, synonym mit CaF$_2$-ähnlichem Fluorid) mit einer ionenselektiven Elektrode bestimmt. Bei dem *in situ Versuch* erfolgte die erosive Demineralisation intraoral durch den Verzehr von 200 ml des Erfrischungsgetränks (3 x täglich, zehn Schlucke innerhalb von zwei Minuten). Als Kontrollgruppe dienten Proben, die ohne Erosion intraoral getragen wurden. Die Fluoridbestimmung erfolgte direkt nach der Fluoridierung, nach 2 und nach 7 Tagen intraoraler Tragezeit.

Unter in vitro Bedingungen reduzierte sich der Fluoridgehalt bei Schmelz unter erosiven Bedingungen nach 2 Tagen auf etwa 10% und nach 4 Tagen auf etwa 6% des Ausgangswertes. Ohne Säureeinwirkung war dagegen nach 4 Tagen noch 17% der ursprünglichen Fluoridmenge vorhanden. Ähnliche Resultate fanden sich für Dentin: hier waren unter erosiven Bedingungen noch 8% bzw. 6% und unter neutralen Bedingungen noch 20% des Anfangswerts zu finden. Unter Mundbedingungen dagegen erwies sich das KOH-lösliche Fluorid bei Schmelz als sehr viel stabiler. Nach 2 Tagen unter erosiven Bedingungen fanden sich noch 86%, nach 7 Tagen noch 69% und nach 7 Tagen unter neutralen Bedingungen noch 54% des Ausgangswertes. Bei Dentin war das KOH-lösliche Fluorid ebenfalls wesentlich stabiler als in vitro, reduzierte sich im Verlaufe der Versuchszeit jedoch deutlich. Unter erosiven Bedingungen fand sich nach 2 Tagen noch 43% und nach 7 Tagen noch 10%, unter neutralen Bedingungen dagegen noch 55% des Ausgangswertes. Die unterschiedliche Stabilität von CaF$_2$-ähnlichen Deckschichten in vitro und in situ erklärt gut die unterschiedliche Effektivität von Fluoridierungsmaßnahmen unter Labor- und unter Mundbedingungen.

Im Rahmen der symptomatischen Therapie von Erosionen kommt auch der Vermeidung abrasiv bedingter Substanzverluste durch Mundhygienemaßnahmen Bedeutung zu. Hier können die Faktoren Bürstdruck, Abrasivität der Zahnpaste, Bürstzeitpunkt und Fluoridanwendung eine Rolle spielen.

In einem *in vitro Versuch* wurden Schmelz- und Dentinproben über 5 Versuchstage 1 x täglich für 30 Minuten mit 0,05 molarer Zitronensäure erodiert und für 3 Minuten standardisiert gebürstet. Als Kontrollgruppe dienten Proben, die nur erodiert, jedoch nicht gebürstet wurden. Zwischen den Anwendungen wurden die Proben in einer Remineralisationslösung aufbewahrt. In einer ersten Versuchsreihe wurden Bürstdrücke von 100, 200 und 300 g und in einer zweiten Versuchsreihe unterschiedliche Putzzeitpunkte (direkt nach, 1 und 2 Stunden nach und direkt vor der Erosion) untersucht. Eine dritte Versuchsreihe umfaßte die Verwendung unterschiedlich abrasiver Putzmedien (Wasser, Zahnpaste mittlerer und hoher Abrasivität) und zweier verschiedener Fluoridierungsmaßnahmen (Fluoridzahnpaste sowie Fluoridzahnpaste und Fluoridgel).

Erodierter Schmelz zeigte sich gegenüber einer mechanischen Einwirkung so empfindlich, daß die Variation des Putzdrucks und der Abrasivität des Putzmediums keine Rolle spielte. Mit zunehmender Wartezeit (Remineralisationszeit) nach der erosiven Demineralisation konnte der Substanzverlust dagegen deutlich reduziert und bei Bürsten vor der Erosion etwa halbiert werden. Am effektivsten erwies sich die Fluoridierung mit Fluoridzahnpaste und Fluoridgel, da sich der Substanzverlust hier nahezu auf das Niveau der alleinigen Erosion ohne Bürstabrasion reduzieren ließ. Bei Dentin dagegen spielte das Ausmaß der mechanischen Einwirkung eine große Rolle. Während bei einem Putzdruck von 100 g nur geringe Substanzverluste auftraten, lag der Substanzverlust bei 300 g fast doppelt so hoch wie bei alleiniger Erosion. Ähnliche Resultate zeigten sich bei unterschiedlicher Abrasivität des Putzmediums: bei Putzen mit Wasser trat wiederum nahezu kein Substanzverlust ein, während die abrasive Zahnpaste einen doppelt so hohen Substanzverlust erzeugte, wie die alleinige Erosion. Eine Wartezeit von 1 oder 2 Stunden nach Erosion hatte dagegen keinen Effekt ebenso wie die Verwendung einer Fluoridzahnpaste. Das Bürsten nach der längsten Remineralisationszeit konnte den Substanzverlust ebenso wie die Verwendung einer Fluoridzahnpaste in Verbindung mit dem Fluoridgel etwa halbieren.

In einem *in situ Versuch* wurden die Faktoren, die durch in vitro Versuche am schlechtesten zu simulieren sind, untersucht. Dazu gehört die Remineralisation durch Speichel und die Verwendung von Fluorid. Intraoral getragene Proben wurden 2 x täglich für 20 Minuten extraoral mit 0,05 molarer Zitronensäure erodiert und 2 x täglich intraoral mit einem Bürstdruck von 200 g für je 30 Sekunden gebürstet. Die Versuchszeit betrug 5 Tage.
Ähnlich wie bei dem in vitro Versuch wurde der Putzzeitpunkt variiert (bürsten direkt nach, 2 Stunden nach und direkt vor der Erosion) und der Einfluß von Fluorid (Verwendung einer Fluoridzahnpaste sowie Intensivfluoridierung mit Fluoridzahnpaste, Mundspüllösung und Fluoridgel) untersucht.
Bei Schmelz zeigte sich ähnlich wie in vitro nur ein begrenzter Effekt des Putzzeitpunktes. Während das Bürsten zwei Stunden nach der Erosion keinen Effekt hatte, konnte der Substanzverlust bei Bürsten vor der Erosion etwa um die Hälfte reduziert werden. Die Intensivfluoridierung dagegen konnte den Substanzverlust durch Erosion und Abrasion auf das Niveau des Substanzverlusts durch alleiniges Erodieren verringern, jedoch nicht verhindern.
Bei Dentin dagegen konnte ein Bürstdruck von 200 g im Gegensatz zu den in vitro Versuchen keinen zusätzlichen Substanzverlust erzeugen. Die Intensivfluoridierung führte dementsprechend zu einer Reduktion des Substanzverlusts unter das Niveau des alleinigen Erodierens.

Aus den verschiedenen Versuchsreihen können einerseits Therapieempfehlungen, andererseits aber auch Empfehlungen für den Versuchsaufbau für weitere experimentelle Studien abgeleitet werden.

Da die in vitro und in situ Studien zum Teil sehr unterschiedliche Ergebnisse gezeigt haben, sollten Fragestellungen zur symptomatischen Therapie von Erosionen möglichst in in situ Versuchen bearbeitet werden. Dies trifft besonders für Schmelz zu, da Zahnhart-substanzverluste hier direkt durch physikalisch/chemische Prozesse an der Grenzfläche Zahnhartsubstanz/umgebendes Medium stattfinden. Darüber hinaus sollte ein zyklisches De- und Remineralisationsmodell über mehrere Tage gewählt werden. Besonders bei Dentin scheint sich bei fortschreitender Demineralisation eine organische Deckschicht auszubilden, die chemische Vorgänge diffusionskontrolliert werden läßt und wahrscheinlich auch physikalische Einwirkungen beeinflußt.

Durch die lokale Fluoridapplikation in Form der Intensivfluoridierung, zumindest aber als regelmäßige Verwendung einer Fluoridzahnpaste in Verbindung mit einer fluoridhaltigen Mundspüllösung, konnte der Mineralverlust ebenso wie ein zusätzlicher abrasiv bedingter Substanzverlust sehr effektiv verringert werden. Die Intensivfluoridierung scheint damit für alle Patienten mit unphysiologischen säurebedingten Zahnhartsubstanzverlusten sinnvoll, wobei das Therapieschema individuell abgestimmt werden sollte.

Mundhygieneempfehlungen sollten bei Personen mit Schmelzerosionen in der Hauptsache Maßnahmen zur Wiedererhärtung der erodierten Zahnoberflächen umfassen. Die effektivste Maßnahme war ebenfalls die Intensivfluoridierung. Zusätzlich sollte zwischen der Säureeinwirkung und dem Bürsten eine möglichst lange Wartezeit liegen (z. B. bei exogenen Ersoionen Bürsten vor sauren Mahlzeiten). Patienten mit Eßstörungen sollten nach dem Erbrechen nicht putzen, sondern nur spülen. Bei Dentinerosionen sollte eine möglichst sanfte Putztechnik mit geringem Bürstdruck und einer wenig abrasiven Zahnpaste empfohlen werden.

12 Literaturverzeichnis

1. Addy M, Moran J: Extrinsic tooth discoloration by metals and chlorhexidine. II. Clinical staining produced by chlorhexidine, iron and tea. Br Dent J 1985;159:331-334.

2. Allin E, Josephsen A, Chor A, Fejerskov O: Longitudinal replica study of etched enamel surfaces in vivo. Caries Res 1985;19:187 (Abstr.).

3. Amaechi BT, Higham SM, Edgar WM: The influence of xylitol and fluoride on dental erosion in vitro. Arch Oral Biol 1998a;43:157-161.

4. Amaechi BT, Higham SM, Edgar WM: Use of transverse microradiography to quantify mineral loss by erosion in bovine enamel. Caries Res 1998b;32:351-356.

5. Amaechi BT, Higham SM, Edgar WM, Milosevic A: Thickness of acquired salivary pellicle as the determinant of the sites of dental erosion. J Dent Res 1999;32:1821-1828.

6. Amjad Z, Koutsoukos PG, Nancollas GH: The mineralization of enamel surfaces. A constant composition kinetics study. J Dent Res 1981;60:1783-1792.

7. Arends J, Christoffersen MR: Nature and role of loosely bound fluoride in dental caries. J Dent Res 1990;69:634-636.

8. Arends J, ten Bosch JJ: Demineralization and remineralization evaluation techniques. J Dent Res 1992;71:924-928.

9. Ashmore H, Van Abbe NJ, Wilson SJ: The measurement in vitro of dentine abrasion by toothpaste. Br Dent J 1972;133:60-66.

10. Attin T, Buchalla W, Gollner M, Hellwig E: Use of variable remineralization periods to improve the abrasion resistance of previously eroded enamel. Caries Res 2000;34:48-52.

11. Attin T, Deifuss H, Hellwig E: Influence of acidified fluoride gel on abrasion resistance of eroded enamel. Caries Res 1999;33:135-139.

12. Attin T, Hilgers RD, Hellwig E: Beeinflussung des erosionsbedingten Oberflächenhärteverlusts von Zahnschmelz durch Fluorid. Dtsch Zahnärztl Z 1997a;52:241-245.

13. Attin T, Knofel S, Buchalla W, Tütüncü R: In situ evaluation of different remineralization periods to decrease brushing abrasion of demineralized enamel. Caries Res 2001b;35:216-222.

14. Attin T, Koidl U, Buchalla W, Schaller HG, Kielbassa AM, Hellwig E: Correlation of microhardness and wear in differently eroded bovine dental enamel. Arch Oral Biol 1997b;42:243-250.

15. Attin T, Schaller HG, Hellwig E: Fluoride uptake in dentin with and without simulating dentinal fluid flow. Clin Oral Investig 1997c;1:125-130.

16. Attin T, Schneider K, Buchalla W: Abrasionsstabilität des KOH-löslichen Fluorids auf Schmelz nach Applikation verschiedener Fluoridierungsmittel. Dtsch Zahnärztl Z 2001a;56:706-711.

17. Attin T, Zirkel C, Hellwig E: Brushing abrasion of eroded dentin after application of sodium fluoride solutions. Caries Res 1998;32:344-350.

18. Baier RE: Principles of adhesion. Oper Dent 1992;5 (Suppl.):1-9.

19. Barbakow F, Imfeld T, Lutz F, Stookey G, Schemehorn B: Dentin abrasion (RDA), enamel abrasion (REA) and polishing scores of dentifrices sold in Switzerland. Schweiz Monatsschr Zahnmed 1989;99:408-413.

20. Bartlett DW, Blunt L, Smith BG: Measurement of tooth wear in patients with palatal erosion. Br Dent J 1997;182:179-184.

21. Bartlett DW, Smith BG, Wilson RF: Comparison of the effect of fluoride and non-fluoride toothpaste on tooth wear in vitro and the influence of enamel fluoride concentration and hardness of enamel. Br Dent J 1994;176:346-348.

22. Bashir E, Gustavsson A, Lagerlöf F: Site specificity of citric acid retention after an oral rinse. Caries Res 1995;29:467-469.

23. Bashir E, Lagerlöf F: Effect of citric acid clearance on the saturation with respect to hydroxyapatite in saliva. Caries Res 1996;39:213-271.

24. Bennick A, Chau G, Goodlin R, Abrams S, Tustian D, Madapallimattam G: The role of human salivary acidic proline-rich proteins in the formation of acquired dental pellicle in vivo and their fate after adsorption to the human enamel surface. Arch Oral Biol 1983;28:19-27.

25. Birkhed D, Heintze U: Salivary secretion rate, buffer capacity, and pH; in: Tenovuo JO (Hrsg.): Human Saliva: Clinical Chemistry and Microbiology. CRC Press Inc., Boca Raton, Florida, 1989; Band 1: S. 25-73.

26. Bonte E, Deschamps N, Goldberg M, Vernois V: Quantification of free water in human dental enamel. J Dent Res 1988;67:880-882.

27. Boyd RL, McLey L, Zahradnik R: Clinical and laboratory evaluation of powered electric toothbrushes: in vivo determination of average force for use of manual and powered toothbrushes. J Clin Dent 1997;8:72-75.

28. Brecx M, MacDonald LL, Legary K, Cheang M, Forgary MG: Long-term effects of Meridol and chlorhexidine mouthrinses on plaque, gingivitis, staining, and bacterial vitality. J Dent Res 1993;72:1194-1197.

29. Buchalla W, Hellwig E, Attin T, Schulte-Mönting J: Fluoride uptake, retention and remineralization efficacy of a fluoride solution on enamel lesions in situ. Caries Res 2000;34:344-345 (Abstr.).

30. Busscher HJ, Uyen HMW, Stokroos I, Jongebloed WL: A transmission electron microscopy study of the adsorption patterns of early developing artificial pellicles on human enamel. Arch Oral Biol 1989;34:803-810.

31. Büyükyilmaz T, Øgaard B, Rølla G: The resistance of titanium tetrafluoride-treated human enamel to strong hydrochloric acid. Eur J Oral Sci 1997;105:473-477.

32. Carter K, Landini G, Walmsley AD: Plaque removal characteristics of electric toothbrushes using an in vitro plaque model. J Clin Periodontol 2001;28:1045-1049.

33. Caslavska V, Moreno EC, Brudevold F: Determination of the calcium fluoride formed from in vitro exposure of human enamel to fluoride solutions. Arch Oral Biol 1975;20:333-339.

34. Chander S, Chiao CC, Fuerstenau DW: Transformation of calcium fluoride for caries prevention. J Dent Res 1982;61:403-407.

35. Chen PS, Toribara TV, Warner H: Microdetermination of phosphorous. Anal Chem 1956;28:1756-1758.

36. Christoffersen J, Christoffersen MR, Kibalczyc W, Perdok WG: Kinetics of dissolution and growth of calcium fluoride and effects of phosphate. Acta Odontol Scand 1988;46:325-336.

37. Collys K, Cleymaet R, Coomans D, Michotte Y, Slop D: Rehardening of surface softened and surface etched enamel in vitro and by intraoral exposure. Caries Res 1993;27:15-20.

38. Collys K, Cleymaet R, Coomans D, Slop D: Acid-etched enamel surfaces after 24 h exposure to calcifying media in vitro and in vivo. J Dent 1991;19:230-235.

39. Cruz R, Ögaard B, Rölla G: Uptake of KOH-soluble and KOH-insoluble fluoride in sound human enamel after topical application of a fluoride varnish (Duraphat) or a neutral 2% NaF solution in vitro. Scand J Dent Res 1992;100:154-158.

40. Davis WB, Winter PJ: Dietary erosion of adult dentine and enamel. Protection with a fluoride toothpaste. Br Dent J 1977;143:116-119.

41. Davis WB, Winter PJ: The effect of abrasion on enamel and dentine and exposure to dietary acid. Br Dent J 1980;148:253-256.

42. Davis WB, Winter PJ: Measurement in vitro of enamel abrasion by dentifrice. J Dent Res 1976;55:970-975.

43. de Josselin de Jong E: Comparison of methods in caries research. Thesis, Groningen 1986.

44. de Josselin de Jong E, van der Linden AHIM, Borsboom PCF, ten Bosch JJ: Determination of mineral changes in human dental enamel by longitudinal microradiography and scanning optical monitoring and their correlation with chemical analysis. Caries Res 1988;22:153-159.

45. Dijkman AG, Tak J, Arends J: Fluoride deposited by topical applications in enamel. Caries Res 1982;16:147-155.

46. Driessens FCM, Heijligers HJM, Borggreven JMPM, Wöltgens JHM: Posteruptive maturation of tooth enamel studied with the electron microprobe. Caries Res 1985;19:390-395.

47. Eccles JD: Dental erosion of nonindustrial origin. A clinical survey and classification. J Prosthet Dent 1979;42:649-653.

48. Edwards M, Ashwood RA, Littlewood SJ, Brocklebank LM, Fung DE: A videofluoroscopic comparison of straw and cup drinking: the potential influence on dental erosion. Br Dent J 1998;185:244-249.

49. Eisenburger M, Hughes J, West NX, Jandt KD, Addy M: Ultrasonication as a method to study enamel demineralisation during acid erosion. Caries Res 2000;34:289-294.

50. Ekstrand J: Fluoride metabolism; in: Fejerskov O, Ekstrand J, Burt BA (Hrsg.): Fluoride in dentistry. Munksgaard, Copenhagen, 1996; S. 55-68.

51. Ekstrand J, Spak CJ, Vogel G: Pharmacokinetics of fluoride in man and its clinical relevance. J Dent Res 1990;69 (Spec. Issue):550-555.

52. Ellingsen JC, Ekstrand J: Plasma fluoride levels in man following intake of SnF_2 in solution or toothpaste. J Dent Res 1985;64:1250-1252.

53. Ellingsen JC, Eriksen HM, Rølla G: Extrinsic dental stain caused by stannous fluoride. Scand J Dent Res 1982;90:9-13.

54. Elliott JC: Structure, chrystal chemistry and density of enamel apatites; in: Chadwick D, Cardew G (Hrsg.): Dental enamel. Whiley (Ciba Foundation No. 205), Chichester, 1997; S. 54-72.

55. Ericsson SG: Quantitative microradiography of cementum and abraded dentine. Acta Radiol 1965;246:1-137.

56. Fraleigh CM, Mc Elhaney JH, Heiser RA: Toothbrushing force study. J Dent Res 1967;46:209-214.

57. Fritzsche T, Saxer UP: Fluoridretention und -clearance nach Spülungen mit fluoridierten Mundwässern. Schweiz Monatsschr Zahnmed 1989;99:299-306.

58. Gandara BK, Truelove EL: Diagnosis and management of dental erosion. J Contemp Dent Pract 1999;1:2-17.

59. Ganss C, De Sanctis S, Klimek J: A method for the clinical monitoring of erosive substance loss. Caries Res 2002;36:175 (Abstr.).

60. Ganss C, Klimek J, Borkowski N: Characteristics of tooth wear in relation to different nutritional patterns including contemporary and medieval subjects. Eur J Oral Sci 2002;110:54-60.

61. Ganss C, Klimek J, Giese K: Dental erosion in children and adolescents - a cross-sectional and longitudinal investigation using study models. Community Dent Oral Epidemiol 2001;29:264-271.

62. Ganss C, Klimek J, Schwarz N: A comparative profilometric in vitro study of the susceptibility of polished and natural human enamel and dentine surfaces to erosive demineralisation. Arch Oral Biol 2000;45:897-902.

63. Ganss C, Schlechtriemen M, Klimek J: Dental erosions in subjects living on a raw food diet. Caries Res 1999;33:74-80.

64. Garberoglio R, Cozzani G: In vivo effect of oral environment on etched enamel: a scanning electron microscopic study. J Dent Res 1979;58:1859-1865.

65. Gängler P, Hoyer I: In vivo remineralization of etched human and rat enamel. Caries Res 1984;18:336-343.

66. Gedalia I, Dakuar A, Shapira L, Lewinstein I, Goultschin J, Rahamim E: Enamel softening with Coca-Cola and rehardening with milk or saliva. Am J Dent 1991a;4:120-122.

67. Gedalia I, Ionat BD, Ben Mosheh S, Shapira L: Tooth enamel softening with a cola type drink and rehardening with hard cheese or stimulated saliva in situ. J Oral Rehabil 1991b;18:501-506.

68. Gerrard WA, Winter PJ: Evaluation of toothpastes by their ability to assist rehardening of enamel in vitro. Caries Res 1986;20:209-216.

69. Gleeson DCL: Oropharyngeal swallowing and aging: a review. J Commun Disord 1999;32:373-396.

70. Grando LJ, Tames DR, Cardoso AC, Gabilan NH: In vitro study of enamel erosion caused by soft drinks and lemon juice in deciduous teeth analysed by stereomicroscopy and scanning electron microscopy. Caries Res 1996;30:373-378.

71. Grenby TH: Methods of assessing erosion and erosive potential. Eur J Oral Sci 1996;104:207-214.

72. Gülzow HJ: Präventive Zahnheilkunde. Hanser, München, Wien, 1995.

73. Hall AF, Buchanan CA, Millett DT, Creanor SL, Strang R, Foye RH: The effect of saliva on enamel and dentine erosion. J Dent 1999;27:333-339.

74. Hall AF, Sadler JP, Strang R, de Josselin de Jong E, Foye RH, Creanor SL: Application of transverse microradiography for measurement of mineral loss by acid erosion. Adv Dent Res 1997;11:420-425.

75. Hannig M.: Elektronenmikroskopische Untersuchung der initialen Bioadhäsionsprozesse an Festkörperoberflächen in der Mundhöhle. Quintessenz Verlags-GmbH, Berlin, 1998.

76. Hannig M., Balz M: Protective properties of salivary pellicles from two different intraoral sites on enamel erosion. Caries Res 2001;35:142-148.

77. Hannig M, Albers HK: Die erosive Wirkung von Acetylsalicylsäure an Zahnschmelz und Dentin in vitro. Dtsch Zahnärztl Z 1993;48:298-302.

78. Hannig M, Balz M: Influence of in vivo formed salivary pellicle on enamel erosion. Caries Res 1999;33:372-379.

79. Hannig M, Bößmann K: Die Abrasivität des Pellikels unter klinischen Gesichtspunkten. Dtsch Zahnärztl Z 1987;42:1015-1020.

80. Hannig M, Bößmann K: Das Abriebverhalten des exogenen Zahnoberhäutchens bei der Zahnreinigung mit Zahnbürste und Zahnpaste. Oralprophylaxe 1988b;10:3-10.

81. Hannig M, Bößmann K: Die Bedeutung der Pellikelabriebfestigkeit bei der Zahnreinigung mit fluoridhaltigen Pasten. Dtsch Zahnärztl Z 1988a;43:880-883.

82. Hay DI, Moreno EC: Statherin and the acidic proline- rich proteins; in: Tenovuo JO (Hrsg.): Human saliva: Clinical chemistry and microbiology. CRC Press, Boca Raton Florida, 1989; S. 131-150.

83. Heath K, Singh V, Logan R, McIntyre J: Analysis of fluoride levels retained intraorally or ingested following routine clinical applications of topical fluoride products. Aust Dent J 2001;46:24-31.

84. Hefferren JJ: A laboratory method for assessment of dentrifice abrasivity. J Dent Res 1976;55:563-573.

85. Hellwig E: Fluoride retention in dentin after topical application of aminefluoride. J Dent Res 1992;71:1558-1560.

86. Hellwig E, Klimek J, Albert G: In- vivo- Retention angelagerten und festgebundenen Fluorids in demineralisiertem Zahnschmelz. Dtsch Zahnärztl Z 1989;44:173-176.

87. Hellwig E, Klimek J, Attin T: Einführung in die Zahnerhaltung. Urban und Fischer, München, Jena, 1999.

88. Hickel R: Das Problem der koronalen Abrasion und Erosion; in: Geurtsen WD, Heidemann D (Hrsg.): Zahnerhaltung beim älteren Menschen. Hanser, München, 1993; S. 40-72.

89. Hinds, K. and Gregory, J. R. National diet and nutrition survey: children aged 11/2 to 41/2 years. Volume 2: Report of the dental survey. Her Majesty`s Stationary Office, London, 1995.

90. Hoffmann-Axthelm von W: Lexikon der Zahnmedizin. Quintessenz Verlags-GmbH Berlin, London, Tokio, 1995.

91. Hoffmann T, Bruhn G, Richter S, Netuschil L, Brecx M: Clinical controlled study on plaque and gingivitis reduction under long-term use of low-dose chlorhexidine solutions in a population exhibiting good oral hygiene. Clin Oral Invest 2001;5:89-95.

92. Hughes JA, West NX, Parker DM, Newcombe RG, Addy M: Development and evaluation of a low erosive blackcurrant juice drink 3. Final drink and concentrate, formulae comparisons in situ and overview of the concept. J Dent 1999a;27:345-350.

93. Hughes JA, West NX, Parker DM, Newcombe RG, Addy M: Development and evaluation of a low erosive blackcurrant juice drink in vitro and in situ - 1. Comparison with orange juice. J Dent 1999b;27:285-289.

94. Hunter ML, West NX, Hughes JA, Newcombe RG, Addy M: Erosion of deciduous and permanent dental hard tissue in the oral environment. J Dent 2000b;28:257-263.

95. Hunter ML, West NX, Hughes JA, Newcombe RG, Addy M: Relative susceptibility of deciduous and permanent dental hard tissues to erosion by a low pH fruit drink in vitro. J Dent 2000a;28:265-270.

96. Imfeld T: Dental erosion. Definition, classification and links. Eur J Oral Sci 1996b;104:151-155.

97. Imfeld T: Prevention of progression of dental erosion by professional and prophylactic measures. Eur J Oral Sci 1996a;104:215-220.

98. Imfeld TN: Identification of Low Caries Risk Dietary Components. Karger, Basel, New York, 1983.

99. Jaeggi T, Schaffner M, Bürgin W, Lussi A: Erosionen und keilförmige Defekte bei Rekruten der Schweizer Armee. Schweiz Monatsschr Zahnmed 1999;109:1171-1178.

100. Jaeggi T, Lussi A: Toothbrush abrasion of erosively altered enamel after intraoral exposure to saliva: An in situ study. Caries Res 1999;33:455-461.

101. Järvinen V, Meurman JH, Hyvarinen H, Rytömaa I, Murtomaa H: Dental erosion and upper gastrointestinal disorders. Oral Surg Oral Med Oral Pathol 1988;65:298-303.

102. Jones RR, Cleaton-Jones P: Depth and area of dental erosions, and dental caries, in bulimic women. J Dent Res 1989;68:1275-1278.

103. Kelleher M, Bishop K: Tooth surface loss: an overview. Br Dent J 1999;186:61-66.

104. Kidd EA, Richards A, Thylstrup A, Fejerskov O: The susceptibility of 'young' and 'old' human enamel to artificial caries in vitro. Caries Res 1984;18:226-230.

105. Kinney JH, Balooch M, Haupt DLJr, Marshall SJ, Marshall GW: Mineral distribution and dimensional changes in human dentin during demineralisation. J Dent Res 1995;74:1179-1184.

106. Kleter GA, Damen JJ, Everts V, Niehof J, ten Cate JM: The influence of the organic matrix on demineralization of bovine root dentin in vitro. J Dent Res 1994;73:1523-1529.

107. Klimek J, Ganss C, Jung M: Quantification of the erosive effect of dietary acids by longitudinal microradiography and profilometry. Caries Res 1996;30:279 (Abstr.).

108. Klont B, ten Cate JM: Remineralisation of bovine incisor root lesions in vitro: the role of the collagenous matrix. Caries Res 1991;25:39-45.

109. Koçkapan C: Elektronenmikroskopische Untersuchungen über die Struktur der Schmierschicht. Dtsch Zahnärztl Z 1987;42:1028-1034.

110. Lagerlöf F, Saxegaard E, Barkvoll P, Rølla G: Effects of inorganic orthophosphate and pyrophosphate on dissolution of calcium fluoride in water. J Dent Res 1988;67:447-449.

111. Laine P, Meurman JH, Murtomaa H, Lindqvist C, Torkko H, Pyrhonen S, Teerenhovi L: One-year trial of the effect of rinsing with an amine fluoride-stannous-fluoride-containing mouthwash on gingival index scores and salivary microbial counts in lymphoma patients receiving cytostatic drugs. J Clin Periodontol 1993;20:628-634.

112. Lamkin MS, Arancillo AA, Oppenheim FG: Temporal and compositional characteristics of salivary protein adsorption to hydroxyapatite. J Dent Res 1996;75:803-808.

113. Lamkin MS, Migliari D, Yao Y, Troxler RF, Oppenheim FG: New in vitro model for the acquired enamel pellicle: pellicles formed from whole saliva show inter-subject consistency in protein composition and proteolytic fragmentation patterns. J Dent Res 2001;80:385-388.

114. Larsen MJ, Bruun C: Caries chemistry and fluoride- mechanisms of action; in: Thylstrup A, Fejerskov O (Hrsg.): Textbook of clinical cariology. Munksgaard, Kopenhagen, 1994; S. 231-254.

115. Larsen MJ, Jensen SJ: Experiments on the initiation of calcium fluoride formation with reference to the solubility of dental enamel and brushite. Arch Oral Biol 1994;39:23-27.

116. Larsen MJ, Nyvad B: Enamel erosion by some soft drinks and orange juices relative to their pH, buffering effect and contents of calcium phosphate. Caries Res 1999;33:81-87.

117. Larsen MJ, Ravnholt G: Dissolution of various calcium fluoride preparations in inorganic solutions and in stimulated human saliva. Caries Res 1994;28:447-454.

118. Larsen MJ, Richards A: The influence of saliva on the formation of calcium fluoride-like material on human dental enamel. Caries Res 2001;35:57-60.

119. Laufer B, Mayer I, Gedalia I, Deutsch D, Kaufmann HW, Tal M: Fluoride-uptake and fluoride- residual of fluoride- treated human root dentine in vitro determined by chemical, scanning electorn microscopy and x-ray diffraction analyses. Arch Oral Biol 1981;26:159-163.

120. Levy SM: A review of fluoride intake from fluoride dentifrice. ASDC J Dent Child 1993;60:115-124.

121. Lindén LA, Bjorkman S, Hattab F: The diffusion in vitro of fluoride and chlorhexidine in the enamel of human deciduous and permanent teeth. Arch Oral Biol 1986;31:33-37.

122. Linkosalo E, Markkanen H: Dental erosions in relation to lactovegetarian diet. Scand J Dent Res 1985;93:436-441.

123. Lussi A: Dental erosion clinical diagnosis and case history taking. Eur J Oral Sci 1996;104:191-198.

124. Lussi A, Hellwig E: Erosive potential of oral care products. Caries Res 2001;35 (Suppl.):52-56.

125. Lussi A, Jaeggi T, Jaeggi-Schärer S: Prediction of the erosive potential of some beverages. Caries Res 1995;29:349-354.

126. Lussi A, Jaggi T, Schärer S: The influence of different factors on in vitro enamel erosion. Caries Res 1993;27:387-393.

127. Lussi A, Kohler N, Zero D, Schaffner M, Mergert B: A comparison of the erosive potential of different beverages in primary and permanent teeth using an in vitro model. Eur J Oral Sci 2000;108:110-114.

128. Lussi A, Portmann P, Burhop B: Erosion on abraded dental hard tissues by acid lozenges: an in situ study. Clin Oral Invest 1997;1:191-194.

129. Lussi A, Schaffner M, Hotz P, Suter P: Dental erosion in a population of Swiss adults. Community Dent Oral Epidemiol 1991;19:286-290.

130. Maupome G, Aguilar AM, Medrano UH, Borges YA: In vitro quantitative microhardness assessment of enamel with early salivary pellicles after exposure to an eroding cola drink. Caries Res 1999;33:140-147.

131. Maupome G, Diez-de-Bonilla J, Torres-Villasenor G, Andrade-Delgado LC, Castano VM: In vitro quantitative assessment of enamel microhardness

after exposure to eroding immersion in a cola drink. Caries Res 1998;32:148-153.

132. McCann, H.G.: The solubility of fluorapatite and its relationship to that of calcium fluoride. Arch Oral Biol 1968;13:987-1001.

133. Mcgregor ID, Rugg-Gunn AJ: Survey of toothbrushing duration in 85 uninstructed English schoolchildren. Community Dent Oral Epidemiol 1979;7:297-298.

134. Mcgregor ID, Rugg-Gunn AJ: Toothbrushing duration in 60 uninstructed young adults. Community Dent Oral Epidemiol 1985;13:121-122.

135. McLey L, Boyd RL, Sarker S: Clinical and laboratory evaluation of powered electric toothbrushes: laboratory determination of relative abrasion of three powered toothbrushes. J Clin Dent 1997;8:76-80.

136. Melsen F, Eriksen EF, Mosekilde L: Clinical aspects of fluoride in bone; in: Fejerskov O, Ekstrand J, Burt BA (Hrsg.): Fluoride in dentistry. Munksgaard, Copenhagen, 1996; S. 96-111.

137. Meredith N, Sherriff M, Setchell DJ, Swanson SA: Measurement of the microhardness and Young's modulus of human enamel and dentine using an indentation technique. Arch Oral Biol 1996;41:539-545.

138. Meurman JH, Drysdale T, Frank RM: Experimental erosion of dentin. Scand J Dent Res 1991;99:457-462.

139. Meurman JH, Frank RM: Progression and surface ultrastructure of in vitro caused erosive lesions in human and bovine enamel. Caries Res 1991a;25:81-87.

140. Meurman JH, Frank RM: Scanning electron microscopic study of the effect of salivary pellicle on enamel erosion. Caries Res 1991b;25:1-6.

141. Meurman JH, Härkönen M, Näveri H, Koskinen J, Torkko H, Rytömaa I, Järvinen V, Turunen R: Experimental sports drinks with minimal dental erosion effect. Scand J Dent Res 1990;98:120-128.

142. Meurman JH, Murtomaa H: Effect of effervescent vitamin C preparations on bovine teeth and on some clinical and salivary parameters in man. Scand J Dent Res 1986;94:491-499.

143. Meurman JH, Rytomaa I, Kari K, Laakso T, Murtomaa H: Salivary pH and glucose after consuming various beverages, including sugar-containing drinks. Caries Res 1987;21:353-359.

144. Meurman JH, Toskala J, Nuutinen P, Klemetti E: Oral and dental manifestations in gastroesophageal reflux disease. Oral Surg Oral Med Oral Pathol 1994;78:583-589.

145. Micheelis W, Reich E: Dritte Deutsche Mundgesundheitsstudie (DMS III). Deutscher Ärzte-Verlag, Köln, 1999.

146. Mierau HD, Haubitz I, Völk W: Gewohnheitsmuster beim Gebrauch der Handzahnbürste. Dtsch Zahnärztl Z 1989;44:836-841.

147. Millward A, Shaw L, Harrington E, Smith AJ: Continuous monitoring of salivary flow rate and pH at the surface of the dentition following consumption of acidic beverages. Caries Res 1997;31:44-49.

148. Milosevic A: Eating disorders and the dentist. Br Dent J 1999;186:109-113.

149. Milosevic A, Young PJ, Lennon MA: The prevalence of tooth wear in 14-year-old school children in Liverpool. Community Dent Health 1994;11:83-86.

150. Mistry M, Grenby TH: Erosion by soft drinks of rat molar teeth assessed by digital image analysis. Caries Res 1993;27:21-25.

151. Mortimore IL, Fiddes P, Stephens S, Douglas NJ: Tongue protrusion force and fatiguability in male and female subjects. Eur Respir J 1999;14:191-195.

152. Mundorff SA, Little MF, Bibby BG: Enamel dissolution: II. Action of titanium tetrafluoride. J Dent Res 1972;51:1567-1571.

153. Munoz CA, Feller R, Haglund A, Triol CW, Winston AE: Strengthening of tooth enamel by a remineralizing toothpaste after exposure to an acidic soft drink. J Clin Dent 1999;17-21.

154. Navazesh M, Mulligan RA, Kipnis V, Denny PA, Deny PC: Comparison of whole saliva flow rates and mucin concentrations in healthy Caucasian young and aged adults. J Dent Res 1992;71:1275-1278.

155. Nelson DGA, Jongebloed WL, Arends J: Crystallographic structure of enamel surfaces treated with topical fluoride agents: TEM and XRD considerations. J Dent Res 1983b;63:6-12.

156. Nelson DGA, Jongebloed WL, Arends J: Morphology of enamel surfaces treated with topical fluoride agents: SEM considerations. J Dent Res 1983a;62:1201-1208.

157. Neumüller OA: Römpps Chemie-Lexikon. Franckh´sche Verlagshandlung, W. Keller & Co., Stuttgard, 1972.

158. Nieuw-Amerongen AV, Oderkerk CH, Driessen AA: Role of mucins from human whole saliva in the protection of tooth enamel against demineralization in vitro. Caries Res 1987;21:297-309.

159. Nikiforuk G: Understanding dental caries. Karger, Basel, New York, 1985.

160. Noack MJ: REM-Untersuchungen an Erosionen der Zahnhartsubstanzen in vivo. Dtsch Zahnärztl Z 1989;44:517-520.

161. O`Brien M: Children`s Dental Health in the United Kingdom 1993. Office of Population Censuses and Surveys 1994. Her Majesty`s Stationary Office, London, 1994.

162. Öhrn R, Angmar-Månsson B: Oral status of 35 subjects with eating disorders- a 1-year study. Eur J Oral Sci 2000;108:275-280.

163. Öhrn R, Enzell K, Angmar-Månsson B: Oral status of 81 subjects with eating disorders. Eur J Oral Sci 1999;107:157-163.

164. Øgaard B: CaF$_2$- formation: cariostatic properties and factors of enhancing the effect. Caries Res 2001;35 (Suppl.):40-44.

165. Øgaard B, Rølla G, Arends J: In vivo progress of enamel and root surface surface lesions under plaque as a function of time. Caries Res 1988;22:302-305.

166. Pashley DH, Tao L, Boyd L, King GE, Horner JA: Scanning electron microscopy of the substructure of smear layers in human dentine. Arch Oral Biol 1988;33:265-279.

167. Periathamby AR, Johnsson M, Levine MJ, Nancollas GH: Salivary statherin. Dependence on sequence, charge, hydrogen binding potency, and

helial conformation for adsorption to hydroxyapatite and inhibition of mineralisation. J Biol Chem 1992;9:5968-5976.

168. Petersen PE, Gormsen C: Oral conditions among German battery factory workers. Community Dent Oral Epidemiol 1991;19:104-106.

169. Petzold M: The influence of different fluoride compounds and treatment conditions on dental enamel: a descriptive in vitro study of the CaF_2 precipitation and microstructure. Caries Res 2001;35 (Suppl.):45-51.

170. Prati C, Pashley DH, Montanari G: Hydrostatic intrapulpal pressure and bond strength of bonding systems. Dent Mater 1991;7:54-58.

171. Pschyrembel: Klinisches Wörterbuch mit klinischen Syndromen und Nomina Anatomica. Walter de Gruyter, Berlin, New York, 1990.

172. Rayment SA, Liu B, Offner GD, Oppenheim FG, Troxler RF: Immunoquantification of human salivary mucins MG1 and MG2 in stimulated whole saliva: factors influencing mucin levels. J Dent Res 2000;79:1765-1772.

173. Reussner GH, Coccodrilli G, Thiessen R: Effects of phosphates in acid-containing beverages on tooth erosion. J Dent Res 1975;54:365-379.

174. Robb ND, Smith BG: Prevalence of pathological tooth wear in patients with chronic alcoholism. Br Dent J 1990;169:367-369.

175. Robb ND, Smith BG, Geidrys LE: The distribution of erosion in the dentitions of patients with eating disorders. Br Dent J 1995;178:171-175.

176. Robinson C, Weatherell JA, Hallsworth AS: Variation in composition of dental enamel within thin ground tooth sections. Caries Res 1971;5:44-57.

177. Rølla G, Øgaard B, De Almeida Cruz R: Topical application of fluorides on teeth. J Clin Periodontol 1993;20:105-108.

178. Rølla G, Saxegaard E: Critical evaluation of the composition and use of topical fluorides, with emphasis on the role of calcium fluoride in caries inhibition. J Dent Res 1990;69:780-785.

179. Rugg-Gunn AJ, Maguire A, Gordon PH, McCabe JF, Stephenson G: Comparison of erosion of dental enamel by four drinks using an intra-oral applicance. Caries Res 1998;32:337-343.

180. Rykke M, Sønju T: Amino acid composition of acquired enamel pellicle collected in vivo after 2 hours and after 24 hours. Scand J Dent Res 1991;99:463-469.

181. Rytömaa I, Järvinen V, Kanerva R, Heinonen OP: Bulimia and tooth erosion. Acta Odontol Scand 1998;56:36-40.

182. Rytömaa I, Meurman JH, Koskinen J, Laakso T, Gharazi L, Turunen R: In vitro erosion of bovine enamel caused by acidic drinks and other foodstuffs. Scand J Dent Res 1988;96:324-333.

183. Saxegaard E, Lagerlöf F, Rølla G: Dissolution of calcium fluoride in human saliva. Acta Odontol Scand 1988;46:355-359.

184. Saxegaard E, Rølla G: Fluoride acquisition on and in human enamel during topical application in vitro. Scand J Dent Res 1988;96:523-535.

185. Saxegaard E, Rølla G: Kinetics of acquisition and loss of calcium fluoride by enamel in vivo. Caries Res 1989;23:406-411.

186. Saxer UP, Barbakow J, Yankell SL: New studies on estimated and actual toothbrushing times and dentifrice use. J Clin Dent 1998;9:49-51.

187. Saxton CA, Cowell CR: Clinical investigation of the effects of dentifrices on dentin wear at the cementoenamel junction. J Am Dent Assoc 1981;102:38-43.

188. Scheutzel P: Etiology of dental erosion- intrinsic factors. Eur J Oral Sci 1996;104:178-190.

189. Schüpbach P, Oppenheim FG, Lendenmann U, Lamkin MS, Yao Y, Guggenheim B: Electron-microscopic demonstration of proline-rich proteins, statherin, and histatins in acquired enamel pellicles in vitro. Eur J Oral Sci 2001;109:60-68.

190. Schweitzer M: Schützt Speichel vor Erosionen? Eine in vitro Untersuchung zur Löslichkeit von menschlichem Zahnschmelz in zwei unterschiedlich charakterisierten diätetischen Säuren. Med Diss, Gießen, 1999.

191. Schweizer-Hirt CM, Schait A, Schmid R, Imfeld T, Lutz F, Mühlemann HR: Erosion und Abrasion des Schmelzes. Eine experimentelle Studie. Schweiz Monatsschr Zahnheilkd 1978;88:497-529.

192. Shay K, Lloyd PM, Panhans MA, Bates DM: The absence of age effect on enamel solubility in phosphoric acid. J Prosthet Dent 1988;60:531-540.

193. Shillingburg HT, Jacobi R, Brackett SE: Grundlagen der Zahnpräparation für Zahnersatz aus Metall und Keramik. Quintessenz Verlags-GmbH, Berlin, London, Tokio, 1988.

194. Skaleric U, Ravnik C, Cevc P, Schara M: Microcrystals arrangement in human deciduous dental enamel studied by electron paramagnetic resonance. Caries Res 1982;16:47-50.

195. Skjørland KK, Rykke M, Sønju T: Rate of pellicle formation in vivo. Acta Odontol Scand 1995;53:358-362.

196. Smith BG, Knight JK: An index for measuring the wear of teeth. Br Dent J 1984;156:435-438.

197. Sorvari R, Meurman JH, Alakuijala P, Frank RM: Effect of fluoride varnish and solution on enamel erosion in vitro. Caries Res 1994;28:227-232.

198. Sorvari R, Pelttari A, Meurman JH: Surface ultrastructure of rat molar teeth after experimentally induced erosion and attrition. Caries Res 1996;30:163-168.

199. Sønju-Clasen AB, Ruyter IE: Quantitative determination of type A and type B carbonate in human deciduous and permanent enamel by means of Fourier transform infrared spectrometry. Adv Dent Res 1997;11:523-527.

200. Spak CJ, Sjöstedt S, Eleborg L, Veress B, Perbeck L, Ekstrand J: Studies of human gastric mucosa after application of 0.42% fluoride gel. J Dent Res 1990;69:426-429.

201. Stephan RM: Effects of different types of human foods on dental health in experimental animals. J Dent Res 1966;45:1551-1561.

202. Stösser L, Nekrashevych Y: Erosion of dental enamel in vitro and rehardening by saliva in vivo. Caries Res 1998;32:310 (Abstr.).

203. ten Bosch JJ, Angmar-Månsson B: A review of quantitative methods for studies of mineral content of intra-oral incipient caries lesions. J Dent Res 1991;70:2-14.

204. ten Cate JM: Review on fluoride, with special emphasis on calcium fluoride mechanisms in caries prevention. Eur J Oral Sci 1997;105:461-465.

205. Theuns HM, van Dijk JWE, Jongebloed WL: The mineral content of human enamel studied by polarizing microscopy, microradiography, and scanning microscopy. Arch Oral Biol 1983;28:797-803.

206. Thylstrup A, Fejerskov O: Clinical and pathological features of dental caries; in: Thylstrup A, Fejerskov O (Hrsg.): Textbook of clinical cariology. Munksgaard, Copenhagen, 1994; S. 111-157.

207. Tuominen M, Tuominen R: Dental erosion and associated factors among factory workers exposed to inorganic acid fumes. Proc Finn Dent Soc 1991;87:359-364.

208. Tuominen ML, Tuominen RJ, Fubusa F, Mgalula N: Tooth surface loss and exposure to organic and inorganic acid fumes in workplace air. Community Dent Oral Epidemiol 1991;19:217-220.

209. Tveit AB, Hals E, Isrenn R, Tøtdal B: Highly acid SnF_2 and TiF_4 solutions. Effect on and chemical reaction with root dentin in vitro. Caries Res 1983;17:412-418.

210. Vacca Smith AM, Bowen WH: In situ studies of pellicle formation on hydroxyapatite discs. Arch Oral Biol 2000;45:277-291.

211. Valk JW, Duijsters PP, Davidson CL: Toothbrush resistance and fluoride retention of sound, etched, fluoridated, and remineralized bovine enamel. Am J Orthod 1986;89:298-301.

212. Van der Weijden F, Danser MM: Toothbrushes: benefits versus effects on hard and soft tissues; in: Addy M, Embery G, Edgar WM, Orchardson R (Hrsg.): Tooth wear and sensitivity. M. Dunitz, London, 2000; S. 217-236.

213. Van der Weijden GA, Timmerman MF, Danser MM, Van der Velden U: The role of electric toothbrushes: advantage and limitaions; in Lang NP, Attström R, Löe H (eds): Proceedings of the European workshop on mechanical plaque control. Quintessence Publishing Co, Inc., Chicago, Berlin, London, 1998; S. 138-155.

214. Van der Weijden GA, Timmerman MF, Nijboer A, Lie MA, Van der Velden U: A comparative study of electric toothbrushes for the

effectiveness of plaque removal in relation to toothbrushing duration. Timerstudy. J Clin Periodontol 1993;20:476-481.

215. Van der Weijden GA, Timmerman MF, Reijerse E, Snoek CM, Van der Velden U: Toothbrushing force in relation to plaque removal. J Clin Periodontol 1996;23:724-729.

216. van Strijp AA, Buijs MJ, ten Cate JM: In situ fluoride retention in enamel and dentine after the use of an amine fluoride dentifrice and amine fluoride/sodium fluoride mouthrinse. Caries Res 1999;33:61-65.

217. van Strijp AJ, Klont B, ten Cate JM: Solubilization of dentin matrix collagen in situ. J Dent Res 1992;7:1498-1502.

218. Völk W, Mierau HD, Biehl P, Dornheim G, Reithmayer C: Beitrag zur Ätiologie der keilförmigen Defekte. Dtsch Zahnärztl Z 1987;42:499-504.

219. Wade W, Addy M, Hughes J, Milsom S, Doherty F: Studies on stannous fluoride toothpaste and gel (1). Antimicrobial properties and staining potential in vitro. J Clin Periodontol 1997;24:81-85.

220. Walmsley AD: The electric toothbrush: a review. Br Dent J 1997;182:209-218.

221. Walther W, Micheelis W: Evidence-based dentistry. Evidenzbasierte Medizin in der Zahn-, Mund- und Kieferheilkunde. Deutscher Zahnäzte Verlag DÄV-Hanser, Köln, München, 2000.

222. Weatherell JA, Robinson C: The inorganic composition of teeth; in: Zipkin I (Hrsg.): Biological mineralization. John Wiley and Sons, New York, 1973; S. 43-74.

223. Wefel JS: Artificial lesion formation and fluoride uptake after TiF_4 applications. Caries Res 1982;16:26-33.

224. Wei SHY, Sobodroff DM, Wefel JS: Effects of titatium tetrafluoride on human enamel. J Dent Res 1976;55:426-431.

225. West NX, Addy M, Hughes J: Dentine hypersensitivity: the effects of brushing desensitizing toothpastes, their solid and liquid phases, and detergents on dentine and acrylic: studies in vitro. J Oral Rehab 1998b;25:885-895.

226. West NX, Hughes JA, Parker DM, Newcombe RG, Addy M: Development and evaluation of a low erosive blackcurrant juice drink 2. Comparison with a conventional blackcurrant juice drink and orange juice. J Dent 1999;27:341-344.

227. West NX, Maxwell A, Hughes JA, Parker DM, Newcombe RG, Addy M: A method to measure clinical erosion: the effect of orange juice consumption on erosion of enamel. J Dent 1998a;26:329-335.

228. Whitford GM: The physiological and toxicological characteristics of fluoride. J Dent Res 1990;69:539-549.

229. Whitford GM: Fluoride toxicology and health effects; in: Fejerskov O, Ekstrand J, Burt BA (Hrsg.): Fluoride in dentistry. Munksgaard, Copenhagen, 1996b; S. 167-184.

230. Whitford GM: The metabolism and toxicity of fluoride. Karger, Basel, London, New York, 1996a.

231. Wiktorsson AM, Zimmerman M, Angmar-Månsson B: Erosive tooth wear: prevalence and severity in Swedish winetasters. Eur J Oral Sci 1997;105:544-550.

232. Willis JB: Determination of calcium and magnesium in urine by atomic absorption spectroscopy. Anal Chem 1961;33:556-559.

233. Wilson PR, Beynon AD: Mineralization differences between human deciduous and permanent enamel measured by quantitative microradiography. Arch Oral Biol 1989;34:85-88.

234. Yao Y, Lamkin MS, Oppenheim FG: Pellicle precursor proteins: acidic proline-rich proteins, statherin, and histatins, and their crosslinking reaction by oral transglutaminase. J Dent Res 1999;78:1696-1703.

235. Yu H, Xu LX, Oho T, Morioka T: The effect of a tannin-fluoride mixture on human dental enamel. Caries Res 1993;27:161-168.

236. Zahradnik RT, Moreno EC, Burke EJ: Effect of salivary pellicle on enamel subsurface demineralization in vitro. J Dent Res 1976;55:664-670.

237. Zahradnik RT, Propas D, Moreno EC: Effect of salivary pellicle formation time on in vitro attachment and demineralization by Streptococcus mutans. J Dent Res 1978;57:1036-1042.

238. Zentner A, Duschner H: Structural changes of acid etched enamel examined under confocal laser scanning microscope. J Orofac Orthop 1996;57:202-209.

239. Zhang XZ, Anderson P, Dowker SEP, Enzell K: Optical profilometric study of changes in surface roughness of enamel during in vitro demineralisation. Caries Res 2000;34:164-174.

240. Zipkin J, McClure F: Salivary citrate and dental erosion. J Dent Res 1949;28:613-626.

13 Publikationen

Aus den dargestellten Versuchen sind folgende Publikationen entstanden:

Friedrich D: In situ Studie zur Ausprägung von Bürstabrasion an erodiertem Schmelz in Abhängigkeit von Putzzeitpunkt und Fluorideinsatz. Med Diss, Gießen 2001

Ganss C, Klimek J, Schäffer U, Spall T: Effectiveness of two fluoridation measures on erosion progression in human enamel and dentine in vitro. Caries Res 2001;35:325-330

Hulvershorn A: Stabilität von KOH-löslichem Fluorid auf Dentin unter erosiven Bedingungen in vitro und in situ. Med Diss, Gießen 2002

Rudolph L: Stabilität von KOH-löslichem Fluorid auf dem Zahnschmelz unter erosiven Bedingungen in vitro und in situ. Med Diss, Gießen 2002

Westerfeld F: In vitro Untersuchung der Auswirkung verschiedener Faktoren beim Zähneputzen auf die Abradierbarkeit erodierter Schmelzoberflächen. Med Diss, Gießen 2002

14 Danksagung

Mein größter Dank gilt Herrn Prof. Dr. J. Klimek, der mir nicht nur meine wissenschaftliche Tätigkeit und damit auch diese Arbeit ermöglicht hat, sondern der mich in ganz besonderer Weise unterstützt und gefördert hat. Er ist mein wichtigster Lehrer und guter Freund.

Mein Dank gilt außerdem allen meinen Kolleginnen und Kollegen, die mir in vielen Gesprächen wertvolle Anregung waren und die mich nicht zuletzt oft von der klinischen Arbeit entlastet haben.

Ohne Frau B. Meier wäre vieles sehr viel schwieriger gewesen, sie hat mir nicht nur bei der Laborarbeit mit Rat und Tat beiseite gestanden, sondern mich auch bei der Literatursuche und -verwaltung sehr unterstützt.

Herrn J. Beltzer bin ich für seine wertvolle Hilfe bei der Mikroradiographie aber auch für seine Unterstützung bei allen Computerproblemen sehr dankbar.

Dank sei auch allen Doktorandinnen und Doktoranden gesagt, die mich stets zu neuen Ideen angeregt haben.

Nicht zuletzt sei allen herzlich gedankt, die sich so motiviert als Probanden an den in situ Versuchen beteiligt haben, obwohl das Tragen von Zahnproben eine große Belastung ist.